杏林真传

——跟师首都国医名师邓贵成临床思辨录

来要良 主编

全国百佳图书出版单位
中国中医药出版社
·北京·

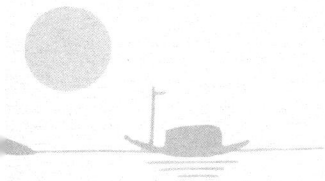

图书在版编目（CIP）数据

杏林真传：跟师首都国医名师邓贵成临床思辨录 /
来要良主编 . -- 北京：中国中医药出版社，2025. 3
ISBN 978-7-5132-9372-3

Ⅰ . R249.7

中国国家版本馆 CIP 数据核字第 2025WD0502 号

中国中医药出版社出版

北京经济技术开发区科创十三街 31 号院二区 8 号楼
邮政编码　100176
传真　010-64405721
山东临沂新华印刷物流集团有限责任公司印刷
各地新华书店经销

开本 710×1000　1/16　印张 18.5　字数 313 千字
2025 年 3 月第 1 版　2025 年 3 月第 1 次印刷
书号　ISBN 978 – 7 – 5132 – 9372 – 3

定价　56.00 元
网址　www.cptcm.com

服 务 热 线　010-64405510
购 书 热 线　010-89535836
维 权 打 假　010-64405753

微信服务号　zgzyycbs
微商城网址　https://kdt.im/LIdUGr
官 方 微 博　http://e.weibo.com/cptcm
天猫旗舰店网址　https://zgzyycbs.tmall.com

如有印装质量问题请与本社出版部联系（010-64405510）
版权专有　侵权必究

编 委 会

主　编　来要良

编　委　（按姓氏笔画排序）

王劲松　邓嘉丽　田　莉

刘　永　李雪静　李淑兰

来要水　来要良　和媛媛

高　辉　郭　雪

前　言

中医药作为中华民族的瑰宝，历经数千年的积淀与传承，是一座蕴藏着无尽智慧的伟大宝库。从奠定中医理论基础的《黄帝内经》，到全面总结药物学的《本草纲目》，每一部经典都承载着先辈们与疾病斗争的宝贵经验，见证了中医药在维护人类健康方面的卓越贡献。其中，名老中医们凭借其丰富的临床经验和深厚的学术造诣，更是这座宝库中的璀璨明珠，他们的经验是中医药传承与发展的不竭动力。

邓贵成主任为北京市第三届首都国医名师，幼承庭训，师从伤寒名家陈慎吾、胡希恕等大家研习中医，并跟随国学大师修习国学，悬壶济世后又跟随名医石信忱和刘春圃深造学习，博采众长，形成了独具特色的学术风格和诊疗思路。他在脾胃病治疗中强调"和降法"，用药讲究中正平和；在内科杂病治疗中，主张"诸病调气为先"。这些理论在临床诊疗中应用广泛，弟子们受益匪浅。在长期的医疗实践中，他始终坚持以患者为中心，深入研究每一个病症背后的中医机制，以精湛的医术和高尚的医德赢得了患者的信赖与同行的赞誉。多年来，他在临床上积累了大量的成功案例，为无数患者解除病痛，堪称中医临床实践的典范。

2013年，北京市中医管理局启动北京中医药"薪火传承3+3"工程基层老中医传承工作室建设项目。我院的杏林工程为弟子们提供了宝贵的学习机会，使我们得以有幸成为邓贵成老师的入室弟子。在跟师学习过程中，我们深刻感受到邓老对中医经典的深刻理解和灵活运用。他在临床诊治中，常能够信手拈来《黄帝内经》《神农本草经》《伤寒杂病论》《温病条辨》等经典原文，将其中的理论和方剂巧妙地应用于现代临床实践。

为了更好地传承邓贵成主任的学术思想和临床经验，我们精心编纂了这本中医跟诊传承书籍。本书系统整理了弟子们在跟诊过程中记录的邓老对疾病的认识和对经典的解析，将其整理为医话和医案两大部分。医话部分主要收录邓老在临床实践中对经典理论和疾病的学术观点；医案部分则详细记录了邓老诊治患者的真实经过，通过对治疗效果的跟踪记录，直观展现了中医治疗的显著成效。每个医案后均附有邓老辨证论治和理法方药的规律解析。这些医案涵盖了各种常见疾病和疑难病症，生动呈现了中医辨证论治的全过程，为后学者提供了极具价值的参考。

　　然而，由于时间仓促及整理工作的复杂性，尽管我们竭尽全力，仍难免存在对邓贵成主任经验整理不够完善之处。在此，我们向邓贵成主任及广大读者致以诚挚的歉意。同时，我们也期待大家能提出宝贵的意见和建议，以便未来进一步完善和补充，使这份宝贵的中医经验能够更准确、更全面地传承下去。

《杏林真传——跟师首都国医名师邓贵成临床思辨录》编委会

2025 年 2 月

邓贵成简介

邓贵成，男，1939年4月生，北京人，著名中医专家，北京市宣武中医医院内科主任，北京中医药"薪火传承3+3"工程邓贵成基层老中医传承工作室指导老师，国家肠胃病辛开苦降法重点研究室顾问，北京市第三届"首都国医名师"，曾任北京市中医学会委员、北京市宣武区第九届人大代表等职务。专于中医内科，尤其擅长脾胃病、急性热病，对肝胆病及妇科、儿科病亦有较深造诣。邓贵成主任总体继承了名老中医刘春圃老师的学术思想，秉承温病学的用药特点，用药轻灵，调节人体气机，以达到治疗疾病的目的。在治疗脾胃病时，注重胃为多气多血之腑、胃主降的生理特点，用药调理胃气，提出"和降法"治疗脾胃病。

目 录

上篇　杏林医话

下篇 杏林医案

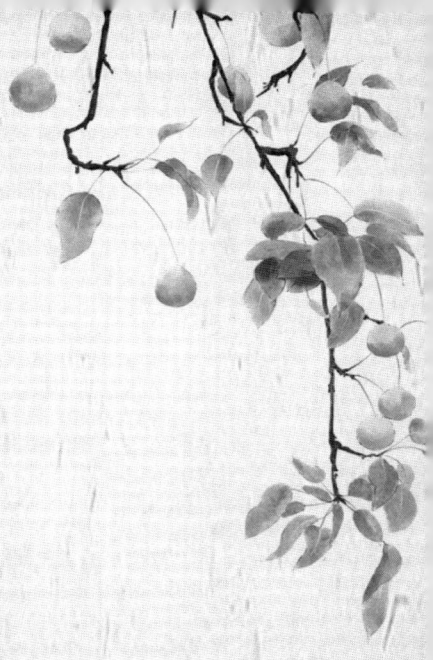

上 篇

杏林医话

论《伤寒杂病论》治喘方剂

喘证，即气喘、喘息，是以呼吸困难，甚则张口抬肩，鼻翼扇动，不能平卧等为主要临床特征的一种病证。严重者可由喘致脱，出现喘脱之危重证候。《伤寒杂病论》被誉为"方书之祖"，开创了中医六经辨证的理论体系，其中涉及很多喘证的治疗，内容丰富且珍贵，后世医家在此基础上发展了很多治疗喘证的有效方剂。邓贵成主任将《伤寒杂病论》中治疗喘证的方药进行分类。现总结如下。

一、外邪束表证

根据患者体质及临床表现的不同，外邪伤人的治疗可选用麻黄汤类方、桂枝汤类方。

麻黄汤类方：体质壮实之人，感受寒邪所伤，出现恶寒、关节疼痛、无汗、头痛、咳喘的太阳伤寒证，从八纲辨证可以考虑为表实证，治疗以麻黄汤为主。部分阳明内热患者外感寒邪时，临床可以有大便不畅、腹部疼痛等症状，如果表现以表实证为主，也可以先解其外，可选用麻黄汤。具体条文见《伤寒论》第35条，曰："太阳病，头痛发热，身疼腰痛，骨节疼痛，恶风无汗而喘者，麻黄汤主之。"第36条，曰："太阳与阳明合病，喘而胸满者，不可下，宜麻黄汤。"第235条，曰："阳明病，脉浮，无汗而喘者，发汗则愈，宜麻黄汤。"

桂枝汤类方：体质虚弱之人，感受外邪，出现恶风、汗出、发热、咳喘的太阳中风证，从八纲辨证考虑为表虚证，治疗以桂枝汤加减。临床中有慢性支气管炎患者新感外邪，疾病初期也可以参考此类辨证。条文可见《伤寒论》第18条，曰："喘家，作桂枝汤，加厚朴杏子佳。"第43条，曰："太阳病，下之微喘者，表未解故也，桂枝加厚朴杏子汤主之。"

两者均为感受邪气所致，或因感邪程度不同，或因体质因素不同，出现的临床表现也不同，辨证以有汗和无汗为要点。但是在临床尚需要结合患者的体质状况，如年龄、妇人妊娠、月经时期等。如患者年龄较大，临床表现为发热、恶寒、头痛、咳喘，使用麻黄汤类方，要防止汗出太过；阳气暴脱的临床危候，临床中应进行变通，可以加以扶正，或拟其法，而不守其方。

二、水饮迫肺证

水饮内盛的患者，感受寒邪或未感寒邪，水饮引动上逆迫肺，出现喘证、咳喘不能平卧、咳痰色白清稀呈泡沫状，或舌苔白滑，脉弦紧，头身疼痛、发热等，从八纲辨证考虑为里实或夹有表实。具体条文可见《伤寒论》第40条，曰："伤寒表不解，心下有水气，干呕发热而咳，或渴，或利，或噎，或小便不利，少腹满，或喘者，小青龙汤主之。"第41条，曰："伤寒心下有水气，咳而微喘，发热不渴，服汤已渴者，此寒去欲解也，小青龙汤主之。"

临床中，慢性支气管炎及慢性哮喘急性发作、肺气肿、肺心病、肺癌等属寒饮郁肺或由表寒证所致咳喘者，均可参考此方应用。本方中干姜、细辛、五味子三味药为温中化饮的主要药物，可根据具体临床水饮情况，适当调整剂量。

关于本方的使用，有两点在此重点说明。

（1）"细辛不过钱"之说，出自宋代元祐年间闽中人陈承之笔。陈氏在其所著《重广补注神农本草经》中曰："细辛，非华阴者不得为真，若单用末，不可过一钱，多则气闷塞，不通者死，虽死无伤。近年开平狱中尝治此，不可不记。"但汤剂中应用可以适当地增加，成人汤剂中用6g以内，无明显不适。

（2）仲景原文中对麻黄的加减，使后人争议不断。邓贵成主任认为本病病机为水饮内停、上逆而引起本病，如果是老年人或下虚之人，首先可以考虑去掉麻黄或减少细辛，以防药物的发散作用导致水饮上逆；其次可以加用利水化饮的药物，治疗根本病机，或加用扶正之品，以防止咳喘加重。具体可参考论述如下。

《金匮要略·痰饮咳嗽病脉证并治第十二》中载"咳逆倚息，不得卧，小青龙汤主之"；又载"青龙汤下已，多破口燥，寸脉沉，尺脉微，手足厥逆，气从小腹上冲胸咽，手足痹，其面翕热如醉状，因复下流阴股，小便难，时复冒者，与茯苓桂枝五味子甘草汤，治其气冲"及"充气即低，而反更咳，胸满者，用桂苓五味甘草汤，去桂加干姜、细辛，以治其咳满"等。

尤在泾《金匮要略心典》论："服青龙汤已，设其人下实不虚，则邪解而病除，若虚则麻黄、细辛辛甘温散之品，虽能发越外邪，亦易动人冲气。冲气，冲脉之气也。冲脉起于下焦，挟肾脉上行至喉咙。多唾口燥，气冲胸咽，面热如醉，皆冲气上逆之候也。寸沉尺微，手足厥而痹者，厥气上行而阳气不治也。下流阴股，小便难，时复冒者，冲气不归，而仍上逆也。"

裴永清《伤寒论临床应用 50 论》中也有关于小青龙汤治喘的论述：小青龙汤之喘，其根本原因在于水寒射肺，水寒之邪来源于"心下有水气"。《素问·咳论》有关水寒射肺的论述较为详细："皮毛者，肺之合也，皮毛先受邪气，邪气以从其合也。其寒饮食入胃，从肺脉上至于肺则肺寒，肺寒则外内合邪因而客之，则为肺咳。"水寒之气循手太阴肺经之脉上逆于肺，而发喘咳，可见小青龙汤之喘主要是水寒之气上逆阻于肺所致，所以在治疗这种喘时，要尽可能不用那些有助于肺气向上、向外的宣发之品，而宜用那些有助于肺气肃降之品，可以加用杏仁。

张锡纯《医学衷中参西录》中曰："喘证之甚实者，又恒加杏仁三钱，而仍用麻黄一钱，则其效更捷。若兼虚者，麻黄断不宜用。"又曰："若遇脉虚弱者，宜加净萸肉、生山药，或更加人参、赭石；其脉有热者，宜加生石膏、知母；若热而且虚者，更宜将人参、生石膏并加于方中。或于服小青龙汤之先，即将诸药备用，以防服小青龙汤喘止后转现虚脱之象，或汗出不止，或息微欲无，或脉形散乱如水上浮麻，莫辨至数。"

三、寒饮郁肺证

患者多见寒饮郁肺，肺气不宣，故气逆咳喘；痰阻喉间，气机不利，则喉中痰鸣如水鸡声。八纲辨证为表寒或半表半里寒证。条文可见《金匮要略·肺痿肺痈咳嗽上气病脉证治第七》，曰："咳而上气，喉中水鸡声，射干麻黄汤主之。"

四、饮热犯肺证

本证系外感风热引动内饮，饮热迫肺所致。症见咳喘且烦、目如脱状，脉浮大，此外伴见发热、恶风、汗出、口渴症状，八纲辨证为表热证。《金匮要略·肺痿肺痈咳嗽上气病脉证治第七》指出："咳而上气，此为肺胀，其人喘，且如脱状，脉浮大者，越婢加半夏汤主之。"热邪较重者，证见胸满烦躁，咳嗽气喘，倚息不得平卧，咽喉不利，痰声辘辘，但头汗出，身热不恶寒，脉浮，苔滑或腻，以厚朴麻黄汤治疗。具体条文可见《金匮要略·肺痿肺痈咳嗽上气病脉证治第七》，曰："咳而脉浮者，厚朴麻黄汤主之。"

五、水停胸胁证

水饮停于胸胁，阻遏阳气，气机壅滞，肺气不利，故见短气、咳喘、胁痛、头痛、发热，舌苔白滑，脉弦紧等，从八纲辨证考虑为半表半里实或夹有表实。具体条文可见《伤寒论》第152条，曰："……其人漐漐汗出，发作有时，头痛，心下痞硬满，引胁下痛，干呕短气，汗出不恶寒者，此表解里未和也，十枣汤主之。"

六、水热结胸证

水热有形之邪阻于胸膈，肺气不利，可见短气、心下硬满而痛、甚或痛不可近、发热不高、便秘、烦躁欲饮、但头汗出，舌燥，脉沉紧。具体条文可见《伤寒论》第134条，曰："太阳病，脉浮而动数……医反下之，动数变迟，膈内拒痛，胃中空虚，客气动膈，短气躁烦，心中懊憹，阳气内陷，心下因硬，则为结胸，大陷胸汤主之。"水热结于胸间，肺气不通，导致大结胸证，采用泄热逐水法，使水热去，肺气通利，则气短喘促消失。

七、邪热迫肺证

热邪内壅，气机阻滞，肺气上逆，故腹满而喘、发热、汗出、不恶寒，从八纲辨证考虑为里实证。具体条文可见《伤寒论》第221条，曰："阳明病，脉浮而紧，咽燥口苦，腹满而喘，发热汗出，不恶寒反恶热，身重……"若口苦、口渴、舌燥，是邪热炽盛，属阳明热证，里热腑实证未成，治宜白虎汤辛凉清热。如果大便燥、腹部拒按，可知腑实已成，则需要用承气汤。

《伤寒论》第 63 条曰："发汗后，不可更行桂枝汤，汗出而喘，无大热者，可与麻黄杏仁甘草石膏汤。"第 162 条曰："下后，不可更行桂枝汤，若汗出而喘，无大热者，可与麻黄杏子甘草石膏汤。"两条所论均为太阳病误治，邪化热内陷，壅迫于肺，肺失宣降，则见喘咳咯痰。

《伤寒论》第 63 条认为"无大热"，指表无大热，而热邪已经入里。如尤在泾《伤寒贯珠集》中所言："发汗后，汗出而喘，无大热者，其邪不在肌腠，而入肺中。缘邪气外闭之时，肺中已自蕴热，发汗之后，其邪不从汗而出之表者，必从内而并于肺耳。故以麻黄、杏仁之辛而入肺者，利肺气，散邪气；甘草之甘平，石膏之甘辛而寒者，益肺气，除热气，而桂枝不可更行矣。盖肺中之邪，非麻黄、杏仁不能发；而寒郁之热，非石膏不能除；甘草不特救肺气之困，抑以缓石膏之悍也。"

麻黄杏仁甘草石膏汤临床应用非常广泛，如急慢性支气管炎、支气管哮喘、大叶性肺炎、麻疹合并肺炎等，症状可见咳喘、发热、口渴、痰黏白或黄、胸痛或恶风、头痛、鼻塞，舌尖红，苔薄白而干或薄黄，脉浮数属肺热偏盛者，均可参考使用。临证应用时，原方石膏、麻黄用量比为 2∶1，临证可酌情加大石膏用量。

八、阳明腑实证

阳明腑气不通，燥热上扰肺气，肺气不能降，可见喘促、大便不通、发热、汗出、不恶寒、身体乏力沉重，从八纲辨证考虑为里热实证。参考条文可见《伤寒论》第 208 条，曰："阳明病，脉迟，虽汗出不恶寒者，其身必重，短气，腹满而喘，有潮热者，此外欲解，可攻里也，手足濈然汗出者，此大便已硬也，大承气汤主之，若汗多，微发热恶寒者，外未解也一法与桂枝汤，其热不潮，未可与承气汤，若腹大满不通者，可与小承气汤，微和胃气，勿令至大泄下。"《伤寒论》第 242 条，曰："病人小便不利，大便乍难乍易，时有微热，喘冒不能卧者，有燥屎也，宜大承气汤。"此处大便不畅多为大便呈硬球状，数天一次，非湿热阻滞湿邪偏盛时导致的大便数天一次而粪质不干。究其原因，此为热邪入里，煎津灼液，导致大便干硬，热邪上迫于肺则喘，采用大承气汤，清除燥热实邪，肺气可以下降，喘咳即平。

九、痰阻胸膈证

痰邪阻滞胸膈，肺气不降，可见发热、汗出、恶风、干呕、喘促、胸闷痞硬或见呕逆，舌淡苔白腻或滑，八纲辨证为半表半里实证。条文可见《伤寒论》第 166 条，曰："病如桂枝证，头不痛，项不强，寸脉微浮，胸中痞硬，气上冲喉咽，不得息者，此为胸有寒也，当吐之，宜瓜蒂散。"沉脉主里、浮脉主表。患者寸脉微浮是指非里证；患者病如桂枝证，却头不痛、项不强是指非表证。由此可见，瓜蒂散证既不是表证，也不是里证，非下法和汗法所宜。此证属痰涎壅盛于肺，致肺气不降，症见胸中痞硬、气上冲咽喉，可伴有咳嗽、气喘、呼吸困难。由于邪在上，痰涎壅阻于胸膈，气机有上逆之势，故可以用瓜蒂散涌吐痰实。吐后上焦得通，中焦得畅，则取效甚捷。

十、痰浊壅肺证

肺痈初期痰浊壅肺，邪实气闭，肺气不利的患者，症状可见发热、咳喘、痰多壅盛、胸闷不得卧，八纲辨证为里热实证。具体条文可见《金匮要略·肺痿肺痈咳嗽上气病脉证治第七》，曰："肺痈，喘不得卧，葶苈大枣泻肺汤主之。"以及"肺痈胸满胀，一身面目浮肿，鼻塞清涕出，不闻香臭酸辛，咳逆上气，喘鸣迫塞，葶苈大枣泻肺汤主之"。《金匮要略·痰饮咳嗽病脉证并治第十二》又曰："支饮不得息，葶苈大枣泻肺汤主之。"可知凡咳嗽喘息不得卧，胸胁胀满，痰涎壅塞者均可用葶苈大枣泻肺汤治疗。

此外，痰浊壅肺的咳喘证也可用宣肺逐痰法，临证可见咳喘痰多黏稠如胶、但坐不得眠，且咯唾不爽、胸满或痛连胸胁。条文可见《金匮要略·肺痿肺痈咳嗽上气病脉证治第七》，曰："咳逆上气，时时吐唾浊，但坐不得眠，皂荚丸主之。"

十一、阴虚肺痿证

热病伤阴或胃阴不足，导致肺萎弱不用，其气上逆作咳，出现虚火咳喘。临床中可见咳嗽、咳吐黏稠痰，舌红少津，脉虚数，八纲辨证为里虚热证。

条文可见《金匮要略·肺痿肺痈咳嗽上气病脉证治第七》所言："寸口脉数，其人咳，口中反有浊唾涎沫者何？师曰，为肺痿之病。"又言："火逆上气，咽喉不利，止逆下气者，麦门冬汤主之。"此虚火咳喘证源于肺胃阴不足，治以清养肺胃、止逆下气为法，主以麦门冬汤，滋养肺胃之阴。

十二、阳虚饮停证

脾胃阳气不足或肾阳不足，导致水饮内停，气上冲胸，气机不利，可见呼吸不利、喘息咳逆，八纲辨证为里实证。条文可见《伤寒论》第 67 条，曰："伤寒，若吐、若下后，心下逆满，气上冲胸，起则头眩，脉沉紧，发汗则动经，身为振振摇者，茯苓桂枝白术甘草汤主之。"《金匮要略·痰饮咳嗽病脉证并治第十二》曰："夫短气，有微饮，当从小便去之，苓桂术甘汤主之；肾气丸亦主之。"以及"水停心下，甚者则悸，微者短气"。可知阳虚水停，采用苓桂剂，可以温阳化饮，达到平喘的目的。

肾气虚不纳气或阳虚水泛，也可导致喘促证。条文可见《金匮要略·痰饮咳嗽病脉证并治第十二》，曰："夫短气有微饮，当从小便去之，苓桂术甘汤主之，肾气丸亦主之。"临床中可见咳喘日久、高度浮肿且鲜亮、腰膝酸软、头晕耳鸣、小便不利或失禁等肾阳虚诸症，采用温肾化饮利水之法治疗。

【结语】

总之，《伤寒杂病论》治疗咳喘的方剂很多，使用时应注意药物之间的比例、特殊煎煮方法及服用方法。

论《伤寒杂病论》对胸痹的治疗

胸痹是指以胸部闷痛，甚则胸痛彻背，背痛彻心，喘息不得卧为主要表现的一种疾病，轻者感觉胸闷、呼吸欠畅，重者则有胸痛，严重者心痛彻背、背痛彻心。这类疾病发病率较高，对患者威胁也较大，且多为临床重症。中医对其论述较早，汉代张仲景《伤寒杂病论》中提出"胸痹"的名称，并阐述其病机，创制了一系列的方剂，理、法、方、药体系完备，对目前临床仍有重要的指导意义。

一、病因病机

《金匮要略·胸痹心痛短气病脉证治第九》中论述胸痹时，提出"阳微阴弦"为胸痹的重要病机。从条文分析，不难看出其病因涉及上焦阳虚，痰、饮、寒、湿等浊阴之邪上乘阳位，使胸中气机不畅。具体可见：①寒邪直中胸中，痹阻胸阳；②肥甘厚腻进食过多，痰湿阻滞，胸阳不布；③情绪不畅，气机疏布不利；④胸阳不足，阴邪阻滞；⑤劳倦太过或年高体衰，中气不足，升降失常，水谷不化而变生浊阴之邪上逆。临床中病机多互相影响，如情绪不畅，可以导致脾胃功能失调，水谷运化不利，变生痰饮水湿；脾胃虚弱，可以加重情绪不畅及心阳不足，而加重病情。

本病病位在胸，与心、肺、肝、脾脏器有关。心为阳中之阳，主血脉；肺主气，朝百脉，是人体气血运行的动力；脾为后天之本，运化水谷正常则为气血生化之源，运化水谷失常则为生痰之源；肝主疏泄，条畅三焦气机。心、肺、脾、肝功能失调，可见三焦气机不畅，胸阳不振，痰浊、水饮、湿浊停滞。在辨证中应抽丝剥茧，详审其因，分清主次，治疗中才能效如桴鼓。

二、辨证论治

（一）胸阳不振，痰饮阻滞

代表方为瓜蒌薤白白酒汤、瓜蒌薤白半夏汤。条文见于《金匮要略·胸痹心痛短气病脉证治第九》，曰："胸痹之病，喘息咳唾，胸背痛，短气，寸口脉沉而迟，关上小紧数，瓜蒌薤白白酒汤主之。"以及"胸痹不得卧，心痛彻背者，瓜蒌薤白半夏汤主之"。胸阳不振，痰邪阻滞，肺气不降，见胸背痛、短气喘息咳唾，可用瓜蒌薤白白酒汤；若痰涎壅塞，用瓜蒌薤白白酒汤加半夏以逐饮降逆；若痰饮偏盛者，可加苓桂术甘汤，用桂枝、干姜、细辛等药物；如兼有血瘀之象者，加丹参、红花、川芎等活血化瘀之品。

（二）胸阳不振，痰气互结

代表方为枳实薤白桂枝汤。条文见于《金匮要略·胸痹心痛短气病脉证治第九》，曰："胸痹心中痞，留气结在胸，胸满，胁下逆抢心，枳实薤白桂枝汤主之。"胸阳不振，痰浊阻滞，气逆上冲，可见胸满腹胀、喘息咳唾、舌苔白腻。以瓜蒌、薤白化痰通阳宽胸；枳实、厚朴泻中焦上冲之气；桂枝上以宣通心阳，下以温化中下二焦之阴气，通阳而兼平冲降逆。五味药合用，除痰浊，通上焦阳气，行中焦之滞，温下焦之阴，邪气得除，阳气得复，三焦气机通畅，则诸症自愈。

（三）中阳不足，寒邪上逆

代表方为人参汤。条文见于《金匮要略·胸痹心痛短气病脉证治第九》，曰："胸痹心中痞，留气结在胸，胸满，胁下逆抢心，枳实薤白桂枝汤主之，人参汤亦主之。"本条论述为阳气虚，胸阳不振，阴寒偏盛，临床可见倦怠懒言、四肢乏力、手足不温、大便溏薄。偏于虚者，当从缓以治其本，人参汤以人参、白术、炙甘草补益中气，干姜温中助阳，诸药合用，则心阳振奋，阴寒自消，临证中可以加用黄芪、当归、桂枝之品，益气通阳。

（四）饮邪偏盛，气机上逆

代表方为茯苓杏仁甘草汤、橘枳姜汤、桂枝生姜枳实汤。条文见于《金匮要略·胸痹心痛短气病脉证治第九》，曰："胸痹，胸中气塞，短气，茯苓杏仁甘草汤主之，橘枳姜汤亦主之。"以及"心中痞，诸逆，心悬痛，桂枝生姜枳实汤主之"。本条论述气滞饮停，痹阻胸中，或中焦气机失调，升降不利，浊阴痹阻所致的胸痹，临床可见胸痹、心痛、咳嗽、咳痰、短气、心下痞满、呕吐等不适。方用杏仁宣利肺气，茯苓化痰逐饮，甘草和中，三药同用，使饮去气顺，则短气、胸满自愈。若气滞偏盛，兼见水饮，则用橘皮理气和胃、宣通气机，枳实下气消痰，生姜化饮和胃降逆，诸药合用，使气行饮除，诸症自消；若兼阳气不足，以桂枝、生姜散寒通阳、温化水饮，枳实宽中下气，以增强桂枝平冲之效，诸药相伍，饮去逆止，心中痞及悬痛可除。

（五）寒湿上乘，胸阳闭塞

代表方为薏苡附子散。条文见于《金匮要略·胸痹心痛短气病脉证治第九》，曰："胸痹缓急者，薏苡附子散主之。"此属阴寒痰湿壅滞，胸阳痹阻，气血运行闭塞而致胸痛彻背，疼痛剧烈、时缓时急，肢冷脉伏，此为临床重症，可用薏苡附子散。

（六）阴寒痼结，寒气攻冲

代表方为乌头赤石脂丸。条文见于《金匮要略·胸痹心痛短气病脉证治第九》，曰："心痛彻背，背痛彻心，乌头赤石脂丸主之。"本证为阴寒痼结，寒气攻冲之心痛，临床可见心痛彻背、背痛彻心，痛无休止，方用乌头赤石脂丸。乌头赤石脂丸方中乌头、附子温阳逐寒，止痛效佳；蜀椒、干姜辛热散寒；赤石脂温涩收敛阳气。全方温阳散寒，攻逐阴邪，则阴邪可散，心痛可止。

（七）少阳枢机不利，气机不畅

代表方为小柴胡汤。条文见于《伤寒论》第37条，曰："太阳病，十日以去，脉浮细而嗜卧者，外已解也，设胸满胁痛者，与小柴胡汤。"第96条，曰："伤寒五六日中风，往来寒热，胸胁苦满……小柴胡汤主之。"第104条，曰："伤寒十三日不解，胸胁满而呕，日晡所发潮热，已而微利，此本柴胡证……先宜服小柴胡汤以解外，后以柴胡加芒硝汤主之。"本证为少阳枢机不利，胆气内郁，郁而化热，变生诸证，治疗以疏泄少阳，方用小柴胡汤。临床中此证兼夹症颇多，可有瘀血、痰浊等。若有瘀血，可加赤芍、牡丹皮、桂枝、丹参等药物；如伴痰浊可以加用瓜蒌、薤白、半夏等药物治疗。

（八）气血瘀滞

代表方为旋覆花汤。条文见于《金匮要略·五脏风寒积聚病脉证并治第十一》，曰："肝着，其人常欲蹈其胸上，先未苦时，但欲饮热，旋覆花汤主之。"肝着，即风寒侵袭，导致肝经气血瘀滞而致。近代曹颖甫《金匮发微》言："肝着之病，胸中气机阻塞，以手按其胸则稍舒，此肝乘肺之证也。胸中阳气不舒，故未病时当引热以自救。旋覆花汤方，用葱十四茎以通阳而和肝，旋覆花三两以助肺，新绛以通络，而肝着愈矣。"治疗时常需用较大量的葱白，新绛多采用茜草，血瘀较重者可加用赤芍、牡丹皮等药物。

【结语】

纵观《伤寒杂病论》所论述的胸痹，包括了现代医学的心、肺、食管、胃等多系统的疾病，而不是特指现代医学的冠状动脉粥样硬化性心脏病（简称冠心病），二者不能等同。《金匮要略·胸痹心痛短气病脉证并治》所论述的胸痹，多为胸阳不振，气滞、痰饮、水湿、寒邪停滞而导致。其中，胸阳不振为核心病机，气滞时病情较轻，可见胸膈满闷、两胁作胀，可以采用理气通阳法；伴有痰饮、水湿时，可见胸背痛、喘息咳唾，采用化痰通阳之法；伴有寒邪阻滞或血瘀时，可见胸痛彻背、手足冷，可以采用散寒通阳法治疗。胸痹的病机复杂，临证中应该综合分析加以判断，切不可主观臆断以祛邪为主。治疗中急则治标，缓则治本，通阳中的"通"字，应多角度理解，疏其壅滞即为通，补其不足亦为通，治疗时应辨虚实、调气血、别寒热。

中医治疗老年病的思路

据国家统计局数据，2024 年末我国 60 岁及以上人口达到 3.1 亿人，占全国人口的 22.0%。联合国在《世界人口展望 2022》中也指出，中国到 2033 年左右，60 岁及以上老人将超过 4 亿，进入重度老龄化阶段，2054 年左右达到约 5.2 亿峰值。老年医学的研究是我国面临的一项新课题。中医在几千年的传承中，对老年人的生理、病理及其治疗有自己的优势。现就中医对老年病诊疗的思路，总结如下。

一、老年人生理特点

（一）脏腑柔弱，气血不足

人的生、长、壮、老是自然的生理过程，中医经典论述了不同年龄段五脏功能状况及外部表现。如《素问·上古天真论》曰："女子七岁，肾气盛，齿更发长；二七，而天癸至，任脉通，太冲脉盛，月事以时下，故有子；三七，肾气平均，故真牙生而长极；四七，筋骨坚，发长极，身体盛壮；五七，阳明脉衰，面始焦，发始堕；六七，三阳脉衰于上，面皆焦，发始白；七七，任脉虚，太冲脉衰少，天癸竭，地道不通，故形坏而无子也。丈夫八岁，肾气实，发长齿更；二八，肾气盛，天癸至，精气溢泻，阴阳和，故能有子；三八，肾气平均，筋骨劲强，故真牙生而长极；四八，筋骨隆盛，肌肉满壮；五八，肾气衰，发堕齿槁；六八，阳气衰竭于上，面焦，发鬓颁白；七八，肝气衰，筋不能动，天癸竭，精少，肾脏衰，形体皆极；八八，则齿发去。"《中藏经》云："肾者，精神之舍，性命之根……肾气绝，则不尽其天命而死也。"从以上条文可以看出，女子 35 岁，男子 40 岁，身体从鼎盛转入衰退，其中肾虚是导致人体衰老的重要原因，50 岁以后，五脏六腑功能开始减退，并且互相影响，气血乏源，造成人体衰退加快，从而出现一系列的临床症状。

《医学入门》曰："人至中年，肾气自衰。"人在进入中老年以后，肾气不足会出现精力不济、体力下降、发疏发白、牙齿松动脱落、记忆力下降、性欲减退、生殖力下降乃至丧失、腰膝酸软、听力减退、耳鸣、夜尿频多等。《灵枢·天年》指出："五十岁，肝气始衰，肝叶始薄，胆汁始灭，目始不明；六十岁，心气始衰，苦忧悲，血气懈惰，故好卧；七十岁，脾气虚，皮肤枯；八十岁，肺气衰，魄离，故言善误；九十岁，肾气焦，四脏经脉空虚。"心气不足，老年人会出现心悸、胸闷、气短、乏力、不耐久劳、夜寐不安、容易惊醒、眩晕等。肺气阴不足，老年人平时容易外感，且不易恢复，对季节、气候变化交替的适应性差，易发生呼吸道病变。人进入老年后，由于脾的虚损，可表现为食欲减退，或饮食无味，或口味异常，常伴有腹胀、不易消化、大便不调以及肌肉弹性的下降，舌苔腻等。中老年人普遍存在着肝脏功能活动的衰减和异常，表现为胁痛、目涩目糊、入夜抽筋、爪甲无华、情绪不佳、易于抑郁等。

（二）情志易于郁结

中医认为情志与五脏强弱和气血充盛密切相关，适当的情志宣泄是脏腑功能活动的表现。老年人脏腑柔弱，气血亏虚，身体机能衰退，力不从心，从而导致精神上有压力，情绪易于郁结。另外，情志不畅又反过来可以影响气血，加重疾病的发生。陈无择在《三因极一病证方论》中言："以其尽力谋虑则肝劳，曲运神机则心劳，意外致思则脾劳，预事而忧则肺劳，矜持志节则肾劳。"怒喜思悲恐五志过极，可以使心气涣散，影响其他脏腑，导致卫外功能下降，易于患病。气血偏虚，病情易重，使情绪长期处于不良状态，表现形式多种多样，如性格改变、喜怒无常、自负孤独、喜谈往事、自私多疑、睡眠障碍、记忆力下降、抑郁焦虑、注意力难以集中等。而情志的异常波动，可使其原有的病情加重或者恶化，从而影响正常的疗效。

二、老年人患病特点

（一）易虚实夹杂

中医认为成年人在 40 岁左右开始由鼎盛转入衰退；在 50 岁左右，逐渐出现五脏功能的衰退，导致水谷代谢失衡，出现水饮、痰湿、瘀血、气滞、火郁等一系列病理产物，造成虚实夹杂病机。如人到中老年，肾中精气渐衰，无力温煦、激发、推动五脏之气，使多脏器功能减弱，气血阴阳亏损，临床可见头晕、耳鸣、耳聋、眼花、善忘以及鬓发由黑变白、齿坠发落等。脾胃功能减弱，不能运化水谷，而变生痰饮、水湿，痰饮停滞可见腹胀、便溏、痰多、痴呆、记忆力减退。脾胃虚弱，气血生化乏源，不能充养五脏，又加重五脏功能的衰退。情志易怒，肝气郁结，或郁结日久化热，或横逆犯胃，导致水谷代谢失常，变生水湿痰饮，或化火炎上，风阳上扰，使清窍不利。外邪在内虚的情况下，入侵机体，内外夹攻，导致各种疾病的发生。老年疾病，以内虚为本，以邪实为标，所以病机多为虚实夹杂，病程长，病情多重。

（二）痰、瘀为疾病发生的因素

老年人脏腑柔弱，气血津液衰少，脏腑情志疏泄失常。正如朱丹溪在《养生论》中所言："人生到六十、七十以后，精血俱耗，百不如意，怒火易炽。"老年人容易产生气滞，而善悲忧怒，气滞日久，易化火伤阴，炼津成痰或气不布津成饮；或因脾胃功能减退，造成水谷运化失常，津液不得正化，而成痰湿。

气虚运血无力，或气虚不摄，或痰饮阻滞血行不利，形成瘀血。气滞、痰饮、瘀血相互影响，导致疾病发生。老年人气血亏虚，气不能统摄血液，易造成血溢脉外，形成离经之血，而成瘀。情志异常导致气机逆乱，气为血帅，气机不利日久则影响血液运行，正如《普济方》中指出："若有大怒，气上而不能下，积瘀于左胁下。"

老年人常因虚或情志不畅致痰、瘀，而外邪亦可加重痰、瘀。内伤为疾病的根本因素，痰、瘀又可引起疾病的发生。

三、治疗老年病的思路

（一）权衡扶正与祛邪的关系

老年人气血本虚，不能抵御外邪，若感受外邪，外邪侵入机体，又加重五脏功能的失调，变生气滞、痰湿、水饮、瘀血等病理产物，造成虚实夹杂的局面。另外，老年人情志易于郁结，气机功能失调，很容易使单个脏腑疾病牵涉到多个脏腑，导致病情复杂，迁延难愈。久病伤正，正气虚又罹患慢性病的老年人更易患其他疾病，从而使病情复杂。《素问·阴阳应象大论》云："年六十，阴痿，气大衰，九窍不利，下虚上实，涕泣俱出矣。"在临床治疗中，应该考虑老年患者本虚的基本病机。病情急性期，邪盛正气尚未虚，需以祛邪为主，但祛邪勿伤正；病情缓解期，应以扶正为主，或扶正祛邪并重，用药需分清主次及先后缓急。但这并不是说老年病不可用攻法，而是要中病即止。如《素问·五常政大论》云："大毒治病，十去其六；常毒治病，十去其七；小毒治病，十去其八；无毒治病，十去其九……无使过之，伤其正也。"

（二）顾护脾胃

老年人脾胃功能衰退，外感邪气、内伤情志、代谢产物积聚等因素均可加重脾胃虚损，导致病理产物堆积，使化源不足，又反过来加重脾胃虚损，形成恶性循环。古人云：脾胃为后天之本，气血生化之源。有胃气则生，无胃气则死。《脾胃论》中指出："善治斯疾者，唯在调和脾胃。"虽然西医学能通过全静脉营养进行支持治疗，但据临床观察，此法尚不能替代人体消化、吸收、肠道免疫屏障构建。临证治疗中，应时刻注意脾胃的生理特点。如叶天士曾说："太阴湿土得阳始运，阳明燥土得阴自安，以脾喜刚燥，胃喜柔润是也。"故对于老年人，在治疗过程中应特别注重脾胃的特点，用药上宜选药性温和之品，避免使用滋腻碍胃、腥臊燥烈之品，以免影响脾胃气机的正常运行。

（三）用药宜平，忌刚宜柔，慎用攻伐

老年人气血不足，五脏柔弱，不耐攻伐。老年患者多表现为虚实夹杂之

证，病情缠绵，治疗时用药不宜峻烈，以免损及人体正气，导致虚者更虚，邪气未除而正气先虚，反使疾病难愈。正如《灵枢·根结》所言："形气不足，病气不足，此阴阳气俱不足也，不可刺之，刺之则重不足，重不足则阴阳俱竭，血气皆尽，五脏空虚，筋骨髓枯，老者绝灭，壮者不复矣。"所以，用药宜平不宜烈，峻猛有毒或大苦大寒、辛辣燥热、攻消克伐、金石重坠及有毒之品均应慎用。

（四）注重心理调节

老年人脏腑功能衰退，气血不足，易于出现心理问题。老年患者患病的时候，要做好患者的思想工作，解除思想负担，尽快采用多途径的有效方法，迅速缓解病情，打消患者消极悲观厌世情绪，切断不良心理影响疾病的恶性循环，增强治疗的信心和希望。在中医治疗中应辨证应用疏肝解郁、养心安神、行气化痰等药物；同时应该明确告知家属老年人的生理特点和疾病情况，鼓励家属与患者多交谈，在生活上给予更多的帮助，帮他们树立生活的信心。鼓励老年人多外出活动，比如听音乐、下棋、跳舞、养鸟、养鱼等，鼓励他们积极参加社交活动，多交朋友，避免产生孤独感。此外，起居要有规律，保证充足的睡眠。饮食上也尤为重要，不要一味地忌口，饮食要杂，不要太精，粗粮野菜中往往含有较高的人体必需的微量元素，口味不能太重、太咸、太甘、太苦、太辣，这些对身体刺激过重，易导致疾病的产生和复发。

和法在脾胃病治疗中的应用

和法为中医八法之一，邓贵成主任认为中医和法理论思想丰富，临床应用最为灵活。他将和法广泛应用于临床各科，其中脾胃病应用较多，现仅就自己的一点体会，简述如下。

一、中医和法与脾胃病理论渊源

（一）中医和法理论渊源

中医"和"的思想，来源于对人体生理病理的描述，最早见于《黄帝内经》，如"内外调和，邪不能害""阴平阳秘，精神乃治"，治疗的目的在于达到身体平和的状态，如"微和胃气""温药和之""下之则和"。成无己首次将小柴胡汤的治法称为和解法。戴天章在《广瘟疫论》中提出"寒热并用之谓和，补泻合剂之谓和，表里双解之谓和，平其亢厉之谓和"，总结精当，对临床具有较强的指导意义。程钟龄正式将和法归为医门八法之一。当代医家对和法的理解，大致可概括为广义和狭义两方面，狭义和法为和解半表半里少阳证；广义和法为调和脏腑气血，平衡阴阳水火，调其寒热虚实，和解表里，升清降浊，皆本于升降出入法。和法具有如下特点：针对复杂病机如寒热虚实互结、脏腑气血运行失调，依据中医药性理论，选用药物多为寒热并用；五味理论依照《黄帝内经》"辛甘发散为阳，酸苦涌泄为阴"，用药多以辛、甘、苦为主；归经理论多涉及肝、脾、胃、肺、心，涉及气血运行的脏腑；升降浮沉理论具有升、降特性。整体来说和法具有关注气机升降，用药相反相成以达到调和的特点。

（二）脾胃生理、病理特点是和法应用的基础

中医和法重在调节气机升降，而脾胃为人体气机的枢纽与气机升降密切相关，和法应用于脾胃病取决于脾胃生理、病理特点。

1. 脾胃的生理特点

脾胃通过经络构成表里关系，属土，同居中州，为人体的枢纽，共同发挥受纳饮食、运化水谷津液、化生气血和升降气机的作用。脾胃生理特性如下：①脾属脏，藏精气而不泻；胃属腑，传化物而不藏。②脾主升清，水谷津液得以输布；胃主降浊，糟粕得以下行；另外五脏转枢气机，肝升肺降，心火下交，肾水上济，皆有赖于脾胃的升清降浊功能健运。如《四圣心源》说："脾升则肾肝亦升……胃降则心肺亦降。"③脾为阴土，性喜燥而恶湿，赖阳以煦之；胃为阳土，其性喜润而恶燥，需阴以和之。故《临证指南医案》说："太阴湿土得阳始运，阳明燥土得阴自安。"

另外，脾胃与肝胆关系密切，肝胆为东方甲乙木，性喜条达而恶抑郁。肝胆与脾胃相关的生理功能体现在两个方面：①肝主疏泄气机，疏泄气机功能正常，则气血调和；肝性升发有助于脾胃运化水谷精微以及水液的转输。②肝主疏泄胆汁，有助于脾胃运化水谷。

总之，脾胃关系密切，二者升降特性及相反的生理特点，相辅相成，相互协调，共同完成水谷精微的化生运化，肝胆疏泄功能正常有助于脾胃完成运化功能。

2. 脾胃病的病理特点

《素问·太阴阳明论》提出"阳道实，阴道虚"，概括了脾病多虚、胃病多实的特点。脾胃为人体气机升降的枢纽，若枢纽调节失常，可出现脾不升清，胃不降浊，进而引起水火失济、肝升肺降失调。脾为阴土，依赖阳气发挥运化功能；胃为阳土，依赖阴气以发挥受纳腐熟水谷的作用，二者燥湿相济。另外，脾胃与肝胆在病理上互相影响。如肝失疏泄，则气机不畅，出现脾胃运化异常，可见胃痞纳呆、食欲不振、疼痛、大便异常等症状；或影响胆汁排泄，出现胁痛、口苦、食少等症状；气机郁结，水湿失运，水湿停留于体内可见腹胀、纳差、嗳气、呃逆等症状。

根据以上特点，脾病多表现为阳气不足，常见虚证、寒证，且易受湿邪困扰，表现为化生、运化、升清功能减退，临床可见乏力、眩晕、泄泻、胃

脘痞闷、食欲不振等。胃病多表现为阴液不足，常见实证、热证，症状多与受纳、腐熟、降浊功能减退相关，如口苦、口臭、反酸烧心、恶心、呕吐、便秘等。正如《素问·阴阳应象大论》所言："清气在下，则生飧泄；浊气在上，则生䐜胀。"此外，在病理上，肝胆气机疏泄失常也会影响脾胃的水谷运化功能，导致气、血、水、痰、湿等病理产物的生成。脾胃同居中州，二者在病理上常相互影响，或因肝胆失调导致的脾胃病，多表现为气机升降失调、虚实寒热夹杂的复杂证候。

二、脾胃病和法的应用

脾胃的生理特性决定了脾胃病易出现寒热错杂、虚实互见、气机升降失调的特点，病变常涉及脾、胃、肝、胆、三焦。和法具有寒热并用、兼顾虚实、调整气机的作用，与脾胃病的病机特点高度契合，所以脾胃病应用和法较多。邓贵成主任在临床治疗脾胃病时使用和法的具体治法有：和解少阳、调和寒热、调和肝脾（胃）、分消走泄等。

（一）和解少阳

少阳为三阳之枢，由胆、三焦所主，具有调节表里、主持上下气机升降出入的功能，也是水液运行的通道，是人体气机升降出入的枢纽。脾胃为后天之本，五行属土，土性敦厚，其运化功能依赖胆木的升清降浊。胆的升降条达之性能够助脾疏散精微，助胃传化糟粕。少阳病的治疗以和解表里、疏理气机为要，以张仲景所创的小柴胡汤为代表方。

小柴胡汤在脾胃病中的应用，主要针对少阳经气不利、肝木克土之病机，临床治疗病种涉及肝胆、脾胃和神志等疾病，主要表现为胸胁苦满、嘿嘿不欲饮食、心烦喜呕、口苦等。

《伤寒论》中柴胡类方有 6 个，分别为小柴胡汤、大柴胡汤、柴胡桂枝汤、柴胡加芒硝汤、柴胡桂枝干姜汤及柴胡加龙骨牡蛎汤。聂惠民教授以和法论治为主线，对柴胡类方衍化模式进行了论述，认为和法的主方为小柴胡汤，和而兼汗法为柴胡桂枝汤，和而兼下大柴胡汤，和而轻下柴胡加芒硝汤，和而兼温柴胡桂枝干姜汤，和而兼镇惊柴胡加龙骨牡蛎汤。黄煌教授认为柴胡类方方证复杂，患者主诉繁多，临床使用可以参考"柴胡证""柴胡带""柴胡体质",体质类型鉴别能够执简驭繁,较快地抓住疾病的本质。马明越总结名老中医应用小柴胡汤经验,认为小柴胡汤临床应用思路应参考解邪热、析病机、辨方证、参经络等4种方法。

邓贵成主任在临床中对小柴胡汤加减应用如下:脾虚乏力者,加香砂四君子汤以补气健脾;脘痞痰多者,加平胃散以行气除胀;胃脘水饮明显者,加五苓散、苓桂术甘汤以温胃逐饮;失眠多梦易惊者,加龙骨、牡蛎、珍珠母以重镇安神;伴头晕恶心者,加天麻、白术等以祛风化痰;伴气郁者常用香附、紫苏、郁金、合欢皮等。小柴胡汤临床应用不要局限于口苦、咽干、目眩、往来寒热、胸胁苦满等症,凡是有气机郁滞者,均可应用。

(二)调和寒热

脾为阴土,胃为阳土;脾主升清,胃主降浊;脾之为病多虚,胃之为病易实。脾胃病常有虚实夹杂、寒热错杂、气机升降失常的特点,调理脾胃气机升降,常以辛热配苦寒,取"辛以散之""苦以泄之""治寒以热""治热以寒"之意,达到辛开苦降的目的。代表方为三泻心汤(半夏泻心汤、生姜泻心汤、甘草泻心汤)、旋覆代赭汤、黄连汤、干姜黄芩黄连人参汤、乌梅丸等。

半夏泻心汤证为误下导致脾胃气虚,或湿热留滞,寒热错杂,升降失常,气机痞结,而出现心下痞伴有呕吐的病证;生姜泻心汤证为汗出后胃中虚弱,谷气未复,余邪未尽,复内陷心下,饮食不化,余邪与水食并结,而致心下痞伴有腹中雷鸣、下利的病证;甘草泻心汤证为反复误下导致脾胃损伤,外邪内陷,以致寒热错杂于中,升降失常,出现干呕、心烦不得安的病证。三泻心汤虽药味相同,但药物剂量不同,所主疾病也有所不同。半夏泻心汤治疗痰浊气痞、气机壅塞而导致心下痞兼呕吐之证;生姜泻心汤治疗湿浊滞胃、枢机不利而导致心下痞兼水、气相搏之证;甘草泻心汤治疗胃虚气逆而导致心下痞兼完谷不化之证。赵松森认为,泻心汤能治天气不降、地气不升之证,即心、肺之气不降,肝、脾之气不升的所有病证,除脘腹痞满、呕吐、下利等病证外,尚可治疗如阳不入阴所致的不寐证,心火不降所致的脱发证,肺气不降所致的咳喘证,阳不潜藏所致的自汗、盗汗证,胃气不降所致的便秘证。概言之,泻心汤具有降阳升阴、转否成泰之功。

旋覆代赭汤证为发汗、泻下之后,胃虚而发生痞证,出现痰气上逆、嗳气不除的病证。黄连汤为半夏泻心汤去掉黄芩加桂枝而成，黄连汤证为胸中有热、胃中有寒，呕吐、腹痛并见，而不见心下痞的病证。干姜黄芩黄连人参汤证为伤寒误下误吐，导致脾胃虚寒，上焦有热，寒热格局，食入即吐的病证，本方可清上温下、和中降逆，治疗寒热相结成痞。乌梅丸出自《伤寒论》，本为治疗胃热肠寒之蛔厥证。现代研究表明，乌梅丸具备调和法的特性。乌梅丸集辛苦酸甘诸味于一体，辛开苦降以开宣气机，酸如乌梅，能敛阴柔肝制木；甘如人参、当归，能补气养血益土。诸药配伍刚柔相济，共奏调和脏腑气血、平衡整体阴阳之功。

邓贵成主任在临床中对泻心方加减应用如下：肝郁化热，可加入四逆散；肝脾不和，见腹泻肠鸣较甚者，可加入痛泻要方；肝气郁滞，两肋疼痛，加金铃子散；肝气犯胃，痰浊上逆，见呕逆剧甚，可加入旋覆代赭汤、香附、紫苏梗、旋覆花；胃热反酸明显，加左金丸；脾胃失和，痰湿壅滞，肺失肃降者，可加入桔梗、贝母、百部等；湿浊内蕴，可加入藿香、佩兰、厚朴；痰热郁结，加小陷胸汤；腹痛明显，加乌药、延胡索、川楝子、佛手；老年患者心气不足出现心慌、失眠者，加生脉饮、酸枣仁汤或酸枣仁、柏子仁、菖蒲、远志等。

（三）调和肝脾（胃）

脾胃为气机升降的枢纽，其功能受肝气疏泄的调节。若肝失条达，疏泄失常，则脾土壅滞。现代社会中，人们常因工作压力较大，加之长期反复的情志刺激，如忧、思、悲、恐、惊等，易致肝气郁结，气机不畅；或因饮食失调，损伤脾胃，土虚木乘，导致肝失疏泄，横逆乘脾犯胃。对于肝脾或肝胃失和之证，以调肝理脾、调肝和胃为法，以四逆散、逍遥散为代表方。

四逆散首见于《伤寒论》，刘渡舟教授结合临床观察，认为四逆散证的原因不外两个方面：一是过服寒凉药物致使阳气冰伏、闭郁而不达于四肢，如外感热病过早或过量使用寒凉药后，出现手足厥逆。二是由于精神刺激，使肝气郁结不舒，少阴阳气被郁而不达于四末，以致出现四肢厥逆。凡此厥逆，使用四逆散调达气血、疏畅阳郁，则多能获得较好疗效。张路玉在《张氏医通》中指出："此证虽属少阴，而实脾胃不和，故而清阳之气不能通于四末。"此论提示该证在病机上与脾胃密切相关。临床中凡见肝脾不调或少阳被郁之证，均可以此方为基础进行加味应用。逍遥散首先见于宋代《太平惠民和剂局方》，其组方来源于四逆散和当归芍药散，具有疏肝健脾和养血的功效，临床治疗病种涉及肝胆、脾胃、情志、疫病等，凡辨证属肝脾失调，症见反酸烧心、口干口苦、胁痛、郁病等，皆可以此方化裁应用。

邓贵成主任在运用四逆散或逍遥散时，常根据病邪性质、兼症及病位进行加减。在病邪方面：湿盛者，常合用平胃散；饮停者，合用五苓散；痰浊明显者，常合用二陈汤、温胆汤等；食积或食欲不振者，常加焦四仙。在兼症方面：反酸烧心明显者，加用左金丸或乌贝散；嗳气呃逆者，加用旋覆代赭汤；郁证明显者，加用石菖蒲、远志、郁金；便秘者，酌情加用增液汤、五仁丸、麻子仁丸等。在病位方面：使用行气药时，上焦选用旋覆花、郁金、白梅花等；中焦选用陈皮、枳壳、木香、香附等；下焦常用焦槟榔、枳实、荔枝核、橘核等。

（四）分消走泄

脾胃病因其脏腑的生理特点及患者饮食习惯，临床多见湿热阻滞之证。清代叶天士在论治三焦湿热中提出分消走泄法。《叶香岩外感温热篇》云："再论气病有不传血分而邪留三焦，亦如伤寒中少阳病也。彼则和解表里之半，此则分消上下之势，随证变法，如近时杏、朴、苓等类，或如温胆汤之走泄。因其仍在气分，犹有战汗之门户，转疟之机括。"此条文论述温病三焦气分湿热证与伤寒中少阳病在病机上有相同之处。何秀山在《通俗伤寒论》蒿芩清胆汤按语中言："足少阳胆与手少阳三焦合为一经。"刘景源教授指出：足少阳胆经从横向主半表半里，为气机表里出入之枢，它的功能是疏泄胆汁，参与水谷的消化；手少阳三焦经从纵向贯通上、中、下三焦，为气机上下升降之枢，参与人体阳气和水液的运行；两经相辅相成，主管人体气机的升降出入，相互为用。如果气机出入障碍，则升降必然阻滞；反之，气机升降阻滞，则出入也必然发生障碍。在和解法范畴内，和解表里法适用于足少阳胆经病变，分消走泄法适用于手少阳三焦经病变。分消走泄法的代表方剂包括温胆汤、蒿芩清胆汤、三仁汤、杏仁滑石汤、黄芩滑石汤等。

温胆汤出自《备急千金要方》，清代罗东逸认为其主治胆热内扰兼脾胃湿热之证，临床治疗病种涉及脾胃病、情志病等，其中脾胃病临床表现为口苦、恶心、烦躁、易惊等。蒿芩清胆汤适用于三焦湿热、胆经郁热之证，临床治疗病种涉及肝胆、脾胃、疫病、心肾、情志等疾病，其脾胃证候多表现为口苦、吐酸、恶心呃逆、胁肋胀痛、心烦自汗、大便黏滞，舌红苔白或红或厚腻。三仁汤主治湿热病初起，湿重于热之证，临床病种涉及脾胃病、肝胆病、疫病等，其中脾胃病临床表现为胃痞、食欲不振、腹泻或便秘、胸闷、头痛身重等。杏仁滑石汤和黄芩滑石汤均治疗中焦湿热、湿热并重之证，其中湿热弥漫三焦者选用杏仁滑石汤，湿热胶着者选用黄芩滑石汤。杏仁滑石汤具有开上、畅中、渗下之功，可分消三焦弥漫之湿热；黄芩滑石汤重用利湿行气之品，"共成宣气利小便之功"，使湿热从小便而出，以解中焦胶结之邪。

邓贵成主任在治疗脾胃湿热证时，遵循温病治法，采用开上、畅中、渗下三焦同治之法。开上常用药物有藿香、佩兰、杏仁、紫苏叶、青蒿等；畅中常用药物有法半夏、砂仁、苍术、白蔻仁、草果、厚朴、大腹皮、陈皮、薏苡仁、黄连、黄芩、栀子等；渗下常用药物有茯苓、泽泻、冬瓜皮、滑石、车前子、通草、竹叶等。对于湿热兼脾虚者，常用山药、白术、茯苓、冬瓜皮等药物健脾，而不用参芪；若脾被湿困而需化湿者，则选用砂仁、白蔻仁、焦四仙、炒薏苡仁等；兼有气滞者，常用大腹皮、厚朴、陈皮、郁金等。

【结语】

和法在脾胃病治疗中应用较广，临床应用应注意联系相关脏腑，如肝胆、脾胃、大小肠，同时注重脾胃的生理特性及其功能失调产生的病理产物。总之，治疗脾胃病时，应当肝脾同治、脾胃兼顾，在调理脏腑功能的同时，注重消除病理产物。

胃脘痛治疗十法

胃脘痛是指以上腹胃脘部近心窝处疼痛为主要症状的病证,包括西医学的急慢性胃炎、消化道溃疡、消化不良甚至胰腺炎等疾病。作为临床常见症状,胃脘痛在中医临床中亦属于常见病、多发病。一些胃痛患者疼痛剧烈,常伴随其他严重临床症状,不仅威胁患者的生命安全,还影响其生活质量。中医在治疗急性疼痛时多采用针灸疗法,取效较快。对于一些慢性疼痛,中医药治疗也具有独特优势。邓贵成主任临证 50 余年,认为本病病机为胃失和降,不通则痛,不荣则痛,病理因素主要包括气滞、寒凝、热郁、湿阻、血瘀、湿热、气虚、阳虚、阴虚等。邓贵成主任根据本病的病机和病理因素,采用十法辨证治疗。具体论述如下。

一、温中和胃法

患者因进食生冷食物或老年脾胃素虚,导致脾胃运化功能减弱,胃肠气机阻滞,不通则痛。常见症状有胃痛暴作,恶寒喜暖,得温痛减,遇寒加重,口淡不渴或渴喜热饮,舌淡苔薄白,脉弦紧。治以温胃散寒、行气止痛为法。常以良附丸、理中丸、加味香苏饮加减,其中所用的姜可根据临床情况选用生姜、干姜、高良姜、炮姜。兼有寒凝气滞者加用理气之品如陈皮、紫苏梗、砂仁、檀香等;兼有瘀血者,多加用醋延胡索、香附、郁金、丹参之品;脾虚湿盛者,可合用五苓散;兼有肾阳虚者,可合用肾气丸、右归丸等;泛吐清水时,可与小半夏加茯苓汤或苓桂术甘汤合方;兼有感冒吐泻者,以藿香正气散加减;若寒邪郁久化热,寒热错杂,可用半夏泻心汤辛开苦降、寒热并调;痛止之后,或阳虚而内寒不明显者,可用香砂六君子汤调理。

二、消食和胃法

青中年人由饮食积滞导致胃脘痛者较少，但是儿童、老年人、神志异常者及长期鼻饲患者，常因饥饱不知、意识不清而出现饮食积滞，引发胃脘痛。饮食停滞中焦，气机不通，不通则痛，胃气上逆可见恶心、呕吐；大肠传导失职可以出现便秘、腹泻，也可以兼有发热、咳嗽、咳痰等症状。临床常见症状有胃脘疼痛，胀满拒按，嗳腐吞酸，或呕吐不消化食物，其味腐臭，吐后痛减，不思饮食，大便不爽，得矢气及便后稍舒，舌苔厚腻，脉滑。治以消食和胃止痛为法，方选保和丸加减。胃脘痛胀而便闭者，可合用小承气汤或改用枳实导滞丸以通腑行气；胃痛急剧而拒按，伴舌苔黄燥、便秘者，为食积化热成燥，则合用大承气汤以泄热解燥、通腑荡积；痰湿咳嗽明显者，可以加用二陈汤；兼有脾胃虚弱者，可以加用香砂六君子汤。

三、疏肝和胃法

肝气随脾而升，随胃而降。肝木疏土，其功能正常则胆汁的生成、分泌和排泄正常，有助于脾胃的运化；脾土营木，成其疏泄之用。肝胆与脾胃为木土相克之关系，病理上相互影响。若脾胃虚弱，运化无力，或肝郁气滞，肝胆疏泄失调，横逆犯胃，均可致胃失和降，而发为本病。临床症状有胃脘胀痛，痛连两胁，遇烦恼则痛作或痛甚，得嗳气、矢气则痛舒，胸部憋闷，喜长叹息，大便不畅，舌苔多薄白，脉弦。治以疏肝和胃止痛为原则，方选柴胡疏肝散加减。嗳气频作者，可用沉香降气散或香苏饮；疼痛明显者，可以加用金铃子散等；口苦咽干明显，加丹皮、黄芩、麦冬、石斛等；急躁易怒明显加石决明、天麻、钩藤、菊花、郁金、麦冬、石斛等；反酸烧心明显加牡丹皮、黄连、吴茱萸、浙贝母、海螵蛸、煅瓦楞子等；嗳气呃逆明显加旋覆花、代赭石、川厚朴、郁金等。

四、疏肝泄热和胃法

工作压力过大、情绪高度紧张或抑郁不舒，可致肝失疏泄，气郁日久而化热，临床症状有胃脘灼痛，痛势急迫，烦躁易怒，嘈杂吐酸，口干口苦，舌红苔黄，脉弦或数。治以疏肝泄热和胃为法，方选化肝煎或丹栀逍遥散加减。反酸烧心明显者，可加左金丸辛开苦降；胁肋胀痛、抑郁患者宜选用香橼、佛手、绿萼梅等理气而不伤阴的解郁止痛药；若口干、咽干、恶心明显，可用小柴胡汤化裁，还可选用滋水清肝饮等；若胃脘灼热，得凉则减，得热则重，可加用生石膏、知母等甘寒之品；口干喜冷饮，或口臭不爽、口舌生疮、大便秘结等热象明显者可以合用凉膈散；若头晕胀痛明显，可加用天麻、钩藤、石决明、蔓荆子等；兼有心烦失眠者，可加用黄芩、黄连等药物治疗。

五、清热化湿和胃法

嗜酒、过饱、过食肥甘厚味、不洁饮食及饮食无规律均易伤及脾胃，导致食滞、湿阻、气滞等病理变化，而食滞、湿阻、气滞日久均可化热。酒性本身即气热而质湿，气滞也是水湿停聚的重要因素，肥甘厚味极具生湿助热的特性，可见诸多饮食不节因素均可成为脾胃湿热证形成的病因。临床症状有胃脘疼痛，痛势急迫，脘闷灼热，口干口苦，口渴而不欲饮，纳呆恶心，小便色黄，大便不畅，舌红，苔黄腻，脉滑数。治以清热化湿和胃为法，方选三仁汤加减。兼有寒热错杂者，可用半夏泻心汤；湿热而热偏重者，可以加用黄芩滑石汤；肝胆湿热较重者可以加用茵陈蒿汤；湿热而湿邪较重者，可加用藿香、佩兰、茯苓等；湿热兼有瘀血阻络者可以加用丹参、郁金、丝瓜络等。

六、行血通络和胃法

脾胃病多由情志因素、饮食受伤、湿热阻滞等原因，导致气滞或气虚，血行不畅。临床症状可见胃脘疼痛，如针刺，似刀割，痛有定处，按之痛甚，痛时持久，食后加剧，入夜尤甚，或见吐血、黑便，舌质紫暗或有瘀斑，脉涩。治以化瘀通络和胃为原则，方选失笑散合丹参饮加减。若兼有气短乏力，气虚明显者可合用四君子汤、归脾汤；兼有吐血、黑便时，急性期应综合治疗迅速止血，如果隐性失血而出现面色萎黄，属脾胃虚寒，脾不统血，合用黄土汤；如属胃热偏盛者，可以加用大黄黄连泻心汤；若疼痛剧烈，每遇情绪波动则加重，可考虑为气滞血瘀，酌加四逆散、香苏饮；若兼有胃脘烧灼痛、口渴、舌红苔少，阴虚明显者，可以加北沙参、麦冬、石斛、丝瓜络、丹参等药物；若兼有胃脘烧灼痛、口干口苦、舌红苔黄者，可选用牡丹皮、赤芍、黄连等药物治疗。

七、养阴止痛和胃法

胃病久延不愈，或热病后期阴液未复，或平素嗜食辛辣，或情志不遂，气郁化火导致胃阴耗伤。主要表现为胃脘隐痛，饥不欲食，口燥咽干，大便干结，或脘痞不舒，或干呕呃逆，舌红少津，脉细数。胃喜润而恶燥，以降为顺。胃阴不足，虚热内生，热郁于胃，气失和降，则胃脘隐痛而有灼热感，嘈杂不舒，痞胀不适；胃中虚热扰动，消食较快，则有饥饿感；而胃阴失滋，纳化迟滞，则饥不欲食；胃失和降，胃气上逆，可见干呕、呃逆；胃阴亏虚，阴津不能上滋，则口燥咽干；胃阴亏虚，津液不能下润肠道，则大便干结、小便短少；舌红少苔乏津，脉细数，为阴液亏少之证。治以养阴和中止痛为原则，方选一贯煎合芍药甘草汤加减。若见胃脘灼痛、嘈杂泛酸者，可酌配左金丸；兼有气滞者可加用四逆散；兼有气滞血瘀者，可加用金铃子散。

八、寒热并调和胃法

脾胃为人体枢纽，具有受纳饮食、运化水谷津液、化生气血和维持气机升降的作用。脾为阴土，性喜燥而恶湿，赖阳以煦之；胃为阳土，性喜润而恶燥，需阴以和之。故《临证指南医案》说："太阴湿土得阳始运，阳明燥土得阴自安。"脾胃病常为虚实夹杂、寒热错杂，临床可见胃脘灼痛、口臭、大便稀溏，治疗当以寒热并调、辛开苦降，常用方为半夏泻心汤、生姜泻心汤、甘草泻心汤。舌苔腻者可以加用滑石、生薏苡仁；胃胀可加用枳壳、陈皮；大便稀溏较重者，可加用茯苓、扁豆等。

九、升清降浊和胃法

脾胃升降相辅相成，脾气主升，协诸脏之气升。若脾阳虚则运化无权，清阳不升，水谷不化；若脾运化水谷精微不能与肝之疏泄相协而上输心肺，则心肺之气不能布散精微物质，从而导致气血化源不足，出现头目昏花、脘腹胀满、脾虚泄泻、水湿内停等。

胃气主降，协诸腑浊气下降，助胆气下降，与小肠合主消化、吸收精微物质，与大肠并主传导糟粕，以保持饮食物的消化吸收及食物残渣的传导和排泄，完成"胃实肠虚、肠实胃虚"的虚实交替新陈代谢。反之，则出现气机不降之呃逆、胃脘胀痛、呕吐或便秘等传导失常的病理变化。在临床中可见胃脘疼痛、体倦、少气懒言、面色黄、大便稀，舌淡苔白，脉细弱。治疗以补中益气汤加味，常选用枳实、大腹皮、香橼等药物。

十、芳香化湿和胃法

素体虚弱，或劳倦过度，饮食失调，甚或呕吐、泄泻太过，则损伤脾气、脾阳。脾主运化水湿，脾虚则运化功能低下，引起水湿停滞；水湿的停滞，又反过来影响脾的运化。症见饮食减少、胃脘满闷、大便溏泄，甚或恶心欲吐、口黏不渴或渴喜热饮、肢体困倦，甚或浮肿，舌苔厚腻，脉缓等。常用的芳香化湿处方以藿香正气散或藿朴夏苓汤为代表。兼有食滞、胸闷、腹胀者，去甘草、大枣，加神曲、山楂以消食导滞；兼有小便短少者，加木通、泽泻以祛湿利水。

腹泻型肠易激综合征治疗经验

肠易激综合征（irritable bowel syndrome，IBS）分为 4 型，即腹泻型（IBS-D）、便秘型（IBS-C）、混合型及不定型，临床上以腹泻型和便秘型多见。其中 IBS-D 属中医学泄泻病，以大便粪质清稀为主要诊断依据，可出现大便次数增多，粪质清稀，甚则如水样或泻下完谷不化等表现。邓贵成主任临床工作 50 余年，对肠易激综合征治疗经验丰富，认为治疗肠易激综合征应该注意以下几个方面。

一、辨病应中西互参

辨病就是疾病的诊断过程，但是因为中医重辨证，所以辨病存在不足，导致中医治疗过程中对疗效、预后难以评价。西医由于强调辨病论治，所以对疾病的研究比中医更加深入和细致。西医利用物理、化学的成就，开展实质化研究，比如解剖学、细胞学、流行病学、生理学、生化学、分子生物学等特有的研究方法对各种疾病进行长期的研究，对疾病内部的、微观的病理表现以及疾病的整个发展过程的各个阶段的表现都有非常清晰的描述。这些内部的、微观的以及有时间跨度的信息都是中医四诊难以收集到的。而借助西医辨病、中医辨病辨证相结合的方式，就能获取详细的四诊资料，能够在一定程度上解决中医治疗评价和预后的难题。IBS-D 属中医学泄泻病范畴，这个范畴也包含多种疾病，利用中西互参的模式，可以避免病情延误，提高中医的疗效。

二、病机分析要全面

本病常先有腹胀、腹痛，旋即泄泻。暴泻起病急，泻下急迫而量多，多由外感寒热、暑湿或饮食不当所致；久泻起病缓，泻下势缓而量少，有反复发作史，多由外邪、饮食、情志、劳倦等因素诱发或加重。本病的发生多由素体脾胃虚弱或久病伤脾；饮食不节，烟酒辛辣，损伤脾胃；情志不遂，肝气郁结，久则横逆犯脾；水湿不行，痰湿内阻，日久失治，损伤脾肾等所致。诸多原因导致脾失健运，运化失司，形成水湿、痰瘀、食积等病理产物，阻滞中焦气机，导致肠道功能紊乱。肝失疏泄，横逆犯脾，脾气不升则腹胀、腹泻。

三、分型证治需详辨

（一）寒湿泄泻

寒湿泄泻多因素体脾虚或泄泻日久，复感寒湿之气所致。临床表现为泄泻清稀，甚则如水样，脘闷食少，腹痛肠鸣；若兼外感风寒，可见恶寒、发热、头痛、肢体疼痛，舌苔白或白腻，脉濡缓。治以散寒化湿、健脾止泻为法，方选藿香正气散加减。若饮食生冷，症见腹痛、泻下清稀，可加服理中丸温中散寒、理气化湿；若湿邪偏重，症见腹满肠鸣、小便不利、肢体倦怠，苔白腻，可改用胃苓汤健脾行气祛湿，或选用五苓散淡渗分利。

（二）湿热泄泻

湿热泄泻可由多种因素引发，如先天禀赋不足、脾胃素虚、湿邪内阻日久化热；嗜食油腻甜食损伤脾胃；长年饮酒致湿热内生；情志抑郁，木克土致脾胃虚弱、湿热内生等。临床可见泄泻腹痛、泻下急迫或泻而不爽、粪色黄褐、气味臭秽、肛门灼热，伴见烦热口渴、小便短黄，舌质红，苔黄腻，脉滑数或濡数。治以清热利湿，方选葛根芩连汤或清中汤加减。若湿邪偏重，症见胸腹满闷、口不渴或渴不欲饮，舌苔微黄厚腻，脉濡缓，可合平胃散燥湿宽中；若在夏暑之间，症见发热、头重、烦渴、自汗、小便短赤，脉濡数，可用新加香薷饮合六一散表里同治。

（三）脾胃虚弱证

脾胃虚弱证多因年老体弱、素体脾虚或久病等多种原因，导致脾胃虚弱，不能运化水谷，从而引发泄泻。症状可见大便时溏时泻，迁延反复，食少，食后脘闷不舒，稍进油腻食物则大便次数明显增加，面色萎黄，神疲倦怠，舌质淡，苔白，脉细弱。治以健脾益气、化湿止泻，方选参苓白术散加减。若脾阳虚衰，阴寒内盛，症见腹中冷痛、手足不温者，可用理中丸、附子理中丸以温中散寒；若久泻不止，中气下陷，或兼有脱肛者，可用补中益气汤以健脾止泻、升阳举陷。

（四）肾阳虚衰证

肾阳虚衰证多因久病或泄利日久伤肾，导致肾阳不足。症状可见黎明之前脐腹作痛，肠鸣即泻，完谷不化，腹部喜暖，泻后则安，形寒肢冷，腰膝酸软，舌淡苔白，脉沉细。治以温肾健脾、固涩止泻，方选四神丸加减。若年老体弱，久泻不止，中气下陷者，加黄芪、党参、白术益气健脾，或合用补中益气汤；滑脱不尽者，可合桃花汤固涩止泻；若脐腹冷痛，可加附子理中丸温中健脾；若泻下滑脱不禁，或虚坐努责者，可改用真人养脏汤涩肠止泻；若脾虚肾寒不著，反见心烦嘈杂，大便夹有黏冻，表现为寒热错杂证候者，可改服乌梅丸。

（五）肝气乘脾证

肝气乘脾证多因长期精神压力过大，导致肝气不舒，肝木克土，脾胃功能虚弱，不能运化水谷。临床症状可见素有胸胁胀闷，嗳气食少，每因抑郁恼怒，或情绪紧张之时，发生腹痛泄泻，腹中雷鸣，攻窜作痛，矢气频作，舌淡红，脉弦。治以抑肝扶脾，方选痛泻要方加减。若脾气虚弱者，可加服参苓白术散。

四、注意调摄

有效的饮食及心理调节，对于 IBS-D 患者的康复及提高生活质量具有重要的意义。患者要学会放松精神，转移注意力，从日常生活中寻找诱发自身症状加重的不良因素，以进行良好的自我调节，还应积极参与户外运动和有益的社会活动，保持良好的心态。

此外，养成良好的饮食习惯同样重要。一日三餐做到定时、定量，不过分饥饿，不暴饮暴食，尽量不摄入富含咖啡因、动物脂肪的食物以及可导致腹胀和产气的蔬菜、豆类和果实、精细磨制的面粉和加工食品等。禁止过度饮酒。饮食宜清淡、易消化，忌食生冷、辛辣食物，以避免腹痛和腹部痛性痉挛症状加重。IBS-D 患者，要减少进食煎炸食物。每日饮食中要有足够的蔬菜，如菠菜、白菜、油菜等绿色蔬菜。饭后要吃一些水果，如梨、柑橘等。

【结语】

IBS-D 的症状较多且易反复，没有标准的治疗方式，不能单纯地依靠特定的药物治疗，需要按不同个体进行综合性的全身性调理，改善饮食，缓解紧张情绪，逐渐达到康复的目的。

论低热的治疗思路

低热是一个症状，它是指体温超过正常范围，但在38℃以下，通常介于37.4～38℃之间，体温无明显波动，亦有体温不高而自觉发热者。本病大多起病缓，病程时间长，一般在1个月以上，或反复发作数月甚至更长时间而不能治愈，又称为长期低热，或慢性微热。中医学从发热原因来看，分为外感发热和内伤发热两大类。外感发热因感受邪气或病情迁延可出现低热的表现；内伤发热，多为体质虚弱、久病失养、余邪留恋导致阴阳气血运行失调，产生发热之候。邓贵成主任从病因来考虑，亦将发热分为外感发热和内伤发热两大类。现论述如下。

一、外感发热

（一）营卫不和

此类型多见于体质偏弱、素体脾胃虚寒的患者。其病因可为外感风寒之邪，或风寒外感用药不当，邪气留恋肌表，导致营卫不和；亦可见于素体营卫不和的老年人、儿童和更年期综合征患者。如《伤寒论》中记载"太阳病，头痛，发热，汗出，恶风，桂枝汤主之"以及"病常自汗出者，此为荣气和，荣气和者，外不谐，以卫气不共荣气谐和故尔，以荣行脉中，卫行脉外，复发其汗，荣卫和则愈，宜桂枝汤"，主要是指虚人外感，营卫不和，这种情况下必须把风邪祛除、调和营卫，才能使气血和谐。另有"病人脏无他病，时发热、自汗出，而不愈者，此卫气不和也，先其时发汗则愈，宜桂枝汤"，指平素营卫不和，卫气不能固摄，代表方剂为桂枝汤。常用加减药物包括半夏、厚朴、杏仁、附子、黄芪、葛根、瓜蒌皮、人参等。部分患者风寒邪气犯表，可表现为身痒、低热，可以选用麻黄桂枝各半汤；夹有湿邪者，可酌加连翘、赤小豆之品以开郁热、清湿热。

（二）风热犯肺轻证

此类型多因风热之邪从口鼻而入犯肺，或季节交替时风寒闭肺郁而化热所致，常见于体质较弱的老年人、儿童、妇女，表现为呼吸道疾病，如口鼻、咽喉、肺系症状。温病初起，症见发热无汗，或有汗不畅，需辛凉解表、透邪外出以退热。部分温病初期患者，可表现为轻微恶寒、恶风，代表方剂为银翘散，方中荆芥、豆豉可根据表邪轻重情况进行加减。需要注意的是，风热犯肺若出现高热导致热盛而厥的四肢冷，与轻微恶寒、恶风表现相异，病机与治疗亦不同。

另外，若风热夹湿之邪侵犯人体常导致低热迁延不愈，临床可见身重困倦、头目昏蒙、身热不扬、大便黏滞、舌苔腻等表现，可以选用银翘散加化湿之品治疗。《温热论》言："盖伤寒之邪……故云在表。在表初用辛凉轻剂，挟风则加入薄荷、牛蒡之属，挟湿加芦根、滑石之流。或透风于热外，或渗湿于热下，不与热相抟，势必孤矣。"《温病条辨》曰："太阴伏暑，舌白口渴，无汗者，银翘散去牛蒡子、元参，加杏仁、滑石主之。"

（三）湿邪犯表，缠绵留恋

素体湿盛之人，若外感风寒、风热之邪，或风寒、风热夹湿之邪，因邪气不甚，湿邪黏腻，易停留于肌表，致使风寒、风热之邪难以外达，肌表不和，从而出现低热症状。临床中，此类低热多因邪气不甚，病程缠绵，常见于长夏季节或南方阴雨连绵之时，患者感受邪气所致。此型低热并非因正邪强盛、以寒热为主所致的憎寒高热、热势弛张，而是以湿邪为主，导致邪气缠绵留恋于肌表。治疗时可根据病邪轻重，选用三仁汤、藿香正气散等，以宣散表湿，使肌表气机通畅，低热自可消退。

（四）风寒闭肺，郁而化热轻证

风寒之邪侵犯肌表，肺气宣发不畅，卫气郁而化热，形成"寒包火"之证，此证多见于体质较弱的老年人或病邪较轻之时，如感冒中后期，表现为鼻塞流涕、微恶风寒、干咳、痰出不畅、刺激性干咳、低热、舌淡红。治疗应采用轻宣肺气、外散表寒，兼透里热为法，方剂选葱豉桔梗汤、桑菊饮或银翘散合方应用，并根据表寒轻重，适当配伍辛温透散之品。

（五）燥邪犯表

燥邪分为凉燥和温燥。由燥邪引起的低热多为凉燥，部分温燥致病多合并阴虚。这种类型多发生在春、秋、冬季久未下雨，空气干燥，早晚温度变化剧烈之时，体质偏虚的老年人或儿童多易发此病。外感凉燥表现为低热、干咳、咳稀痰或咳痰不畅、遇到异常气味或冷热异常而咳嗽不止、喉痒、咽干唇燥、头痛、恶寒、发热、无汗，苔薄白而干，脉浮紧。治疗宜使用杏苏散。条文见于《温病条辨》，曰："燥伤本脏，头微痛，恶寒，咳嗽稀痰，鼻塞，嗌塞，脉弦，无汗，杏苏散主之。"外感温燥表现为咳嗽少痰或略有黏痰不易咯出或痰中带有血丝、咽干、咽痛、唇鼻干燥、咳甚则胸痛、初起或有恶寒发热，舌尖红，苔薄黄而干，脉细数。治疗宜使用桑杏汤，夹有阴虚者可以选用加减葳蕤汤。条文可见《温病条辨》，曰："秋感燥气，右脉数大，伤手太阴气分者，桑杏汤主之。"

（六）少阳郁热

《伤寒论》云："伤寒五六日中风，往来寒热，胸胁苦满，嘿嘿不欲饮食，心烦喜呕，或胸中烦而不呕，或渴，或腹中痛，或胁下痞硬，或心下悸，小便不利，或不渴、身有微热，或咳者，小柴胡汤主之。"临证中可表现为忽冷忽热，一天之内反复发作，形似疟疾而不是疟疾，称作"寒热往来"，为少阳经病的特征。此外，还会伴有胸胁痞满、心烦呕恶、口苦、耳聋、目眩、脉弦等症。此类型发热，常见于肿瘤术后及化疗后、妇人经期外感等。然中医临证辨证，因其经在半表半里，不可汗、吐、下，法宜和解，代表方为小柴胡汤。少阳病亦由表邪传入，故一方面用柴胡、黄芩迎而夺之；另一方面用法半夏、生姜、大枣在里和解，人参、炙甘草充盛正气，促邪外出。少阳得和，上焦得通，津液得下，胃气得和，安内攘外，有汗出热解之功效。

另外，少阳经为水火运行的通路，邪犯少阳，常导致水液运行失常，故少阳经病常合并水液运行异常，郁而化热，出现少阳湿热之证，选用和解之法。除了小柴胡汤，凡是具备安内攘外之功的，都属于和解的范围。如蒿芩清胆汤（青蒿、黄芩化湿热以利胆，竹茹、橘皮、半夏、枳壳理气降逆、和胃化痰）具有清胆利湿、和胃化痰之功，主治少阳湿热痰浊内阻，症见寒热如疟、口苦呃逆、胸膈满闷等。

二、内伤发热

（一）食积发热

食积发热在西医学中多见于小儿食积、鼻饲初期对营养液不耐受、长期鼻饲患者伴有轻度的感染等。中医病证中常见于食积证，表现为胃痛饱闷、呕吐、嗳腐吞酸、身热骤升等。治疗以消化食积、去其郁热之因为法，使热自除。常用方剂如保和丸，以消化食物积滞，其热自退。若为痢疾腹痛，多因肠道积滞所致，用枳实导滞丸去其积滞，热亦随之而解。如不兼外邪，则无需清疏。

对于久泻久利不止，本无发热而见发热（非外感引起的发热）者，中医尤为重视。此类发热多由伤阴所致，治疗禁忌疏散，当用阿胶连梅丸之类。如小儿疳积，症见肌肤潮热、形体日瘦、肝腹膨胀，多由恣食伤肠胃造成，初起可消食导滞，既成之后则需补中、清热、清运、磨积共用，如肥儿丸。临证时应抓住内热之因，或食积，或湿热，或气滞，或瘀血等，去其因则热自除，同时需注意疾病病机演变及兼夹病证，治疗应中病即止，避免伤及气血。

（二）太阴阳明同病

临床低热者多见于老年人肺部感染、不完全性肠梗阻患者，辨证为太阴阳明腑实证，属湿热阻滞肺和大肠，患者体质偏弱。此证与阳明经腑病不同，后者因胃中热盛、耗伤津液，导致肠腑传导失常或小肠分清泌浊功能失调，出现大便闭结、身热不退、热势蒸蒸而上、日晡更剧，舌苔黄腻而糙或黑有芒刺，甚至烦躁不宁、神昏谵语。太阳阳明同病的临床表现是以湿邪为主，热邪不甚。若湿热阻滞肺络，可见咳嗽、咳痰、痰色黄或黄白相间、胸闷脘痞，可以选择三仁汤加减治疗；若湿热阻滞大肠，可见腹满而呕、食欲不振、大便不畅、发热，选用藿朴夏苓汤合枳实导滞丸；或兼有乏力、口干渴等正气受损之证，可酌加扶正之品；若津液不足者，可选择脾约麻仁丸以润肠通便。

（三）气郁发热

气郁发热临床上多见于焦虑抑郁、失眠、更年期综合征患者等。肝主疏泄，喜条达而恶抑郁。因情志抑郁，肝气不能条达，气郁化火，故见身热。其低热多与情绪变化有关，患者常出现胸胁胀痛、口苦咽干、心烦易怒、头胀、乏力、脉弦等。妇女常兼见月经不调、经来腹痛或乳房发胀，舌边红，苔薄黄，脉弦数。治疗以疏肝清热为法，方选丹栀逍遥散加减。逍遥散以调畅肝气、宣通胆气为主，兼以和养脾胃，为解郁常用方剂。此外，化肝煎用意相仿，着重理气清火。

若郁证日久，气郁化火煎灼阴津，可出现类似虚劳的症状，如肌肉消瘦、骨蒸劳热。火热伤阴，最终可能发展成虚劳，但初期不宜纯用补剂，当加入苦辛、凉润宣通之品，因苦能泄热，辛能理气，凉润能滋燥，宣通能发郁。治疗情志病需以柔克刚，处方仍以逍遥散和化肝煎为主，或酌加黄连、吴茱萸之类。

（四）气虚发热

气虚发热临床上多见于肾病、自身免疫性疾病、肝病、植物神经功能紊乱、肿瘤发热、脏器下垂或长期慢性消耗性疾病，各年龄段均可发生。其病因多为素体脾虚、过度劳累、久病慢病损伤中气，或药物服用过久导致脾胃气机升降失常，中焦枢纽运化无力，致使"清气不升，浊气不降，清浊相干"，阴阳失调，内热始生，从而出现低热症状。主要症状包括长期低热、活动后加剧、自汗而喘、头晕心悸、倦怠乏力、少气懒言、食少便溏、面色晦黄、舌淡苔薄、脉象弱。治以益气扶中、甘温除热法，方用补中益气汤加减。

（五）血虚发热

血虚发热临床中多见于急慢性出血后、久病不愈、较大手术后或产后失血等。血虚则气相对偏亢，气无所依，浮散于外而发低热。血与心、肝、脾关系密切，所以血虚的临床症状多涉及心、肝、脾三脏功能失调。主要症状有不规则低热、头晕、心悸、健忘、少寐多梦、倦怠乏力、食欲不振、面色不华、妇人可有月经减少、舌质淡苔少或薄白、脉细数。治宜补益心脾退热，方用归脾汤加减。

（六）阴虚发热

阴虚发热临床中多见于呼吸道感染后期、肿瘤、糖尿病合并感染、结核病、慢性腹泻等老年或儿童患者。其病因多为素体阴虚；或热病泄泻日久，耗伤阴液，津液枯竭；或误用、过用温燥药物，导致阴液亏损，水不能制火敛阳，浮阳外越，从而出现持续低热。临床表现为午后或夜间发热、骨蒸潮热或五心烦热、少寐多梦、颧红盗汗、口干舌燥、大便干、舌红或少苔、脉象细数。治当大补阴液、引水救燥，采用养阴清热法，方用清骨散、青蒿鳖甲汤、六味地黄汤等加减。如果患者表现为余热未清而夹有阴虚者，可以采用竹叶石膏汤治疗。

【结语】

低热的中医病因病机非常复杂，在临床诊疗中不同的病因可相互关联，相互兼夹转化，也就是说，既有一种病因引起发热的，也有两种或以上病因同时引起发热者，如气阴两虚、气血两虚、阴虚夹湿者。临床中需仔细辨证，针对不同的病因病机，选用相应的治疗方法，灵活应用，不能过于呆板。另外，中医对低热的种种退热法，在饮食护理上也十分注意。一般外感证中，认为食粥糜、蔬菜等清淡食物为佳，禁忌油腻，以免影响肠胃功能增加热势，或者在热退后"食复"。但对虚热不禁忌，还会规劝其进食牛羊鸡鸭等，以补正气，加速恢复。

论眩晕的治疗思路

眩晕是指头晕眼花、视物旋转的症状，轻者闭目即止，重者如坐车船，不能站立，常伴恶心、呕吐，甚则昏倒。本症可见于多种内科、五官科、骨科、眼科疾病，如高血压、脑梗死、动脉粥样硬化、脑动脉供血不足、贫血、颈椎病、梅尼埃病等。

一、病因病机认识

从春秋战国到明清时期，眩晕的病因病机不断被完善。《素问·至真要大论》云："诸风掉眩，皆属于肝。"《灵枢·口问》说："上气不足，脑为之不满，耳为之苦鸣，头为之苦倾，目为之眩。"张仲景认为痰饮是眩晕发病的基本原因之一，并创制一系列方剂。孙思邈《备急千金要方》言："痰热相感而动风，风心相乱则闷瞀，故谓之风眩。"其首次提出了"风、热、痰"三因致眩的观点。金元时期，李东垣认为脾胃气虚，运化失司，痰湿内生，浊痰上犯清阳之位，而见眩晕。刘完素认为眩晕的发生系由内生风火所致，《素问玄机原病式·五运主病》中言："所谓风气甚，而头目眩运者，由风木旺……则为之旋转。"张子和主张"痰实致眩"。朱丹溪首倡"痰火致眩"之说，在《丹溪心法·头眩》中曰："头眩，痰挟气虚并火，治痰为主，挟补气药及降火药，无痰则不作眩。"明清时期，眩晕病机逐渐完善，虞抟于《医学正传》中认为瘀血停聚胸中，迷闭心窍，火郁成邪，发为眩晕，首创"瘀血致眩"之论。王清任提出"诸病之因，皆由血瘀"的学术观点，创立了数个逐瘀之方，成为治疗瘀血眩晕的基础方。近代名医大家对眩晕病因病机的认识日渐完善，归纳为"风、火、痰、瘀、虚"。

二、临床辨证要点

（一）首辨虚实

眩晕的病因分为虚和实两类。虚常为脾胃亏虚、气血亏虚、肝肾亏虚；实多为肝火上扰、肝阳上亢、痰浊中阻、水饮内停、瘀血阻滞。

（二）明辨兼夹

眩晕的病机常为虚实夹杂。如脾胃亏虚夹有痰湿、水饮；气血亏虚夹有痰浊、瘀血；脾胃亏虚夹有肝火上炎或肝阳上亢；肝肾亏虚夹有痰饮阻滞、肝火上炎或肝阳上亢。在临床中应该掌握病理兼夹因素。

（三）明辨标本缓急

眩晕的病机具有长期性，具有一定的演化过程。如肝肾阴虚日久则肝阳上亢，肝风内动，上扰清空，发为眩晕；脾胃气血亏虚则清阳不升，脑失所养，痰浊内生，虚实皆能发生眩晕；肾精亏耗，不能生髓，髓海不足，上下俱虚，发生眩晕；或嗜食肥甘，饥饱劳倦，伤于脾胃，健运失司，以致水谷不化精微，聚湿成疾，痰湿中阻，则清阳不升，浊阴不降，引发眩晕。在辨证过程中应明辨标本，治疗应分缓急。

三、辨证分型

（一）肝阳上亢

症状：眩晕耳鸣，头痛且胀，每因烦劳或恼怒而头晕、头痛加剧，面颊潮红，急躁易怒，少寐多梦，口苦，舌红苔黄，脉弦。

证候分析：劳则伤肾，怒则伤肝，均可使肝阳更盛，故头晕、头痛加甚；阳升则面部潮红；肝旺则急躁易怒；肝火扰动心神，故少寐多梦；口苦、舌红苔黄、脉弦，皆是肝阳上亢之征。

治法：平肝息风。

方药：天麻钩藤饮加减。天麻、钩藤、生石决明、川牛膝、桑寄生、杜仲、黄芩、栀子、菊花。

随症加减：肝火过盛，加羚羊角粉（代）、白芍、牡丹皮，以柔肝清肝泄热；大便秘结，加大黄、瓜蒌、莱菔子，以清热通腑；眩晕急剧、泛呕、手足麻木，甚则震颤、筋惕肉瞤，有阳动化风之势者，可加龙骨、牡蛎、珍珠母，以镇肝息风，必要时可加羚羊角粉（代），以增强清热平肝息风之力；夹有痰湿者，可加用法半夏、茯苓、石菖蒲，以利湿化痰通窍；夹有瘀血者，可以加用郁金、丹参行血通络。

（二）气血亏虚

症状：眩晕动则加剧，劳累即发，面色白，唇甲不华，发色不泽，心悸少寐，神疲懒言，饮食减少，舌质淡，脉细弱。

证候分析：气虚则清阳不升，血虚则脑失所养，故头晕且遇劳加重；心主血脉，其华在面，气血虚则面色白、唇甲不华；血不养心，心神不宁，故心悸少寐；气虚则神疲懒言、饮食减少；舌淡、脉细弱均是气血两虚之象。

治法：益气养血。

方药：归脾汤加减。党参、黄芪、白术、当归、茯神、酸枣仁、龙眼肉、远志、木香、大枣、甘草。

随症加减：形寒肢冷、腹中隐痛，加高良姜、乌药，以温中助阳；血虚甚者，可加熟地黄、阿胶，并重用参芪，以补气生血；如伴面白、少神、便清下坠，可加升麻、柴胡、陈皮，以升清降浊；夹有气滞腹胀者，可以使用香附、紫苏梗、木香、砂仁；夹有痰湿者，可以酌加陈皮、茯苓、半夏、石菖蒲等。

（三）肾精不足

症状：眩晕伴精神萎靡，少寐多梦，健忘，腰膝酸软，遗精，耳鸣。偏于阴虚者，可见五心烦热，舌红，脉弦细数；偏于阳虚者，可见四肢不温，形寒怯冷，舌淡，脉沉细无力。

证候分析：精髓不足，不能上充于脑，故眩晕、精神萎靡；肾虚，心肾不交，故少寐多梦、健忘；腰为肾之府，肾虚则腰膝酸软；肾开窍于耳，肾虚故时时耳鸣；精关不固，则见遗精；偏阴虚则生内热，故五心烦热、舌红、脉弦细数；偏阳虚则生外寒，故四肢不温、形寒怯冷、舌淡、脉沉细无力。

治法：偏阴虚者，治以补肾滋阴；偏阳虚者，治以补肾助阳。

方药：补肾滋阴宜左归丸为主方，补肾助阳宜右归丸为主方。

左归丸：熟地黄、山茱萸、怀山药、菟丝子、川牛膝、龟甲、鹿角胶、枸杞子。

右归丸：熟地黄、山茱萸、杜仲、菟丝子、肉桂、附子、鹿角胶、当归、怀山药、枸杞子。

随症加减：阴虚内热甚者，见五心烦热、舌红、脉弦细数，可在左归丸基础上加炙鳖甲、知母、麦冬、石斛、牡丹皮、菊花、地骨皮、青蒿等，以滋阴清热；眩晕较甚者，阴虚阳浮，二方均加龙骨、牡蛎等，以潜浮阳。

（四）痰浊中阻

症状：眩晕伴头昏如蒙，胸闷，恶心，食少多寐，苔白腻，脉濡滑。

证候分析：痰浊蒙蔽清阳，清阳不升，则眩晕头重如蒙；痰浊中阻，浊阴不降，气机不利，故胸闷、恶心；脾阳不振，则食少多寐；苔白腻、脉濡滑均为痰浊内蕴所致。

治法：燥湿祛痰，平肝息风。

方药：半夏白术天麻汤加减。半夏、白术、陈皮、天麻、茯苓、甘草。

随症加减：眩晕较甚、呕吐频作者，加代赭石、竹茹、生姜，以降逆止呕；脘闷不食者，加砂仁、蔻仁，以芳香和胃；耳鸣重听者，加葱白、郁金、石菖蒲，以通阳开窍；伴头目胀痛、心烦口苦等，可加黄连、黄芩，以泄热化痰；头晕头胀、多寐、苔腻者，加藿香、佩兰、石菖蒲等醒脾化湿开窍；呕吐频繁，加代赭石、竹茹和胃降逆止呕；痰浊郁而化热，痰火上犯清窍，表现为眩晕、头目胀痛、心烦口苦、渴不欲饮、苔黄腻、脉弦滑，用黄连温胆汤清化痰热；若素体阳虚，痰从寒化，痰饮内停，上犯清窍者，用苓桂术甘汤合泽泻汤温化痰饮。

（五）瘀血阻窍

症状：眩晕头痛，兼见健忘，失眠，心悸，精神不振，耳鸣耳聋，面唇紫暗，舌瘀点或瘀斑，脉弦涩或细涩。

治法：活血化瘀，通窍活络。

方药：通窍活血汤。赤芍、川芎、桃仁、红花、麝香、老葱、大枣。

随症加减：若见神疲乏力、少气自汗等气虚证者，重用黄芪，以补气固表、益气行血；若兼有畏寒肢冷感寒加重者，加附子、桂枝温经活血；若天气变化加重或当风而发，可重用川芎，加防风、白芷、荆芥穗、天麻等理气祛风之品。

【结语】

本病以肝肾阴虚、气血亏虚的虚证多见。一方面，由于阴虚无以制阳，或气虚则生痰酿湿等，可因虚致实，而转为本虚标实之证；另一方面，肝阳、肝火、痰浊、瘀血等实证日久，也可伤阴耗气，而转为虚实夹杂之证。中老年人由于肝阳上扰、肝火上炎、瘀血阻窍而致眩晕者，若肾气渐衰，肝肾之阴渐亏，而阳亢之势日甚，阴亏阳亢，阳化风动，血随气逆，夹痰夹火，上蒙清窍，横窜经络，则可形成中风病，轻则致残，重则致命。眩晕病情轻者，治疗护理得当，预后多属良好；病重经久不愈，发作频繁，持续时间较长，严重影响工作和生活者，则难以根治。

逍遥散临床应用经验

邓贵成出生于岐黄世家，曾先后跟随中医名家胡希恕、陈慎吾、刘春圃教授学习，临床工作 50 余年，现为北京市"薪火传承 3+3"工程邓贵成基层老中医传承工作室指导老师。邓贵成主任善用疏肝解郁、养血健脾的逍遥散治疗临床疾病。现就其经验介绍如下。

一、逍遥散为肝脾同治、兼顾气血津液之良方

逍遥散首见于宋代《太平惠民和剂局方》，其组方来源于四逆散和当归芍药散，具有疏肝健脾和养血的作用。柴胡作为君药疏肝理气；臣药芍药配柴胡能调肝、益阴、养血；臣药当归既能养血又能活血，配合柴胡以疏通气血；佐药中茯苓、白术、煨生姜均作用于脾胃，都有除湿散水的作用（姜散水，侧重于上；白术燥湿，以中焦为主；茯苓渗湿、利小便，使水湿从下而走，三焦分消走泄，则湿得解）；佐药薄荷，既能疏肝解郁，又能除肝气郁结所化之热；甘草作为使药，配白术、茯苓以增强健脾补脾之功，同时调和诸药。可见本方既能疏通气血，又能疏通津液，实乃肝脾同治、兼顾气血津液之良方。

二、逍遥散在临床疾病中的应用

（一）胃脘痛

胃脘痛多因饮食失调、情志所伤，导致胃气阻滞，胃失和降，气血津液运行异常，"不通则痛"。

1. 饮食因素

饮食不节或不洁，损伤脾胃，胃气壅滞不降，或上逆则呕呃，或壅滞则

痞塞不通；脾胃受损，水谷运化失职，不能气化，产生痰、湿、食、热等病理产物，出现夹痰、夹湿、夹食、夹热之症。

2. 情志因素

中焦气机升降有赖于肝之疏泄。中医五行学说认为木旺克土或土虚木乘。情志不遂，肝失疏泄，肝木克土，以致胃气失和；肝郁日久，可化火生热；肝失疏泄，气机不畅，血行瘀滞，又可形成血瘀。胃部疾病与肝脾密切相关，涉及气血津液，治疗可采用逍遥散肝脾同治、气血津液同调。

逍遥散治疗胃脘痛时常进行加减。胃脘胀痛堵闷明显加香附、乌药、砂仁、枳壳、川厚朴、紫苏梗等；口苦咽干明显加丹皮、黄芩等；反酸烧心明显加黄连、吴茱萸、浙贝母、海螵蛸、煅瓦楞子等；嗳气呃逆明显加旋覆花、代赭石、川厚朴、郁金、砂仁、白豆蔻等；口干明显加用北沙参、麦冬、石斛、玉竹、花粉等；痰湿明显加陈皮、半夏；痰热明显加用黄连、半夏、瓜蒌；纳谷不香可加用焦神曲、焦麦芽、鸡内金等。

（二）胁痛

肝经布于两胁，胆附于肝，故胁痛主要责之于肝胆。胁痛多因情志不遂、劳倦过度，导致经脉不畅或经脉失养，分为虚实两个方面。肝主疏泄，喜条达，情志不遂则气机疏泄失常，肝经气机壅滞，经络不畅而致胁肋疼痛，日久及血可见黄疸、癥瘕积聚，此为实证；久病耗伤、劳倦过度或湿热毒邪内留日久，肝阴血耗伤，络脉失养而致胁痛，此为虚证。临床中实证可以转虚，虚证也可以转实，或虚实并见，总不离"气血"二字。肝气不疏常影响脾胃，导致津液代谢异常，故可用逍遥散治疗胁痛。

胁痛伴有口苦者，可以加用黄芩、竹茹、黄连、栀子等清泄内热；伴有眩晕者，可加用石决明、天麻、钩藤、菊花、郁金等；伴有耳鸣者，可加用石菖蒲、远志、郁金开窍；伴有口干、眼干者，可以加用熟地黄、北沙参、枸杞子、麦冬、石斛滋肾柔肝；伴有失眠者，可加用酸枣仁、茯神、远志或龙骨、牡蛎、珍珠母；胁肋隐痛、月经不调为血虚者，可加用熟地黄、桂圆、阿胶等；胁肋胀痛明显者，可以加用川楝子、延胡索、香附、郁金；胃脘痞闷者，可以加用陈皮、枳壳、青皮、厚朴等；痛处固定者，可以加用赤芍、丹参、郁金、姜黄、丝瓜络等。

（三）郁病

郁病是因五脏气血阴阳失调导致的心情抑郁、情绪不宁的一类疾病，与情绪、心理变化关系密切，多见于中年女性。现代社会工作压力较大，肝气郁结，疏泄失常，或多思善虑，心脾受伤，导致气机运行失调，继发津液代谢失常。肝气郁结难以疏泄，可见心情抑郁、情绪低落、胸闷痛等精神症状；心神失养可见善忘、失眠等症；气机不畅，津液代谢异常，可出现以咽喉不利为主的梅核气；肝郁气滞日久，血运不畅，可兼见月经不调、不孕，经前、经期水肿等症。本病涉及肝、脾、心三脏，气血津液均受影响。疾病初期以肝脾功能障碍为主，随着病情进展，可出现夹痰、夹湿、夹食等证，采用逍遥散治疗，以疏肝健脾、调理气血、化痰祛湿。

郁病伴有胸闷喜太息明显者，加枳壳、郁金、白梅花、旋覆花等；胸痛明显者，加用丹参、瓜蒌、薤白、郁金等；咽中异物感明显者，加半夏、厚朴、紫苏梗、茯苓、贝母等；头痛目赤加石决明、天麻、钩藤、菊花、珍珠母、灵磁石等；精神抑郁加郁金、百合、合欢皮、远志等；口干口苦加用黄芩、夏枯草、龙胆草等；食欲不振加用焦三仙、鸡内金；面部烘热感明显者，可加用牡丹皮、地骨皮等；胁肋疼痛可加用延胡索、川楝子等；心烦易怒加用牡丹皮、栀子、黄芩等；心悸失眠加酸枣仁、合欢皮、首乌藤、百合等；盗汗明显者，可加用地骨皮、浮小麦等；老年人心悸失眠偏虚者，可以选用太子参、麦冬、五味子、柏子仁、远志、黄芪等。

（四）失眠

失眠又称不寐症，是因为脏腑气机功能失调，导致不能获得正常睡眠的疾病。现代社会生活节奏加快，肝气郁怒失于条达，郁久化火，扰乱心神，可见失眠、烦躁、眩晕、头胀等；思虑过度，导致心脾两伤，气血不足，心神失养，出现失眠、健忘、多梦易醒、乏力、食少等；肝气横逆犯脾或忧思伤脾，脾胃受伤，水谷运化失调，可伴有气血津液代谢失调，出现气郁、化火、痰阻，表现为胸闷憋气、嗳气呃逆、反酸烧心等。

失眠伴头晕、急躁易怒加黄芩、栀子、牡丹皮、龙胆草等；伴有胸闷喜叹气者，加用香附、郁金、枳壳理气开郁；伴有口舌生疮者，加用黄连、连翘、栀子、竹茹清火除烦；心悸不安可以加用龙齿、牡蛎、灵磁石安神定志；

饮食停滞可加用焦三仙、莱菔子等消食化积；口苦、便秘、苔黄腻者，可加用黄连、半夏、瓜蒌清化痰热；口干眼干可以加用北沙参、麦冬、石斛、百合、五味子等养阴安神；乏力、心悸健忘者，可酌加黄芪、太子参、酸枣仁、柏子仁、远志、阿胶等补养心脾养血；伴思绪纷纭加菖蒲、郁金、远志等开窍醒神。

（五）乳癖

乳癖是因肝脾失调，痰、气、瘀血阻滞乳络而出现乳房结块、疼痛的疾病。情志不遂，导致肝气郁结，气机阻滞，横逆伤脾；或思虑伤脾，脾失健运，痰浊内生。肝郁痰凝，气血瘀滞，阻于乳络而发病。本病脏腑重在肝脾，涉及气、血、津液。

乳癖伴有口干口苦明显者，加用黄芩、夏枯草、连翘、山栀子清热泻火；伴有胸闷痛者，加用郁金、香附、丝瓜络以理气开郁；伴有胸闷喜太息者，可加用陈皮、枳壳、郁金；伴有梅核气者，加用半夏、姜厚朴、紫苏梗、浙贝母、川贝母、莱菔子等以行气化痰散结。

（六）眩晕

眩晕是因清窍失养或受扰而出现以头晕、眼花为临床表现的疾病。肝为刚脏，体阴用阳，主疏泄条达，恶抑郁，风气通于肝，易化风。《素问·至真要大论》云："诸风掉眩，皆属于肝。"恼怒过度，气郁久而化火，火盛则耗伤阴血，肝阴耗伤，肝阳偏亢，阳升风动，发为眩晕；肝木克土，脾胃失运，痰浊内蕴，扰动清窍，可致眩晕；年老体弱，肾精不足，阴虚则肝阴无以资助，肝阴亏虚，肾阳不足，脾胃阳气亦不足，水谷失运而化生痰浊，亦可导致眩晕。本病病位在清窍，因肝、脾、肾功能失调，导致气血津液的运行失常。气郁化火上逆，可见目涩耳鸣、头晕头胀、心烦易怒；肝肾不足，可见少寐健忘、腰膝酸软；痰浊内蕴，可见恶心呕吐、头重胸闷、少食多寐等。

眩晕伴头胀明显者，加石决明、天麻、钩藤、菊花以平肝；伴有口苦急躁者，加用黄芩、栀子、夏枯草、白蒺藜以清热泻火；伴有头摇肢颤者，可加用生龙骨、牡蛎、钩藤平肝息风；伴有目视模糊者，加麦冬、石斛、枸杞子、菊花、蔓荆子、茺蔚子等滋阴清热、凉肝明目；伴有心悸健忘者，加远志、柏子仁、茯神等益气安神；伴有烘热汗出者，加牡丹皮、地骨皮、浮小麦、五味子等滋阴清热；伴有腰酸痛为肾阴不足者，加用熟地黄、山药、山茱萸、石斛以滋阴，肾阳不足者加用菟丝子、杜仲、桑寄生、续断补阳强腰；胸闷恶心痰浊明显者，加用半夏、天麻、陈皮、郁金、菖蒲、泽泻、藿香等化痰醒神开窍。

活血法治疗冠状动脉粥样硬化性心脏病经验

冠状动脉粥样硬化性心脏病，是冠状动脉发生粥样硬化病变而引起血管腔狭窄或阻塞，造成心肌缺血、缺氧或坏死，引发心肌机能障碍或器质性病变的最常见的心脏病，常常被称为"冠心病"。受到西医学的影响，很多中医人将冠状动脉狭窄和阻塞等同于中医的瘀血证，其实不然。根据冠心病的症状，中医将其归为"胸痹""心痛"范畴。胸痹心痛的常见病因包括寒邪内侵、饮食不当、情志波动、劳倦过度、年老体虚，导致脏腑功能、气血运行失常，出现寒邪、痰湿、气滞、血瘀、气虚、阴虚、阳虚等病理变化，使心脉痹阻不畅或心脉不荣，心脉血行不畅。邓贵成主任临床观察发现，瘀血常与痰湿、气滞、气虚、阳虚等合并出现，因此治疗冠心病不能单纯采用活血化瘀或破血药物，应结合患者实际情况，详辨病因，进行辨证治疗。否则，不但不能改善病情，还能对某些患者产生不良后果，如出血性疾病。

一、冠心病的中医认识

冠心病在中医古代医籍中属"胸痹""心悸""真心痛"范畴。《素问·举痛论》云："寒气入经而稽迟，泣而不行……客于脉中则气不通，故卒然而痛。"《素问·至真要大论》云："寒淫所胜，则寒气反至……血变于中，发为痈疡，民病厥心痛。"由此可知寒邪闭阻胸阳，引起心脉不通，可以导致胸痹的发生。痰湿闭阻胸阳，胸阳不振，心脉不通，也可发生胸痹，如《古今医鉴》云："心痹痛者，素有顽痰死血。"热入营血，灼津烁液，血瘀内生，心脉痹阻，亦可发为胸痹心痛，如《素问·刺热》云："心热病者，先不乐，数日乃热，热争则卒心痛。"又如《血证论》云："火不宣发则为胸痹。"另外，血虚可使心脉供血不足而发为胸痹心痛，如《素问·举痛论》云："脉泣则血虚，血虚则痛，其俞注于心，故相引而痛。"清代王清任认为诸病皆有瘀，提出血府逐瘀汤治疗胸痛。胸痹病位在心，瘀血是重要的病理产物，水饮、痰浊、痰热、气滞、寒凝、火热、湿热及虚多有兼夹，治疗采用活血药物的同时，需要兼顾多种病理因素。

二、活血化瘀法的临床应用

（一）行气活血法

症状：心胸刺痛，短气，心烦不安，急躁易怒，情绪波动后胸痛加重，舌质暗或有瘀斑，苔偏厚，脉弦涩。

病机分析：长期受到精神刺激，情志变化导致郁怒伤肝，肝气郁结，脉络失养，气血运行不畅，心血不通，气滞血瘀阻于心脉而发生心痛。

治法：行气活血通络。

方药：柴胡疏肝散合丹参饮。

随症加减：气郁化火者，加用牡丹皮、栀子、郁金等药物清泻肝火；气郁夹有痰湿者，可加用茯苓、陈皮、竹茹、浙贝母化湿除痰；气郁腹胀明显者，可加用木香、青皮、枳壳、紫苏梗等药物以行气除胀；血瘀较重者，可以重用丹参，佐加赤芍、红花、醋延胡索、鸡血藤、郁金。

（二）化痰活血法

症状：心痛短气，胸中憋闷，重者心痛彻背、背痛彻心，体形肥胖，眩晕呕恶，倦怠乏力，舌暗苔白腻，脉弦滑。

病机分析：多因长期进食膏粱厚味，嗜食油腻醇酒，损伤脾胃，导致运化失健，水液不归正化，变生痰浊；或素体阳虚，水湿不运，聚而成痰。痰浊既生，影响气机运行，气机不畅，病殃及血，致血行迟滞，瘀血内停。如张子和的《儒门事亲》明确指出："夫膏粱之人……酒食所伤，以致中脘留饮胀闷，痞膈醋心。"

治法：化痰通阳，活血通络。

方药：瓜蒌薤白白酒汤、瓜蒌薤白半夏汤、枳实薤白桂枝汤和桃红四物汤。

随症加减：痰浊较盛胸痹者，应通阳散结、祛痰宽胸，瓜蒌薤白半夏汤主之；痰浊壅塞、气滞不通偏实者，枳实薤白桂枝汤主之；此外，脾为生痰之源，脾胃虚弱有湿者，注意健脾化湿；气虚兼有痰浊者，动则气短、心悸、便溏加黄芪、党参、白术；若伴有胃气胀满、嗳气干呕者，选加橘枳姜汤；伴心悸、脉数、乏力者，选加生脉散、炒枣仁、生龙骨、生牡蛎、当归等；伴头昏、脉弦滑者，选加天麻、白术、石菖蒲、竹茹、橘皮增强化痰力量。

（三）利水活血法

症状： 心绞痛频发，痛彻胸背，心悸怔忡，气逆喘促，畏寒肢冷，小便短少，下肢浮肿，舌质淡，苔白，脉沉细或结代。多见于中老年肺源性心脏病（简称肺心病）、冠心病伴心衰者。

病机分析： 老年患者因肾阳虚衰，命门火弱，加上心阳不振，难以运化水湿，推动气血运行，而出现血运不利，心脉闭阻不畅，血不利则为水，引发下肢浮肿。

治法： 温阳利水活血。

方药： 真武汤合桃红四物汤。

随症加减： 咳嗽喘憋伴有胸腔积液者，加葶苈子、猪苓；气虚明显者，可以加用人参、黄芪；自汗明显者，加用浮小麦、生牡蛎；失眠多梦者，可加用酸枣仁、柏子仁、远志；食欲不振者，可加用焦神曲、焦麦芽、鸡内金；大便不畅者，可以加用肉苁蓉、当归等药物治疗。

（四）温阳活血法

症状： 心痛短气，胸中憋闷，重者心痛彻背、背痛彻心，冬季明显加重，乏力，恶寒，舌紫暗苔腻，脉弦滑。

病机分析： 体弱阳虚的冠心病患者，稍遇严寒刺激即诱发或加重心绞痛，表现为心胸闷痛或刺痛。《素问·调经论》曰："血气者，喜温而恶寒，寒则泣不能流，温则消而去之。"临床实践亦表明，冠心病心绞痛的发病在冬季寒冷气候时较其他季节更为频繁且症状更重。

治法： 温阳化浊，活血宣痹。

方药： 桂枝甘草汤合桃红四物汤加减。

随症加减： 疼痛剧烈者，临证常运用芳香温通法治疗，如苏合香丸、冠心苏合丸等，但此类药物不宜过用、久用，以免耗伤心气和心阴，必要时可佐以保元汤加龙眼肉、柏子仁、酸枣仁等药；心悸烦躁失眠者，可以加用生龙骨、生牡蛎；平日手足逆冷、恶寒者，可以酌加当归四逆汤或参附汤；脾阳不足伴有腹泻者，可以联合理中汤治疗。

（五）清热活血法

症状： 胸闷如窒而痛，或痛引肩背，心烦，口干口苦，大便干，舌质暗红或紫或有瘀斑，苔黄，脉滑或涩。

病机分析： 过度饮酒，饮食肥甘厚腻，导致脾胃受损，脾气不得转输，聚湿为痰，日久则邪热滞留；或因消渴病日久控制不良，或因房劳过度而肾阴耗伤，虚热内生，血行黏滞，阻滞心脉，心脉拘急，在情志刺激或劳累后发病。

治法： 清热活血。

方药： 黄连解毒汤合血府逐瘀汤或下瘀血汤。

随症加减： 胸痛剧烈者，加乳香、没药；心悸失眠考虑心血不足者，加炒枣仁、柏子仁、当归；纳少便结者，加瓜蒌、莱菔子；眩晕者，加天麻、钩藤；阴虚火旺者，加麦冬、生地黄；心烦者，可加用牡丹皮、栀子、莲子心；痰热内盛者，加用黄连温胆汤。

（六）清热化痰活血法

症状： 胸闷如窒而痛，或痛引肩背，体形肥胖，心烦，口中异味，声高气粗，大便黏滞不爽，舌质暗红或紫或有瘀斑，苔黄腻或滑，脉滑或涩。

病机分析： 饮食肥甘厚腻或长期饮酒导致脾胃亏虚，运化不利，痰浊内生，日久化热，痰热阻滞，脉道不利，血行不畅，痰瘀互结，出现心脉拘急。

治法： 清热化痰活血。

方药： 黄连温胆汤合菖蒲郁金汤加味。

随症加减： 大便不通者，加用酒大黄、玄明粉、瓜蒌、莱菔子、焦槟榔；眩晕者，加用天麻、钩藤、石决明；瘀血明显者，可加用丹参、赤芍、牡丹皮；食欲不振者，可加用焦神曲、焦麦芽、鸡内金；腹胀气滞明显者，加枳实、郁金、片姜黄以理气止痛；瘀血明显者，加丹参、红花、鬼箭羽以活血化瘀。

（七）平肝活血法

症状：心前区痛，胸闷，心悸，手足心烦热，口干，头晕头痛，耳鸣，颜面潮红，四肢麻木，舌质暗红，脉弦数。

病机分析：平素肝郁气滞，郁久化热，耗伤肝阴或年老肾虚，水不涵木。瘀血阻于心脉则胸部闷痛；肝阳偏亢故有头晕且痛、烦躁易激动之象；肝风暗动筋脉失养，故四肢发麻；手足心热，舌质红，此为阴虚生内热；脉弦数为肝旺血脉失养之征。本型多见于冠心病合并高血压者。

治法：平肝活血。

方药：天麻钩藤饮合桃红四物汤。

随症加减：潮热汗出、手足心热者，加女贞子、墨旱莲、生地黄、玄参以滋阴潜阳，加知母、黄柏以滋阴清热；心烦懊恼者，加炒栀子、淡豆豉以清热除烦；失眠多梦者，加用生龙齿、生牡蛎、珍珠母、朱砂、琥珀镇静安眠，或黄连、阿胶养阴助眠；头痛重者，加蔓荆子、白僵蚕以祛风止痛；颈项强硬者，加葛根、伸筋草、鸡血藤以舒筋通络。

（八）益气活血法

症状：心前区痛，胸闷气短，动则发作，心悸，疲乏，喜自按，气少不足为息，自汗，口干，舌质红或淡红胖嫩，脉细数或结代。

病机分析：年高体弱，心气不足，导致心气不能推动血液运行，血流不畅，心失充养，从而引发疼痛；劳则气耗，进一步加重病情；气虚不能固摄汗液，故见出汗。本型多见于隐性冠心病、单纯心绞痛、心绞痛缓解期。

治法：益气活血。

方药：补中益气汤或参麦饮合四物汤。

随症加减：心气不足者，常于劳累后发作，表现为短气、心慌心悸、脉细弱，可加重人参、黄芪用量；心阳不振者，常因受寒诱发，表现为畏寒、手足厥冷、唇甲青紫，可加附子、桂枝；心阴不足者多与吸烟有关，表现为心烦、口干咽燥、失眠、多梦、舌红少津、脉细数，可加西洋参、麦冬、五味子、柏子仁、玄参；心血不足者，表现为心悸心慌、面色无华、唇舌淡白、脉细或涩或结代，可加鸡血藤、当归、地黄；因情志诱发兼有气滞者，加柴胡、郁金；痰阻严重者，表现为胸闷、时有眩晕，加半夏、菖蒲、胆南星；

瘀阻严重者，表现为疼痛剧烈或刺痛、唇甲青紫、舌有瘀斑或瘀点、脉细涩，加葛根、延胡索、三七、桃仁。

（九）滋阴活血法

症状：胸闷胸痛，气短乏力，头晕眼花，失眠，自汗或盗汗，耳鸣，腰膝酸软，舌质淡，有齿痕，脉细弱。

病机分析：本证多见于长期久坐的脑力劳动者，经常熬夜、缺乏运动、素体阴虚及年老久病的冠心病患者。多因劳心过度，导致心肾阴虚，津液虚少，血行不畅，气滞血瘀，心脉闭塞而发病。

治法：养阴活血。

方药：左归饮合二地二芍汤。

随症加减：头晕眼花夹有阳亢者，加用天麻、钩藤、川牛膝、菊花、石决明平肝潜阳；腰酸痛明显者，加用桑寄生、续断补肾通络；失眠多梦者，可以加用酸枣仁、远志、柏子仁养心安神；自汗盗汗气虚者，加用太子参、五味子、浮小麦养心气；阴虚有热者，加用牡丹皮、地骨皮、青蒿。

（十）养血活血法

症状：心前区隐痛，胸闷，憋气，心悸，气短，面色无华，口唇指甲淡白，舌质淡，苔薄，脉细弱无力。

病机分析：本证多见于年老体弱、大病初愈或急剧大量失血的患者。多因血液亏虚，脉道空虚，血流不畅，心脉失养而发病。

治法：养血活血。

方药：人参养荣汤合桃红四物汤。

随症加减：血虚明显者，加制首乌、阿胶、白芍、枸杞子、旱莲草、女贞子；气滞血瘀明显者，加香附、益母草；阴虚有热者，加黄柏、地骨皮；大便干者加火麻仁；心烦失眠者，加五味子、首乌藤；心悸者，加酸枣仁、柏子仁以养心安神，或加龙齿、磁石重镇安神定悸；偏于心气不足者，重用炙甘草、人参；偏于阴血虚者，重用当归、熟地黄；腹胀恶心者，加用砂仁、焦神曲、焦麦芽、鸡内金理气和胃。

【结语】

　　血瘀痹阻心脉是冠心病的主要病因病机之一，"不通则痛""不荣则痛"。在治疗上，应当辨明虚实及相应的病理因素，在应用活血药物的同时，根据病情配伍温阳、化痰、利水、行气、清热、平肝、补虚等法，灵活加减药物，方能取得良效。不可一味活血，以免变生他病。活血化瘀法治疗冠心病在临床上是比较安全、有效的，当辨证论治，合理运用。

行气药物临床应用经验

理气法是中医治疗疾病最基本的法则之一，又称行气法，其对应的药物即为行气药。《素问·举痛论》提出"百病生于气"，即气血调和则百病不生，一旦气机郁滞，则百病生矣。由此可知，疾病的发生皆与人体气机失调有关。邓贵成主任在临床用药中，遵循中医辨证论治的原则，针对不同病机和症状灵活运用行气药物。现将邓贵成主任应用行气药物的思路简述如下。

中医学将人体内气的运动方式归纳为"升、降、出、入"四种基本形式。如肝气主升发，肺气主宣降，脾气主升，胃气主降，心气行于血脉，肾气可化为元气。气的运动调和，则各脏腑生理功能正常；气机不利则是多种病证的基本病机。张介宾在《景岳全书》中指出："夫百病皆生于气，正以气之为用，无所不至，一有不调，则无所不病。"任何一脏发生病变都会影响气机的正常运行而导致气滞病证。因此，在临床上诊治某些疾病时，从气机不利入手，把握疾病在整体中的病机，通过调理气机，可达到调和脏腑、治愈疾病的目的。

一、理气药对应的病机特点

中药里凡以疏理气机，治疗气滞证或气逆证为主要作用的药物称为理气药，又称行气药，其中行气力较大者，称破气药。理气药大多辛、苦而温，辛能散能行，苦能降能泄，温能散寒，多归肺、肝、脾、胃经。

（一）气滞

气滞，又称气郁，是指气的运行不畅甚至郁滞不通导致的病理变化。"不通则痛"，气滞于某一经络或局部，可出现相应部位的胀满、疼痛。气滞可进一步导致血行不利、津液输布不畅，从而引发瘀血、痰饮、水湿等病理产物。

七情内伤、痰饮、瘀血、食积、六淫邪气等因素均可困阻气机，引起局部或全身气机阻滞。不同脏腑气机阻滞的临床表现也各不相同，如肝气郁滞，可见胁肋胀痛、闷闷不乐或急躁易怒；外邪壅肺，肺气失宣，可见咳嗽、胸闷；饮食碍胃，胃气壅滞，可见腹胀、腹痛，矢气得减，嗳气时缓，旋即不舒。

（二）气逆

气逆是指由感受外邪、食滞痰阻、火热邪迫或情志过激等因素引起的气机当降不降、气行不顺反而逆上，或升举无度、升发太过等病理变化。如肺以宣降为顺，若外邪、痰浊、火热等因素影响肺气宣降，则会导致肺气上逆，出现咳嗽上气、气促喘息等；胃主降浊，以和降为顺，若寒、热、痰、食等阻于胃腑，胃气不顺而逆上，则会出现恶心、呕吐、嗳气、呃逆等；肝主升发，若郁怒过激，肝气有余，化火上炎，或水不涵木，肝阳上亢，均可导致肝气升举无度，升发太过，出现头痛、眩晕、口苦、耳鸣等。

二、行气药应用思路

（一）脏腑病位

具有理气作用的药物多为辛行温通、芳香苦泄之品，主要归脾、胃、肝、肺经，分别具有行气、降气、解郁、散结等作用。肺主气，主宣发肃降；肝主疏泄，条达气机；脾主运化，主升清；胃主受纳，主降浊。肝脾主升，肺胃主降，肝升肺降、脾升胃降相互协调，气机运行流畅。因此，理气药主要通过对肝、肺、脾胃等脏腑气机的调理，使气机疏畅、升降通达，恢复或维持相应脏腑的生理功能，从而消除气机失调的症状。针对不同脏腑的病证，理气药物的使用特点也有所不同。

1. 病位在肝

肝为风木之脏，性喜条达而恶抑郁，具有主升、主动的生理特点。在功能上，肝主藏血"以血为体"，司疏泄"以气为用"，故肝"体阴而用阳"。肝之病变终不离气、血异常，因此，治肝先治气，理气药在肝病证治中被广泛应用。肝主疏泄依赖于肝气的助用，如果疏泄不及则表现为气滞不行，临床常见患者情志抑郁或烦乱、善太息、胁肋胀闷或疼痛，治疗上以疏肝理气为法。药物以行气药为主，多选主入肝（胆）经者，根据气滞之轻重，从平缓行气到峻烈破气，随证施用，如川楝子、青皮、香附、柴胡、佛手等。若肝气升发太过，降之不及，上逆者可冲心犯肺，横逆者可侮脾乘胃，下逆者可涉冲任及二阴，治疗以平逆肝气为主，用药上可选用行气力度较大者，如青皮、三棱、莪术等，并酌加降气之品。

2. 病位在脾胃

脾主运化，胃主受纳，受纳与运化相辅相成，正如《景岳全书》说："胃司受纳，脾司运化，一纳一运，化生精气。"在病理上，胃之受纳失常则脾之运化不利，脾失健运则胃纳失常，称为脾胃不和。治疗脾胃不和，主选行气药中归入脾胃经的陈皮、枳实、木香等品，辅以益气健脾养胃之品，如党参、白术、砂仁等，以促进脾运胃纳。脾气主升，胃气主降，升降相因，相反相成，饮食得以正常消化吸收。病理上，若脾气不升，清气在下，则生飧泄；若胃气不降，浊气上逆，则生䐜胀。治疗脾胃升降失常，当调和脾胃，升降相宜，用药多选木香、枳壳、沉香、紫苏梗、厚朴、香橼、佛手等。但需注意的是，脾气主升，喜燥恶湿；胃气主降，喜润恶燥。因此，在治疗脾胃气机不畅时，慎用力大之破气、行气药，以防耗伤胃阴。

3. 病位在肺

肺主宣发、肃降。宣发即宣散发表、宣通肺气、宣通壅滞；肃降指清肃下降、降气化痰、降火肃肺。宣发和肃降既对立又统一，相互联系，互相依存。肺气的宣肃功能调节气机，使气道通畅、呼吸均匀，实现体内气体的交换，使五脏六腑、组织器官得到气血津液的濡养，同时防止水湿痰浊停留。若病位在肺，治疗时要注重宣散与肃降，以恢复肺脏气机升降平衡。由于肺为清虚之脏，治宜清轻之品，即吴鞠通所谓："治上焦如羽，非轻不举。"治疗时需根据外邪的寒热性质不同选用不同的药物：清宣、清降之品，如芦根、薄荷、蝉蜕、柴胡、枳壳、桔梗、前胡、桑白皮、枇杷叶、葶苈子等；温宣、温降之品，如麻黄、桂枝、荆芥、藿香、紫苏、半夏、杏仁、生姜、葱白、豆豉等。

（二）三焦部位

1. 轻宣上焦

《素问·五脏生成》曰："诸气者，皆属于肺。"肺主气，司呼吸，人体一身之气通过肺的宣发肃降来主持。肺气调畅，则其治节、朝百脉、通调水道等功能可正常发挥，使全身各脏腑气机通畅。因肺为娇脏，喜润恶燥，邓贵成主任遵循吴鞠通提出的"治上焦如羽，非轻不举"的原则，处方用药以轻清、宣散为主，多选用紫苏叶、芦根、薄荷、紫苏子、枳壳、桔梗、桑叶等调畅肺气之品，而少用行气力大，耗伤气阴之药。临床治疗肺痨及胸部恶性肿瘤患者时，在行气的同时不忘养肺，酌加清补之品，如太子参、沙参等。

2. 斡旋中焦

中焦脾胃既主升清降浊，又协调上下气机。在肝、肺、心、肾四脏之气的升降出入运转过程中，脾的作用是为之使役、协助，胃的作用是使之畅通无阻。若中焦脾胃升降失司，当升不升、当降不降，则清阳之气不能疏布，后天之精不能归脏，从而产生多种浊气、糟粕，阻滞中焦气机，出现呃逆、呕吐、腹泻、便秘等症。因此，邓贵成主任在临床辨治中焦脾胃病时，重视脾胃的升降功能，常用升清降浊之品，如荷叶、藿香、佩兰等。若中焦气机不畅源于脾，在运用行气药时加用少量健脾益气之品，以助脾之运化，开散中焦气郁，如太子参；若中焦气机失调，不通则痛，发为胃痛，气滞则血阻，治疗气滞型胃脘疼痛时，在行气药中加用活血化瘀之品，如香附、郁金、丹参等，往往事半功倍。另外，中焦脾胃属土，土润四方，因此在治疗脾胃湿阻气滞者，一味化湿行气易耗伤中焦气阴，需在行气的同时顾护后天之本，于辛散行气药中加用甘润之品。

3. 调畅下焦

下焦肝肾两脏中，肝主疏泄，其主要生理作用是调畅全身气机。忧思恼怒等情志刺激，均可使肝失条达，气机郁而不畅。此外，肝气郁结还可波及多个脏腑，导致功能失调，如肝郁则木不疏土，使脾运失健、胃气失和；肝郁化火，木火刑金，可引发咳逆、咯血等肺火诸症。临床常以疏肝解郁为法，常用药物如柴胡、川楝子、香附等。而肾脏病变多以寒凝气滞为主，单纯应用温热的补益药不足以解决其虚损兼气滞的状态，故常配伍行气药中的乌药等，以温补肾气，使寒凝得化、气郁得散。

（三）兼夹因素

"气为血之帅，血为气之母"，气行则血行，气滞则血瘀。因此，针对气滞证或气逆证兼夹血瘀时，邓贵成主任在方剂中常加入桃仁、红花、川芎、当归、郁金、醋延胡索、丹参等活血化瘀之品，使气行血行、血脉通利。湿性重浊黏腻，易阻滞气机，气运不畅则湿浊之邪更易黏滞不化，故气滞证中常兼夹湿邪为患，治疗时在理气的同时酌加化湿之品，使湿邪得解、气机畅达。如《内外伤辨惑论》中的厚朴温中汤，主治脾胃寒湿气滞证，方中选用厚朴、陈皮、木香等行气之品，同时加入草豆蔻、茯苓等燥湿、化湿、健脾、运脾之品，使寒湿得除、气机通畅。津液的运行依赖于气的升降出入运动，气机不和则津液可聚而为痰，痰浊阻滞又进一步影响气的运行。因此，气滞证或气逆证兼夹痰邪者，常配伍化痰类药物，如半夏、竹茹、贝母等。气机和畅通达有助于饮食的消化吸收，气机不畅则饮食停滞。若胃的受纳腐熟水谷功能及脾的运化水谷功能不足或失常，亦可引起中焦脾胃气机不畅，故理气剂中常配伍消食导滞之品以治疗兼夹饮食积滞者。肺为娇脏，最易受外邪侵袭，肺气壅滞因外邪客肺者，常配伍麻黄、桂枝、紫苏等宣肺解表药物以祛邪外出。临床病证中往往兼夹多种病理因素，治疗时不可拘于一方，当辨证论治，灵活调整用药。

（四）女性经期、妊娠及产后用药

女性由于其特殊的经、带、孕、产等生理活动，用药需根据不同时期的生理、病理特点进行调整，应用行气药物时尤当谨慎。月经病的治疗原则重在治本调经，其中疏肝为治本大法之一，其目的在于调畅气机；用药以行气开郁为主，佐以养血柔肝之品，使肝气得疏、气血通畅，则经病可愈；然而经期血室之门大开，不宜过用辛燥耗散之品，以免耗伤气血。妊娠期间，凡耗气、散气等品，均宜慎用或禁用，但若病情需要之时，亦可适当添加，如妊娠恶阻患者，可适当选用降气药物，使冲逆之阳明胃气得降，但需严格掌握剂量，并遵循"衰其大半而止"的原则，以免耗伤胎气。妇人产后具有多虚、多瘀的特点，治疗以大补气血、活血化瘀为主，大补气血时需防滞邪、助邪之弊，故在补益气血之剂中酌加行气之品，防止补益太过导致气血壅塞不通。理气药多辛燥伤津，使用时需注意配伍，切不可滥用，特别是阴分不足的患者，应选用理气不伤阴之品或适加滋润之品，以防病后化燥。

【结语】

在临床诊治各脏腑气机不利诸证时，应从调理气机入手，把握疾病的整体病机。用药以行气药为主，但需根据疾病的不同病位、兼夹因素及个体情况，合理选用行气药物，使机体气机通畅，诸证得愈。

论"痰气瘀"的关系及用药思路

痰浊、瘀血均是疾病过程中形成的病理产物。气的运动称为气机，气机失常，则形成气滞、气虚的状态，导致机体出现痰浊、瘀血等病理产物，痰浊、瘀血又反过来加重机体的气虚或气滞状态。邓贵成主任在临床诊治中，运用三者之间相互影响的关系，辨证论治，在诊治脑卒中、冠心病、老年病等疾病方面效果显著。现仅就个人体会总结如下。

一、痰、气、瘀三者的概念

（一）痰

痰包括"饮"，统称"痰饮"，泛指因脏腑功能失调（主要责之于肺、脾、肾三脏功能失调）或疾病过程中水液代谢障碍而产生的病理产物。这种病理产物一旦形成，可引起一系列独具特点的病证。因此，痰饮不仅指稽留在体内脏腑、组织、肌肉、经隧、脉络、关节内的无处不到、无形可见的病理产物，同时也指能引发某些特殊病证的致病因子。

（二）气

气是构成机体的基本物质，其在机体内的运行不息维持着人体的正常生命活动。当气机失于条畅，如当升者不得升、当降者不得降、当变化者不得变化时，气病由此产生。气的运动称为气机，人体之气是不断运动着的精微物质，流行全身，无处不到，从而激发和维持人体的各种生理活动。

（三）瘀

瘀，即瘀血，是指血液留积于人体某一部位，未能及时消散，从而丧失生理作用的病理产物。瘀血的形成或因气机运行不畅而血滞为瘀，或因六淫寒热、外伤致瘀。瘀血不仅影响局部器官组织的正常生理活动，还会阻碍气机运行，成为气病的重要致病因素之一。

二、气与痰饮、瘀血的关系

（一）气与痰饮

中医认为，气是化生万物的基础，气化是各脏腑功能正常运作的前提。气能生津，气能行津，津液的运行依赖于气的升降出入运动。若人体气机失调，津液可聚而为痰饮，痰饮阻滞又进一步影响气的正常运行。正气亏虚，脏腑功能失调，气化乏力，饮食水谷不能正常化生气血，而变化为痰；气机壅滞，精、血、津液布散不畅，聚而成痰；气机逆乱，精、血、津液不循常道，停滞成痰。

《素问·经脉别论》云："饮入于胃，游溢精气，上输于脾，脾气散精，上归于肺，通调水道，下输膀胱，水精四布，五经并行。"痰饮的形成主要责之于肺、脾、肾三脏功能失调。痰饮一旦形成，又反过来阻碍气机运行，具体表现为以下三个方面：①痰饮阻碍气行血液：气为血之帅，血液在体内的正常运行依赖于气的推动，气行则血行，气滞则血瘀。②痰饮阻滞气行津液：气能行津，津液失常形成痰饮，痰饮阻遏气机，进一步阻碍气行津液，影响脏腑气机，加重水液代谢障碍。此外，痰饮为阴邪，易伤人体阳气，导致脏腑阳虚，进一步加重水液代谢障碍。③痰饮影响脏腑气机功能：痰饮阻肺，肺失宣降，发为咳嗽、哮喘；痰饮阻胃，胃失和降，发为呕吐、噎膈；痰阻心脉，心气不能宣达，发为惊悸、失眠；痰饮上扰于脑，痰蒙清窍，神机失用，发为眩晕、头痛、中风等。

（二）气与瘀血

气为血之帅，气能生血、行血、摄血。凡是影响血液正常运行，导致血液运行不畅的各种因素，均可引起瘀血，如气虚致瘀、气滞致瘀。气血的正常运行维持着五脏六腑的生理功能：气不得血，则气无所依附；血不得气，则血不得流通。血气不和，百病丛生。气为血之帅，气行则血行。若气虚无力鼓动血液运行，则血行不畅，血流迟缓，运行涩滞，脉络瘀痹，从而形成血瘀；若气虚不能固摄血液运行于脉中，则成离经之血，导致血瘀；若气机运行不畅，不能推动血液运行，亦可导致血瘀。

瘀血形成之后，不仅影响血液运行、阻滞血脉，加重瘀血状态，还会阻碍脏腑之气的正常运行。临床表现如下：①局部瘀血：因跌仆损伤等原因造成的局部瘀血，可致受伤部位气机郁滞，出现青紫、肿胀、疼痛等症状。②瘀阻心脉：心气痹阻，不通则痛，发为胸痹、心痛、心悸；甚则扰乱心神，出现神识昏蒙、失眠多梦、癫狂。③瘀阻于肺：肺失宣肃，发为胸闷、气促、咳嗽。④瘀阻于肝：气机郁滞，血海不畅，发为胁痛不适、癥瘕肿块。⑤瘀阻胞宫：经期不行，发为痛经、闭经；瘀阻于脑。⑥壅阻清窍，可致猝然昏倒、不省人事，或痴呆言謇、半身不遂，或其人如狂、打人毁物、痴呆昏蒙。

此外，瘀血停滞日久，可导致脏腑机体功能失调。痰湿、瘀血等病理产物阻滞经络，气血不能充养，亦可加剧机体虚弱状态。

三、痰瘀相关

"痰瘀相关"理论源于中医学的"津血同源"理论。血和津液均由饮食水谷精微所化生，二者相互资生、相互转化。在生理上，津液可以转化为血；在病理上，则体现了痰饮和瘀血的某些相关性。津液停聚可成痰饮，痰饮可以导致血运不畅而成瘀；反之，"血不利则为水"，血运不畅也可成痰饮。痰饮与瘀血既是脏腑功能失调所形成的病理产物，又可成为致病因子，进一步导致脏腑功能失调。如呼吸道疾病多可见痰饮致瘀血：肺病初期为感受外邪，肺失宣降，津液代谢异常，痰浊内生；日久血瘀肺络，形成痰瘀阻络重症，表现为反复咳嗽、咳痰、胸闷气短，甚至咳血，舌紫暗或有瘀斑。心脏疾病多可见瘀血导致痰饮：初期心气不足，不能有效行血，气虚血瘀证表现为胸部闷痛、乏力，活动后症状加重，甚至压榨样疼痛，舌淡暗；日久"血不利则为水"，可见痰饮内阻，表现为水肿、悬饮、咳嗽、咳痰等。痰饮为阴邪，日久又可加重气虚、阳虚，导致瘀血加重，出现胸痛彻背、背痛彻心、疼痛剧烈、手足清冷至节等重症。

四、用药思路

（一）治痰先治气

津液的运行依赖于气的升降出入。气机失常，津液聚而为痰、为饮；痰浊阻滞又进一步影响气的运动，从而引发气病。因此，祛痰剂中常配伍理气药。庞安常曾说："善治痰者，不治痰而治气，气顺则一身津液亦随之顺矣。"朱丹溪也强调"治痰饮……不若以顺气为先"的原则。例如，二陈汤中以陈皮为君药，其辛香行气利气、苦温燥湿化痰，一助肺以宣利气机，二助脾以健运中焦、杜生痰之源，与半夏、茯苓等配伍，共奏理气化痰、燥湿和中之功。邓贵成主任治疗因痰生病者，以化痰为主方，伍以行气之品，如陈皮、木香、枳实、厚朴、香橼、佛手等。具体配伍如下：风痰与天南星相配；湿痰与苍术、白术、茯苓相伍；热痰与青黛、黄连、黄芩为伍；食积痰与神曲、山楂、麦芽同用。

《证治汇补·痰证》提出"脾为生痰之源，肺为贮痰之器"，而名医王节斋提出"痰之本，肾也"。故痰的生成主要责之于肺、脾、肾三脏功能失调。后有学者提出"五脏皆可生痰"，其中韩东印等人提出"肝亦为痰之源"。邓贵成主任认为，肝主疏泄，调理一身气机，痰饮的产生与肝脏的疏泄功能直接相关。若肝主疏泄不及，肝气郁结，气血津液运行受阻，聚而成痰；若肝气升发太过，气血津液逆乱，亦可聚而成痰。七情发病中，肝气郁结、气郁生痰是其主要病机之一。因此，邓贵成主任认为在治疗痰病时，除配伍行气之品外，亦重视调理肝脏功能，纠正七情之偏，多采用疏肝调气之法进行治疗。即使肺、脾、肾失调所致痰饮得化，也应佐以调肝之品，使气机通畅、气化有常、脏腑功能协调，则痰饮自除。

调气是痰病治疗的关键。痰病治气需根据临证气滞、气结、气逆、气虚、气陷等不同病机，分别采用行气、破气、顺降、补气、升提等治法。

（二）痰瘀并治

痰是津液不化的病理产物，瘀是血运不畅或离经之血着而不去的病理表现。痰性重浊黏滞，易阻气机；痰浊阻滞脉络，影响气血运行，血运不畅，因痰致瘀。若瘀血内停，气机失调，影响津液敷布代谢，则致痰浊内生，因瘀致痰，二者共成痰瘀交结之势。邓贵成主任赞同朱丹溪之"痰挟瘀血，遂成窠囊"之说，在临床诊治中注重痰瘀并治。胸痹的主要病机为心脉闭阻，可因气滞、血瘀、寒凝、痰湿导致心脉痹阻。其中，气滞痰瘀痹阻型的临床表现为心胸疼痛，如刺如绞，痛有定处，夜间尤甚，伴有胸闷、嗳气频频、胁肋窜痛、纳差，舌质暗红，苔白或黄，脉沉涩或弦细。宜痰瘀并治，以行气活血、通络化痰为法，方选血府逐瘀汤加减。邓贵成主任在原方的基础上常加制香附、降香、丹参、紫苏梗、全瓜蒌、三七粉等行气化痰祛瘀之品，疗效显著。

痰瘀并治的同时需重视兼证。痰与瘀既是病理产物，又互为致病因素。在心脑血管病痰瘀证的治疗中，应"治痰不忘治瘀，治瘀常须顾痰"。痰瘀并治，方能达到满意疗效。当然，临证时不能一概而论，需根据脉证，谨守病机，辨别痰瘀的主次及轻重程度结合患者的整体情况，或主治痰兼治瘀，或主治瘀兼治痰，或痰瘀同治，以切中病机，达到事半功倍的效果。

（三）气血同调

1. 行气化瘀

血不自行，依赖于气的推动。气行则血行，气滞则血壅，故活血化瘀剂中往往配伍行气药以助血行。如王清任的血府逐瘀汤，方中以桃仁、红花、川芎、当归等活血化瘀药为主，配伍柴胡、枳壳，辛香利气，调畅气机，使气行血行，以达祛除瘀血、通利血脉之效。《难经》云："气主煦之。"气为血帅，气行则血行。邓贵成主任临床在治疗气滞血瘀兼寒凝者时，常用辛温理气药如檀香、木香等，配伍既能行气又能活血的川芎、延胡索、郁金、姜黄等，使气行血运，相得益彰。

2. 益气化瘀

朱丹溪曰："气血冲和，万病不生，一有怫郁，诸病生焉。"中医理论认为，气与血是构成人体的两大基本物质，人体赖气血之温煦、濡润、滋养以维持生机。气以生血运血，血以养气载气，气无血则不生，血无气则不长。邓贵成主任临床推崇近代医学名家张锡纯《医学衷中参西录》中提出的"虚劳致瘀"论，认为"血虚而滞者，宜补之活之"。如治疗脑卒中后期偏瘫患者及重症肌无力者，邓贵成主任常选用清代王清任之补阳还五汤加减，重用补气药与少量活血药相伍，使气旺血行以治本，祛瘀通络以治标，标本兼顾；且补气而不壅滞，活血又不伤正；合而用之，则气旺、瘀消、络通，诸症向愈。

【结语】

临床病证往往多证相兼，特别是慢性疾病，在其发生和发展过程中常贯穿气血失调、痰瘀互结、痰气交阻等多种证型，错综复杂。疾病后期阶段，痰瘀病邪和气机紊乱并存，痰瘀病邪滞留体内，阻碍气机；气机不畅日久，痰瘀病邪再生，形成恶性循环，导致顽疾、怪病丛生。因此，邓贵成主任在临床中强调，临证要根据脉证，谨守病机，辨别痰瘀的主次及轻重程度，结合患者的整体情况，灵活运用痰气瘀辨证，以取得更好的疗效。

论五脏六腑皆令人咳

咳嗽是指因外感或内伤等因素导致肺失宣肃，以发出咳声或伴咯痰为临床特征的一种病证。咳嗽是内科中最为常见的病证之一，尤以寒冷地区发病率较高。中医药治疗咳嗽积累了丰富的治疗经验。《素问·咳论》指出："五脏六腑皆令人咳，非独肺也。"因五脏六腑之经脉皆上通于肺，肺居于上，"上焦开发，宣五谷味，熏肤、充身、泽毛"，故脏腑有病可互相传变，扰肺为咳。《素问·咳论》云："五脏各以其时受病，非其时，各传以与之……乘秋则肺先受邪，乘春则肝先受之，乘夏则心先受之，乘至阴则脾先受之，乘冬则肾先受之。"由此可见，五脏六腑功能失调，内邪干肺，均可引起肺失宣肃而致咳嗽；或肺失宣肃、咳嗽日久，亦可导致其他脏腑功能异常。

一、五脏咳

（一）肺咳

《素问·咳论》曰："肺咳之状，咳而喘息有音，甚则唾血。"肺属金，主气司呼吸，主宣发肃降。肺为娇脏，不耐寒热，外通口鼻，外应皮毛。肺咳可分为外感咳嗽和肺脏自病两类。风、寒、暑、湿、燥、火六淫，皆从皮毛口鼻而入，干于肺脏，导致肺气不利，出现外感咳嗽；邪气损伤肺络，可致咳血。肺脏自病，肺气不能宣降，而出现咳嗽；气不能摄血或火邪熏灼，肺络受损，导致咳血。临床上，外感咳嗽多见于感冒、气管炎、支气管炎等疾病。外感咳嗽多分为风寒、风热、风燥三种类型：风寒咳嗽，多用疏风散寒、宣肺止咳之法，如三拗汤；风热咳嗽，宜清热宣肺止咳，如桑菊饮、陈氏桑杏前胡汤；燥邪分为温燥和凉燥，外感凉燥，宜辛开润燥，如杏苏散，外感温燥，宜辛凉解表、润肺生津，如桑杏汤。肺脏自病致咳，可见于呼吸道久病、外感热病后或体质本虚，肺气阴不足，肺失濡养，宣降失常而出现咳嗽。如肺阴不足，肺失濡润，阴虚火旺，虚火上炎，灼津为痰，肺气不利，上逆作咳；肺气虚者，肃降无权，气不化津，津聚成痰，肺气不利，引起咳嗽。

（二）脾咳

《素问·咳论》曰："脾咳之状，咳则右胁下痛，阴阴引肩背，甚则不可以动，动则咳剧。"脾居中央，为肺金之母，乃后天之本，气血生化之源。肺气的宣发肃降功能依赖于脾胃对水谷精微的运化濡养。若脾胃亏虚，肺气失于濡养，则肺气亏虚，宣降失常，故而引发咳嗽。另外，脾与肺在水液代谢中关系密切，《素问·经脉别论》云："饮入于胃，游溢精气，上输于脾，脾气散精，上归于肺，通调水道，下输膀胱，水精四布，五经并行。"若脾胃亏虚，水液代谢失常，不能正常运化，则易生痰湿水饮，痰湿上聚于肺，致肺气不利，发为咳嗽，故有"脾为生痰之源，肺为贮痰之器"之说。咳嗽引起的肩背痛与经络循行有关，脾脉上膈夹咽，其支者复从胃别上膈，故脾咳时右胁下隐隐作痛，痛引肩背。临床中，慢性支气管炎、支气管哮喘、慢性阻塞性肺疾病（简称慢阻肺）等肺系疾病，日久可累及脾胃，导致脾胃亏虚，若夹有痰浊或日久化热，则可导致呼吸道疾病急性发作。临床治疗脾胃亏虚所致咳嗽，宜健脾化痰止咳，方如六君子丸。根据兼夹病机，可采用相应的治疗方法：若夹有中焦湿热，宜清化湿热，方如三仁汤、大柴胡汤等；夹有痰热者，宜清热化痰，方如黄连温胆汤、《千金》苇茎汤、小陷胸汤等；夹有瘀血者，宜活血化瘀，方如桂枝茯苓丸或加用丹参、生蒲黄、五灵脂、花蕊石、红花、郁金之品；夹有水饮者，宜温阳化饮，方如苓桂术甘汤、小半夏茯苓汤；夹有水停胸胁，宜泄肺利水，方如葶苈大枣泻肺汤。临床治疗应根据患者实际的病情，结合兼夹的病理因素及正邪盛衰情况，灵活运用扶正祛邪之法，祛除病理因素，综合考量选方用药。

（三）心咳

《素问·咳论》曰："心咳之状，咳则心痛，喉中介介如梗状，甚则咽肿喉痹。"又曰："五脏各以治时感于寒则受病，微则为咳，甚者为泄为痛……乘夏则心先受之。"心咳的发病与其治时所感受邪气密切相关，邪气侵袭手少阴心经，导致经络不通，从而以咳为主，心痛为辅。《灵枢·经脉》记载："心手少阴之脉，起于心中，出属心系，下膈，络小肠；其支者，从心系上挟咽，系目系；其直者，复从心系却上肺……"手少阴心经受邪，"是动则病，嗌干心痛，渴而欲饮，是为臂厥"。外感邪气导致手少阴心经经气不利，肺失宣肃，治疗应以治肺为主，兼以治心，常用疏散风寒、风热之品，并佐以通络或清热宁心之品。

内伤情志也可导致肺气不利。陈无择认为"喜伤心者，咳而喉中介介如肿状，甚则咽肿喉痹，名为心咳"，并提出"病者咳嗽，烦热自汗，咽干咯血，此因劳神伤心，并属不内外因"。焦心劳思，心火妄动，金被火囚，肺叶焦满，发为喘咳，此时治疗宜清火宁心，兼以治肺。另外，气血不足、心阳不振、痰阻心脉等导致血气异常，亦可引起肺的宣发和肃降功能失常而咳嗽；心血不足、心气亏损、心神不安可上逆为喘咳；心气不足导致肺气宣降失常，出现咳嗽并伴有心痛；气机不畅，则喉中有杂乱的感觉，堵塞不通。

由心脏功能失调引起肺气失调而导致的咳嗽，已成为临床常见病如病毒性心肌炎、克山病、肺心病、冠心病、心肌病、心功能不全等常见的症状，多由感染诱发。随着对疾病认识的不断深入，应根据患者的实际情况，对心、肺的标本虚实进行合理判断。治疗上先解肺表，后治心之本；或先以治心为主，兼以治肺；或是心肺标本同治。

（四）肝咳

《素问·咳论》云："肝咳之状，咳则两胁下痛，甚则不可以转，转则两胠下满。"肝失疏泄，肝火灼肺，肺气不利而上逆；两胁下为肝经所过之处，肝气不舒，肝气郁滞，故咳而两胁下痛；若经脉不通严重，则不能转侧。其病因多为木气怫郁，肝火时动，火盛刑金，发为咳；或肝经少血，肝气亏损，木燥火生，火盛刑金亦致咳；肝主升、肺主降，二者相互协调，若肝升太过或肺降不及，导致气火上逆均可致咳。临床中可见于急性上呼吸道感染、慢性咳嗽、感冒后咳嗽、支气管炎、肺结核等疾病。肝咳有多种表现形式，如干咳、无痰或少痰，刺激性咳嗽，咽痒咳等，且多伴有肝经症状，如口苦、两胁疼痛，症状常随情绪波动而加重。临床治疗中，若肝失疏泄，风邪袭肺，治以疏肝解郁、宣肺止咳，方选四逆散、逍遥散、桑菊饮、杏苏散加减；若患者平素情绪急躁，咳嗽因情绪而发，治以清泻肝火止咳，方以泻白散、黛蛤散、化肝煎加减；若肝阴血不足，肝气上逆犯肺而致咳，治以滋阴疏肝、润肺止咳，方选一贯煎、沙参麦冬汤加味治疗。肝咳的治疗应根据患者肺、肝的病机演变规律及具体病情，决定治肝、治肺的先后和主次，恢复肝木的条达之性及肺气的宣发肃降功能，使气机调和，则咳嗽自愈。

（五）肾咳

《素问·咳论》云："肾咳之状，咳则腰背相引而痛，甚则咳涎。"《灵枢·经脉》曰："肾足少阴之脉，起于小趾之下……贯脊，属肾络膀胱；其直者，从肾上贯肝膈，入肺中，循喉咙，挟舌本。"肾与肺经络相连，关系密切。肺司呼吸，肾主纳气，肾为气之根，肺为气之主，二者功能协调，则呼吸正常。腰为肾之府，故咳则腰痛；肾火不藏则五心烦热，涌泉为肾经井穴，故发热；阴火上炎，可见干咳，唾为肾之液，咸属肾，故咳涎且痰味带咸。肾咳多可见于慢性支气管炎、慢阻肺、肺结核、年老体弱或产后体虚之人外感后。临床上，若肾阴不足，肺失柔润，肺失肃降，气逆于上而致咳嗽，治疗宜金水相生，方选百合固金汤；若肾阴亏虚，虚火上炎，灼伤肺阴，肺失濡润，肺气不利而发为咳嗽，治疗宜滋阴降火，方选百合固金汤、秦艽鳖甲散；若劳伤过度，或久咳久喘耗伤肺肾元气，或因肾亏，气之化生不足，以致肺之主气、肾之纳气功能减弱，而见咳嗽，且往往伴有气急、喘息，治疗宜补肺纳肾，方选补肺汤加减；若年老体衰，呼吸道疾病长期发作，由肺及肾，命门火衰，气化不利，水湿内停为痰饮，上逆犯肺，治以滋补肺肾、温阳化饮，方选金水六君煎、肾气丸加减。临床中肾咳常兼夹火热、痰热、水饮等病理产物，治疗时应根据具体情况，随证加减。

二、六腑咳

（一）大肠咳

《素问·咳论》云："肺咳不已，则大肠受之，大肠咳状，咳而遗矢。"肺与大肠相表里，大肠传导功能正常有助于肺的肃降；反之，肺失宣降，大肠传导功能亦会受影响，从而出现大便性状的改变。慢性呼吸道疾病长期反复发作，久病气虚或素体内热的患者感受外邪而致咳，临床多见于慢性支气管炎、慢阻肺、肺心病、肺炎、支原体肺炎等疾病。根据临床病机不同，选用不同的治法和方剂。大肠咳常以赤石脂禹余粮汤为主方；若久咳耗气，大肠不能固摄，出现虚像而遗矢粪水，宜补益肺气，选用补肺饮；若肺热内盛日久，热邪下移大肠，导致大肠热盛而遗矢粪水，宜清泻肺热，选用清肺饮、泻白散加减治疗；若久咳肺阴不足，郁火内伏，下迫肠道，导致火热下迫阳明，宜清肺伏火，方选百花膏治疗。

（二）胃咳

《素问·咳论》言："脾咳不已，则胃受之，胃咳之状，咳而呕，呕甚则长虫出。"《灵枢·经脉》曰："肺手太阴之脉，起于中焦，下络大肠，还循胃口，上膈属肺。"肺司呼吸，禀气于胃，二者皆主降，若肺胃气机升降失常，肺气不降、胃气不和，则可致咳；脾与胃相表里，脾病久咳不已，胃受邪气，胃气不能和降而上逆，故咳而呕；若腹中有蛔虫，咳呕严重，呕甚则蛔虫随气上逆而出，故有长虫吐出。临床可见于老年人、儿童或体虚之人患呼吸道疾病，因咳嗽而出现呕吐症状。胃中素有痰饮或湿热，外邪袭肺，引动湿热、痰饮而致病。治疗上，若素体有痰饮，肺气不利，胃失和降，宜温化痰饮，方选小青龙汤、小半夏茯苓汤；若痰饮郁而化热，可加石膏；若胃肠积热，治以清热化痰，方选栀连二陈汤；若胃肠有湿热，宜清热化湿，方选甘露消毒丹。

（三）小肠咳

《素问·咳论》言："心咳不已，则小肠受之，小肠咳状，咳而失气，气与咳俱失。"心与小肠相表里，心咳不已，心火亢盛，可移热于小肠。久咳而虚，气失固摄，故咳嗽与失气并见。临床可见于素体有热或素体气虚之人感受外邪，导致肺与小肠气机不利。治疗上，若小肠经有热者，宜清肠除热，方选导赤各半汤、朱砂安神丸；若气虚者，宜益气止咳，方选人参平肺散。

（四）胆咳

《素问·咳论》曰："肝咳不已，则胆受之，胆咳之状，咳呕胆汁。"肝与胆相表里，肝咳不已，肝火亢盛，可致肝胆经实火或湿热。临床可见外感邪气内传，化热入里，或素有胆疾，湿热痰浊中阻，外邪引动导致伏热内生，胆气上逆，肺失宣降。胆咳多见于胆道合并呼吸道感染性疾病，或呼吸道疾病久咳。治疗宜清胆宁肺，方选黄芩加半夏生姜汤、泻青各半汤、柴胡饮子、加味逍遥散等。

（五）膀胱咳

《素问·咳论》曰："肾咳不已，则膀胱受之，膀胱咳状，咳而遗溺。"肾与膀胱相表里，肺、肾主通调水道，膀胱在肾阳的温煦作用下产生气化作用，管理尿液的排泄。肾之精气不足则肾咳不止，摄纳无权，影响膀胱功能。膀胱气化失司，失于固摄，故咳而遗尿。膀胱咳多见于呼吸道感染性疾病反复发作，或年老体弱而患呼吸道疾病者。治疗宜温阳固涩止咳，方选茯苓甘草汤、真武汤、肾气丸。若肺气不足，可选用生脉散合四君子汤培土生金；若肺肾阴精不足，方选知柏天地煎滋补肺肾；若真阴枯竭，可用人参固本丸、三才封髓丹滋阴固肾。

（六）三焦咳

《素问·咳论》曰："久咳不已，则三焦受之，三焦咳状，咳而腹满，不欲食饮，此皆聚于胃，关于肺，使人多涕唾而面浮肿气逆也。"三焦者，决渎之官，水道出焉，三焦司一身之气化，为水谷之道路，气之所终始也。临床可见于长期慢性咳嗽、肺结核、胸腔积液等疾病。久咳不已，肺气不利，影响气机及津液代谢，导致三焦气机不畅，津液停聚，聚于胃而上逆犯肺，故发为咳嗽；胃中气逆上行，则腹满不欲食；下焦肾气不固，故涕唾多而面目虚浮。治疗以祛痰理气、降逆止咳，方选钱氏异功散、香砂六君子汤。

【结语】

五脏六腑之咳属于内伤咳嗽范畴，其发病特点多为起病缓慢、病程迁延，属邪实正虚之证。其中邪实以痰阻、气郁为主，正虚则以肺气虚和肾阳虚为多见。在临床治疗时，应在顾护正气的基础上，着重祛除痰阻、疏通气郁，待痰浊得化、气机调畅，则咳嗽自止。六腑之咳多由五脏咳久治不愈传变而来，治疗宜以调理五脏为主，同时兼顾六腑的生理特性。对于临床常见的因外感诱发或加重的咳嗽者，治疗时应根据病因病机和证候特点，明辨标本缓急、虚实主次，方能做到辨证施治、精准治疗。

中医人才培养模式探讨

一、中医培养模式的历史与现状

中医学是我国传统医学，其历史源远流长，在几千年的医学传承和教育模式下培养出不少卓越的中医学人才。然而古代医学传承是以师承为主，有严格的门第之分，讲究衣钵传承，这种理念使得中医大师收徒条件严苛，并且只会在学徒中选择部分弟子倾囊相授。在这种点对点的培养模式下，虽然也曾培养出一部分能力出众的卓越中医，且成就斐然，名垂青史，但数量十分有限，中医的传承与发扬形成不了规模。随着当代社会政治、经济、文化的发展，中医药在世界医学领域的影响力也日益扩大；人们生活水平的提高、健康意识和需求的增强，国内外对中医人才的需求日益增加，与此同时对国家中医人才的培养也提出了新的标准和改革需求。

随着现代医学教育体系基础的奠定，中医药高等教育也随之发展壮大，在医学教育改革的浪潮中，中医人才培养模式的改革和发展也在不断探索、实践和优化。新中国成立后，特别是改革开放以后，中医高等院校教育不断发展壮大，为我国医疗卫生事业培养了一大批专业型人才。然而值得注意的是，尽管中医人才队伍不断发展壮大，但中医领域却鲜有重大成就和突破，中医专家和人才在自身研究领域缺乏显著的科研成果。这反映出目前我国虽然培养了大量的中医人才，但有成就的卓越中医人才数量仍然不足。邓贵成主任在多年的临床教学工作中，通过不断观察与总结，发现目前中医人才培养还存在以下问题：一是中医人才相对稀缺，尤其是掌握核心中医知识和丰富临床经验的中医大师数量稀少；二是中医科研成果相对较少，重大科研成就较为罕见；三是一部分中医高校毕业生放弃从事中医工作，转而选择其他职业，导致中医人才的流失。

二、中医培养模式探讨

以上问题均反映了目前我国中医人才培养模式存在一定的缺陷和不足，为了更好地培养中医人才，尤其是为卓越中医人才奠定良好的基础，邓贵成主任在几十年的工作生活中对培养中医人才有几点建议，汇总如下。

（一）读经典

中医经典著作是中医理论的渊源。回顾历代中医名家成才之路，可以发现，对中医经典著作的深入学习是绝大部分名医成才之本。传统的四大经典包括《黄帝内经》《难经》《神农本草经》和《伤寒杂病论》，这些经典不仅是中医基础理论的根基，也是临床实践的指导原则。邓贵成主任认为，读经典医籍除四大经典之外，还要学习不同流派学者的代表作。各个流派学者的代表作是其毕生精华，研读这些代表作可以扩展思路，如吴鞠通的《温病条辨》有粗有精，后世医家异议颇多，但从温病学源流看，它是温病学中较系统、实用又有较大影响力的著作。在中医发展过程中，各个时期以先贤的理论知识为基础，又形成了一些新见解、新经验，学习这些新见解、新经验有助于医者扩展眼界，扩充知识内容。所以，应强化经典著作的诵读，高等院校课程设置中应增加相应课时，增加经典与临床相结合的实践课。同时，在经典与临床之间架起一座桥梁，强调中医经典著作的学习与临床实践相结合，通过熟读经典，可以掌握中医药学的思维方式、理论体系、辨证论治方法，用以指导临床遣方用药，能准确把握中医药的学术特点和文化内涵，进而吸纳现代科学技术成果，丰富和发展中医药学。邓贵成主任常强调，读书应有先后顺序，中医书籍浩如烟海，应根据自己的阅读积累、专业及实际情况，在导师指导下选定精读与泛读的古典医籍书目，制定读书计划，防止浪费时间或陷入困惑。比如不能先读《温病条辨》后读《伤寒杂病论》，不能先读《脾胃论》后读《黄帝内经》，也不能先读《医学心悟》后读《冷庐医话》等。

（二）拜名师

中医学是一门经验医学，是中华民族五千多年智慧的结晶。在中医药的传承与发展中，师承教育是至关重要的组成部分，是中医药发展过程中的关键问题之一。在现代中医培养模式中，师承教育仍然起着重要的作用。名中医、老中医是中医学术造诣较深、临床水平较高的群体，是将中医理论、先贤经验与当今临床实践相结合的典范，是中医药知识的重要载体和瑰宝。在学习现代医疗知识的同时，应该加强对名老中医医学经验的总结和学习。在拜访名师的过程中，不仅能树立牢固的中医思维方式，还有助于提高创新能力。邓贵成主任认为，拜访名师是正确的选择，叶天士就先后拜访了很多名师，在他后来取得的成就中，名师的指导作用是不可否认的。跟随多个导师可以掌握多学科知识和经验，不拘泥于某一个流派，但在学习过程中，应先将学到的知识完全掌握融合变成自己的以后再去寻访更多的名师，避免不同学术观点之间的相互干扰。邓贵成主任要求，在跟随他学习期间，学生应严格按照他的思路学习，待考核出师后再去拜其他老师，运用其他思路，防止越学越糊涂。邓贵成主任希望当代有志中医青年们能以继承为前提，以创新为目的，在继承中将中医药发扬光大。

（三）多临床

邓贵成主任认为，中医人才的培养关键在于实践，"早临床，多临床，反复临床"是中医临床型人才的核心。在古代以师承为主的中医人才培养模式下，学生的知识结构和认知能力存在一定局限性，难以适应大规模的人才培养需求。而以院校教育为主的高等中医教育虽然实现了中医人才培养规模化、标准化，但因缺乏师承环节，学生在临床实践中的感悟和将中医理论熟练运用到临床实践中的能力比较欠缺，造成临床型中医人才的匮乏。因此，应该将院校教育与师承体系相结合，设置以临床为特色的定向培养模式，专门招收定向培养的学生。学生在进入高校的同时，即可进入医院，采取一边学习中医理论、一边跟临床导师出门诊的培养方式；学习一段时间后，可以双向选择更换导师，做到"早临床，多临床，反复临床"，使学生更加密切全面地与临床接触，这对培养高层次的中医临床型人才十分有利。另外，邓贵成主任强调，在临床医生培养过程中，应该中西医结合，取长补短，融会中西医之长。中医不仅仅是保健，在临床实践过程中，既要发挥中医治疗重症、疑难病症的优势，也要充分利用中西医各自的长处，中西医结合要做到实事求是，客观评价各自的疗效，实现优势互补。

（四）多感悟

中医基础理论是建立在中国古代哲学理论的基础之上，包括中医对人体结构的认识、对疾病的认识、对治疗原则的认识等，这决定了中医和中国古代传统文化紧密相连，二者不可拆分。因此，在学习中医药知识的同时也要提高悟性。古人常说读万卷书不如行万里路，行万里路不如名师指路，名师指路不如自己开悟。这种感悟能力的培养不仅在于老师的正确引导，更在于学生在不断地学习与积累中慢慢体会，感知这种博大精深的文化和理论。这就要求我们在日常学习中应做到摒弃常规习见的约束，摆脱逻辑思维的枷锁，但要做到这点，就必须有足够的知识积累。

在学习中，多临床、多实践增加自己的临床见闻；同时，要多阅读中医相关书籍及最新的研究资料，在阅读和临床实践中养成多角度思考已形成结论的原因。当中医药知识积累到一定水平，灵感会经常光顾有准备的头脑，悟性也会随之大大提高。另外，中医的思维方式与自然科学及社会科学的发展有密切的联系，广泛涉猎这些领域的知识有助于扩大自身的知识面，确立中医思维，激发中医悟性。高校教育负责机构要加大师资力量，充分利用学校师资力量，鼓励学生开展学术研究，如创办学术性期刊等，使学生在学习中提高中医悟性，提高理论知识水平、实践动手能力和综合素质。

【结语】

中医药学术源远流长，中医药宝库博大精深。发展中医药事业一方面需要大量的具有丰富临床经验与能力的创新型人才；另一方面需要将传统师承教育的精髓融入中医院校教育中来，将中医药的传统国粹继承并发扬光大。邓贵成主任认为，要成为优秀的中医人才需具备以下几项特征：笃信中医，立业明确；师承亲授，科班学习；熟读经典，博览群书；精思善悟，勇于创新。随着社会的发展，国家及相关机构正在大力扶持中医药事业，展望21世纪，古老的中医学必将以其返璞归真的自然取向和天人合一的整体观念焕发出新的活力，而传统的中医特色人才也必将在新世纪为人类健康作出新的贡献。

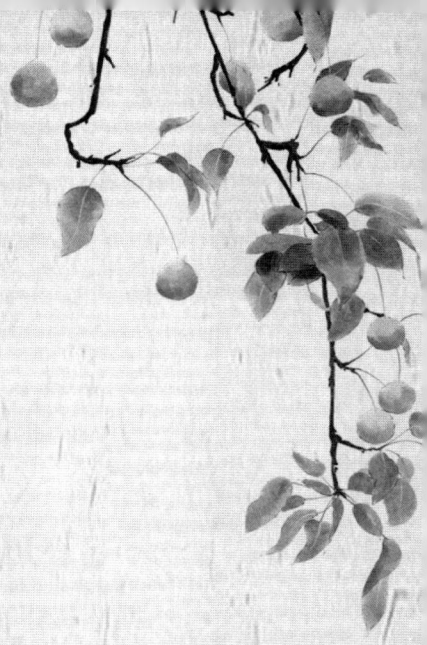

下篇

【杏林医案】

内　科

第一节　肺系病证

一、感冒

基本信息：李某，男，58岁，2015年8月7日就诊。

主诉：恶寒、发热伴恶心2天。

现病史：患者自诉2天前夜间饮酒后着凉出现恶寒、发热，测体温38.4℃，恶心呕吐2次，次日腹泻1次。查血常规：白细胞计数12.3×10^9/L，中性粒细胞百分比84%。患者口服感冒清热颗粒症状未缓解，遂前来就诊。症见：微恶风寒，发热（体温37.8℃），无咳嗽、咳痰、鼻塞、流涕等不适，腹痛，恶心，食欲不振，胃脘堵闷，大便稀溏，每日2次。舌淡红，苔白略腻，脉浮。查体未见明显异常。

诊断：感冒 – 暑湿内蕴，寒邪束表证。

方药：

藿香 10g	茯苓 12g	厚朴 10g	法半夏 10g
酒白芍 12g	木香 10g	紫苏梗 12g	焦神曲 30g
焦麦芽 30g	鸡内金 15g	竹茹 12g	生姜 10g
黄连 6g	枳壳 12g	荷叶 10g	大腹皮 10g
车前子 10g	乌药 10g	砂仁 6g	紫苏叶 6g
香附 10g	陈皮 10g	芦根 20g	

7 剂，水煎服，日 2 次。

患者家属告知，患者口服药物 2 剂后，症状缓解，腹痛、恶心好转；3 天后诸症完全缓解；口服中药 4 剂后，症状完全解除遂停药。

按：夏季感冒可分为暑热感冒和暑湿感冒。暑热感冒是因酷热之邪侵袭所致，其特征是热象突出。暑热之邪侵袭肺卫，热蒸肌表，兼耗伤津气，所以出现发热、微恶风寒、汗出热不退、心烦、口渴、苔黄、脉浮大而数等症状。暑湿感冒则多见于夏季贪凉饮冷，风寒郁遏，疏泄受阻，病位在肌表与中焦脾胃，所以症状表现为外则发热不扬、头身困重；内则困阻脾胃，可见恶心、胸脘痞闷、腹痛、大便稀溏；若暑湿犯肺，肺气不清，还可出现咳嗽痰黏、鼻流浊涕等症状。治疗应以解表化湿、理气和中为主，方选藿香正气散加减。

☯ 医案二

基本信息：张某，女，52 岁，2015 年 1 月 12 日就诊。

主诉：咽痛伴流涕 1 周。

现病史：患者自诉 1 周前受凉后出现恶寒，头痛，鼻塞，流涕，无发热、咳嗽、咳痰等不适，口服感冒清热颗粒、银黄颗粒、金花清感颗粒后症状未缓解，遂前来就诊。症见：咽痛，头痛，鼻塞，流涕，偶有咳嗽，口干，胃脘不适，食欲不振，大便略干不畅，2 日 1 次。舌红，苔白略腻，脉浮略数。既往有慢性萎缩性胃炎、高血压病史。查体未见明显异常。

诊断：感冒 – 风热犯表证。

方药：

金银花 15g	连翘 12g	桑叶 12g	菊花 12g
黄芩 10g	板蓝根 15g	牛蒡子 6g	杏仁 10g
藿香 10g	荷叶 10g	紫苏梗 10g	枳壳 12g
厚朴 10g	麦冬 15g	焦神曲 15g	焦麦芽 15g
竹茹 12g	芦根 20g	瓜蒌 30g	火麻仁 15g
郁李仁 15g	焦槟榔 10g		

7 剂，水煎服，日 2 次。

患者口服中药 7 剂后，头痛、咽痛、流涕、大便不畅症状缓解，继续调理慢性萎缩性胃炎。

按：冬季因患者体质不同，感受外邪后可表现为风寒或风热证型。该患者初期感受寒邪，表现为风寒外感的症状，选用药物治疗后效果不佳，日久郁而化热，转为头痛、咽痛、口干等风热表证。患者既往有萎缩性胃炎病史，治疗应选用疏风清热兼和胃的药物。因此，在选用银翘散的同时，加用和胃降气的药物。

♌ 医案三

基本信息：丘某，女，76 岁，2015 年 7 月 6 日就诊。

主诉：发热、头痛 10 天。

现病史：患者自诉 10 天前着凉后出现发热，体温 37.4℃，恶寒，头痛，鼻塞，流涕，无咳嗽、咳痰等不适，口服感冒清热颗粒 2 袋（每日 3 次）后，头痛、发热症状缓解，近 2 日头痛、发热症状反复，遂前来就诊。症见：发热，体温 37.8℃，咽痛，头痛，鼻塞，流涕，咳嗽，口干，胃脘胀满，食欲不振，大便略干不畅，3 日 1 次，无咳痰、咳血、胸痛等不适。舌红，苔白略腻，脉浮略数。既往史：支气管扩张、慢性萎缩性胃炎、高血压、冠心病。查体：双下肺可见湿啰音。辅助检查：白细胞计数 $11.5×10^9$/L，中性粒细胞百分比 80%；胸片示双下肺纹理增粗紊乱，可见卷发状纹理影。

诊断：感冒 – 暑湿外感证。

方药：

金银花 15g	连翘 12g	紫苏子 10g	川贝母 8g
蜜桑白皮 12g	蜜枇杷叶 12g	杏仁 10g	莱菔子 12g
麦冬 15g	竹茹 12g	瓜蒌 30g	薄荷 6g
前胡 10g	紫苏叶 3g	板蓝根 15g	牛蒡子 6g
茯苓 12g	藿香 10g	陈皮 10g	焦神曲 15g
焦麦芽 15g	鸡内金 12g		

7 剂，水煎服，日 2 次。

患者口服中药 7 剂后，发热、头痛、咽痛症状消失，鼻塞、流涕、咳嗽、大便不畅症状缓解。仍以前方化裁，去板蓝根、牛蒡子、金银花、连翘，紫苏叶改为 10g，加生姜 3g。7 剂，水煎服，日 2 次。服用此次中药 7 剂后，外感症状已经解除，后续治疗以慢性萎缩性胃炎、支气管扩张为主。

按：患者为老年女性，平素患有慢性呼吸道、胃肠道病史，夏季风热外感，出现发热、头痛、鼻塞、流涕、咽喉不适症状，患者有支气管扩张病史，需要防止外感引起咳血，暑季多夹有湿邪，且患者既往有胃部疾患，治疗应疏风清热解表，兼以化痰润肺、升清降浊。待咽喉及表证减轻后，再进行适当化裁。

二、咳嗽

医案一

基本信息：张某，女，18 岁，2015 年 7 月 3 日就诊。

主诉：间断性咳嗽、咳痰 10 天。

现病史：患者自诉 10 天前着凉后出现咽痛，鼻塞，流涕，咳嗽，咳痰，口服感冒清热颗粒后，鼻塞、流涕症状缓解，咳嗽、咳痰、咽痛症状缓解不明显，遂前来就诊。症见：咳嗽，咳痰，痰白黏量多，咽痛，口干，大便不畅，2 日 1 次，小便正常。舌边尖红，苔薄白，脉浮。既往月经量少。

诊断：咳嗽 – 风热犯肺证。

方药：

金银花 15g	连翘 12g	桑叶 12g	菊花 12g
蜜桑白皮 12g	蜜枇杷叶 12g	前胡 10g	薄荷 6g
炒苦杏仁 10g	川贝母 6g	芦根 20g	橘络 6g
黄芩 10g	桔梗 10g	麦冬 15g	板蓝根 10g

7 剂，水煎服，日 2 次。

患者口服中药后，症状均好转，遂继续调理月经。

按：患者外感风热导致肺失宣降，出现咳嗽、咽喉不利，治疗以疏散风热、宣肺利咽为主，选用银翘散合桑菊饮加减。

⑨ 医案二

基本信息：王某，女，52 岁，2017 年 12 月 28 日就诊。

主诉：间断性咳嗽伴发热 1 天。

现病史：患者自诉 1 天前着凉后出现咳嗽，发热，遂前来就诊。症见：咳痰，咳痰量少，色黄白，容易咯出，伴有低热，体温 37.6℃，出汗，恶风，鼻塞，流涕，大便不畅，小便可。舌淡，苔薄白，脉浮缓。既往史：高脂血症、慢性胃炎、子宫肌瘤伴贫血。

诊断：咳嗽 – 太阳中风证。

方药：

桂枝 10g	白芍 10g	生姜 10g	炙甘草 10g
大枣 10g	黄芩 12g	瓜蒌皮 15g	

5 剂，水煎服，日 2 次。

门诊时患者告知，2 剂药后咳嗽症状缓解，5 剂后症状消失。

按：患者平素体质偏弱，外感寒邪，出现咳嗽、咳痰症状，遵《伤寒论》"太阳病，发热，汗出，恶风，脉缓者，名为中风"，治疗采用桂枝汤加味，应手而愈。

⑨ 医案三

基本信息：张某，女，37 岁，2015 年 7 月 10 日就诊。

主诉：间断性咳嗽、咳痰半年。

现病史：患者自诉半年前着凉后出现发热，体温 38.9℃，恶寒，咳嗽，咳痰，色黄，质黏，不易出，无喘憋等不适，于哈尔滨某医院查胸片示右下肺炎，诊断为细菌性肺炎，给予抗生素、止咳、化痰治疗，治疗 10 天后，发热、咳痰症状好转出院，仍有咳嗽，遇凉热及刺激气味均可导致阵咳，无痰，反复发作，就诊于多家医院，多采用顺尔宁治疗，效果不佳，遂来京就诊。症见：阵发性咳嗽，每日发作数次，每次大约 1 分钟，无痰，口干，容易口腔溃疡，胃脘怕冷，大便通畅，小便正常。舌尖红，苔白，寸脉略浮数。既往史：脂肪肝、湿疹、慢性胃炎。

诊断：咳嗽–风寒犯肺，内有郁热证。

方药：

金银花 15g	连翘 12g	桑叶 12g	菊花 12g
蜜桑白皮 12g	蜜枇杷叶 12g	前胡 10g	薄荷 6g
陈皮 10g	炒苦杏仁 10g	生姜 10g	芦根 30g
紫苏叶 10g	桔梗 10g	防风 6g	

7 剂，颗粒剂，水冲服，日 2 次。

2015 年 7 月 17 日二诊：阵发性咳嗽症状及发作次数明显减轻，近日与人争吵后口腔溃疡发作，疼痛剧烈。舌脉同前。继用前法治疗，前方去掉薄荷、芦根，加用白茅根 30g。7 剂，颗粒剂，水冲服，日 2 次。

2015 年 7 月 24 日三诊：咳嗽近几日未发作，口腔溃疡症状好转，胃脘隐痛不适、胀满。舌脉同前。继用前法治疗。

方药：

金银花 15g	连翘 12g	桑叶 12g	菊花 12g
蜜桑皮 12g	蜜枇杷叶 12g	陈皮 10g	炒苦杏仁 10g
生姜 10g	白茅根 30g	紫苏梗 10g	桔梗 10g
防风 6g	姜厚朴 10g	枳壳 10g	

14 剂，颗粒剂，水冲服，日 2 次。

按：患者感受外邪，导致邪热郁闭于内，肺气不利而干咳，治疗以开宣肺气、透达郁热，方选银翘散合桑菊饮加减，方中辛温解表药生姜、紫苏叶、防风适当加量，采用辛温、辛凉并用来恢复肺的宣降功能，这些药物均有芳香透达的功效，来达到疏风解表、透达郁热的目的。患者口腔溃疡明显，考虑热邪郁闭于内，故选用金银花、连翘来清热解毒，加入清血分药物白茅根。外感邪气缓解后，胃脘不适，治疗以疏散风热、宣降肺气为主，另外酌加肺胃同治的药物如陈皮、紫苏梗以和胃。

☯ 医案四

基本信息：赵某，女，5 岁，体重 19kg，2018 年 1 月 4 日就诊。

主诉：间断性发热伴咳嗽 2 天。

现病史：患者自诉 2 天前于幼儿园上学后出现发热，体温 38.9℃，微恶寒，鼻塞，流涕，咳嗽，有痰不会咳，无喘憋等不适，自行服用布洛芬等退热药，6 小时后发热反复，夜间于北京某医院就诊，查血常规（未见报告），考虑病毒性感冒，建议口服奥司他韦，家人因惧怕药物不良反应，遂前来就诊。症见：发热，体温 39.6℃，咳嗽剧烈，夜间不能入睡，伴有呕吐现象，鼻塞，流涕，咽红痛，食欲尚可，大便正常。舌红，苔白，脉浮数。

诊断：风温肺热病 - 风热犯肺证。

方药：

| 生麻黄 6g | 杏仁 10g | 生石膏 30g | 炙甘草 5g |
| 桔梗 10g | 板蓝根 10g | 生姜 5g | 小红枣 3 枚 |

2 剂，水煎服，日 3 次，每次 30 毫升。

2018 年 1 月 6 日二诊：家属诉患者口服 1 剂药后热退，目前仅留轻微咳嗽、鼻塞、流涕，咽不红。舌脉同前。

方药：

| 炙麻黄 5g | 杏仁 8g | 炙甘草 6g |

2 剂，水煎服，日 3 次，每次 30 毫升。

2 日后患者家属欣然来告，患者症状已经痊愈。

按：患者因感受寒邪，表寒闭肺，出现发热重、鼻流清涕症状。由于肺气不利、胃气不降，常伴见咳嗽、呕吐等症。治疗的根本在于解决风寒闭肺，采用麻杏石甘汤治疗，服药后发热症状减轻，仍见咳嗽、鼻塞等症，遂采用三拗汤治疗，诸症减轻。

9 医案五

基本信息：王某，男，80 岁，2014 年 11 月 21 日就诊。

主诉：间断性咳嗽、咳痰 2 周。

现病史：患者 2 周前着凉后出现发热，体温 38.2℃，咳嗽，咳痰，痰色黄、质黏、不易咳出，偶有喘憋，于北京某医院查胸片未见明显异常，血常规示白细胞计数 $11.8 \times 10^9/L$，中性粒细胞百分比 81%，诊断为支气管炎，给予抗炎、止咳、化痰治疗，7 天后发热症状好转，咳嗽、咳痰明显，活动后气喘，自行服用感冒清热颗粒、银黄颗粒后症状未缓解，遂来门诊就诊。症见：咳嗽时作，偶有低热，体温 37.4℃，咯白痰，痰量多，痰出不畅，口干口苦，纳差，失眠，大便 2 日 1 次。舌红，苔黄腻，脉略浮、弦结。既往史：肾囊肿、冠心病、心房颤动、心功能不全。

诊断：咳嗽 – 风热犯肺证。

方药：

金银花 15g	连翘 12g	桑叶 12g	菊花 12g
蜜桑白皮 12g	蜜枇杷叶 12g	前胡 10g	陈皮 10g
黄芩 10g	川贝母 8g	炒苦杏仁 10g	薄荷 6g
焦神曲 15g	焦麦芽 15g	醋鸡内金 15g	茯苓 12g
法半夏 10g	生薏苡仁 15g	炒冬瓜子 15g	牡丹皮 12g
百合 12g	炒紫苏子 10g	炒莱菔子 12g	竹茹 12g

7 剂，颗粒剂，水冲服，日 2 次。

2014 年 11 月 28 日二诊：咳嗽时作，咯白痰，痰出较前痛快，口干口苦，纳差，大便每日 1 次。舌红，苔黄腻，脉弦结。前方去牡丹皮、百合。7 剂，颗粒剂，水冲服，日 2 次。

2014 年 12 月 5 日三诊：偶有轻微咳嗽，无痰，口干口苦，大便通畅，每日 1 次，食欲不振。舌红，苔薄白，脉弦结。调整方药如下：

金银花 10g	连翘 10g	桑叶 10g	菊花 10g
蜜桑白皮 12g	蜜枇杷叶 12g	前胡 10g	陈皮 10g
黄芩 6g	川贝母 8g	炒苦杏仁 10g	焦神曲 15g

焦麦芽 15g   醋鸡内金 15g   炒紫苏子 10g   炒莱菔子 12g

竹茹 12g

7 剂，颗粒剂，水冲服，日 2 次。

2014 年 12 月 12 日四诊：咳嗽症状消失，前来治疗心脏疾病。

按：患者老年男性，感受外感邪气，风热犯肺，肺气不利出现咳嗽、发热症状，经过西医治疗后，余邪未清，仍可见咳嗽、咳痰、低热，采用疏散风热、清热化痰降气法治疗，仿银翘散、桑菊饮、三子养亲汤、《千金》苇茎汤方，经过治疗后症状好转，减少清热化痰药物，以清热、宣肺化痰治疗收尾。

☯ 医案六

基本信息：刘某，女，53 岁，2015 年 4 月 8 日就诊。

主诉：间断性咳嗽 2 个月。

现病史：2 个月前患者进食冷食及着凉后出现咳嗽，咳痰，痰色白、质稀、易咯出，胃胀，嗳气，食欲不振，无发热、恶寒、鼻塞、流涕等不适，于北京某医院查胸片及血常规结果均未见明显异常。自行服用苏黄止咳胶囊，咳嗽症状好转，间断发作。近 1 周因情绪波动，可见咳嗽，咳痰，痰量少、不易咯出，胁肋胀痛，咽中不适，胃脘胀闷不适，大便不畅偏软，每日 1 次，小便正常，夜间多梦。舌淡，苔薄白，脉弦滑。既往史：肾囊肿、肝囊肿、高血压、高脂血症、糖尿病。

诊断：咳嗽 - 肝郁犯肺证。

方药：

北柴胡 10g   白芍 10g   枳壳 10g   炙甘草 6g

蜜桑白皮 10g   蜜枇杷叶 10g   桔梗 10g   郁金 10g

陈皮 10g   茯苓 10g   紫苏梗 10g   焦神曲 15g

焦麦芽 15g   厚朴 10g   法半夏 10g   醋香附 10g

7 剂，颗粒剂，水冲服，日 2 次。

2015 年 4 月 15 日二诊：咳嗽、胃胀、大便不畅、咽中不适感减轻，夜间睡眠差，食欲不振。舌脉同前。前方加用石菖蒲 10g、远志 10g、合欢皮 10g。

7 剂，颗粒剂，水冲服，日 2 次。10 月份患者因腹泻来就诊，询问其半年前咳嗽治疗情况，告知咳嗽经治疗后痊愈。

按：《黄帝内经》认为"五脏六腑皆令人咳，非独肺也"。肝在生理上主疏泄，调畅气机，为人体气机的枢纽；肺主气，司呼吸，主宣发肃降。病理上，肺金病变，易受木气反侮，慢性、反复性肺病患者，尤其如此；肝失条达，一身气机升降乖乱，肺失肃降。患者贪凉饮冷后出现咳嗽、咳痰，自行采用温肺止咳药物治疗后好转，后因情绪波动又诱发疾病，出现咳嗽加重。肝气郁结导致肺失宣降，出现咳嗽、胁肋胀痛；肝肺功能异常，气不能布津，导致咽喉不利、咽中痰黏；肝郁犯胃，胃气不畅，出现胃脘胀满不适。采用疏肝解郁、宣肺止咳化痰法治疗，方用四逆散、半夏厚朴汤，治疗后症状好转；仍有夜眠差，遂酌加化痰理气和胃之品。

9 医案七

基本信息：陈某，女，48 岁，2015 年 9 月 12 日就诊。

主诉：咳嗽、咳痰 3 天。

现病史：患者自诉着凉后出现咳嗽，咳痰，痰量少、不易咯出，无恶寒、鼻塞、流涕等不适，自行服用蛇胆川贝液后症状缓解不明显，遂来门诊就诊。症见：咳嗽，干咳少痰，口干，无流涕，无咽痛，纳可，大便偏干难解，3 日1 次，胸闷气短，偶有恶心。舌淡红，苔白中部有剥脱，脉浮略数。

诊断：咳嗽 – 风热犯肺夹有阴伤证。

方药：

金银花 15g	连翘 12g	桑叶 10g	菊花 10g
桑白皮 10g	蜜枇杷叶 10g	前胡 10g	桔梗 10g
炒苦杏仁 10g	焦神曲 15g	焦麦芽 15g	川贝母 8g
陈皮 10g	北沙参 30g	麦冬 15g	石斛 15g
炒紫苏子 10g	竹茹 10g	生姜 5g	

7 剂，颗粒剂，水冲服，日 2 次。

2015 年 9 月 17 日二诊：咳嗽、口干症状好转，大便较前通畅，继用前方7 剂治疗。

按：患者平素阴虚，外感风热，风热犯肺，导致咳嗽、干咳少痰；阴液不足，导致口干、大便干；肺气郁闭，出现胸闷气短；胃阴不足，胃气不降，可见恶心。治疗宜疏散风热，佐以养阴，经治疗后症状缓解。

☯ 医案八

基本信息：闫某，女，20 岁，2015 年 9 月 5 日就诊。

主诉：胸闷、咳嗽 2 周。

现病史：患者自诉 2 周前进食麻辣火锅后出现胃脘胀闷、隐痛，胸闷，咳嗽，咳痰，痰色黄清稀，无发热、腹泻等不适，自行服用铝碳酸镁片后症状缓解。近 1 周患者咳嗽明显，夜间加重，口干口苦，清晨咽中痰黏色黄，胃中灼热，遂前来就诊。症见：胸闷，咳嗽，干咳少痰，夜间明显加重，清晨可见痰黄，口干口苦，无流涕，无咽痛，食欲不振，烦躁易急，大便偏干，2 日 1 次，偶有恶心。舌淡红，苔薄黄，脉弦略数。平日素有痛经，月经有血块，末次月经为 2015 年 8 月 8 日，5 天净。

诊断：咳嗽 – 痰热中阻，肺胃不和证。

方药：

北柴胡 10g	当归 10g	白芍 10g	陈皮 10g
竹茹 10g	浙贝母 10g	紫苏梗 10g	益母草 10g
川牛膝 10g	焦神曲 15g	焦麦芽 15g	鸡内金 10g
瓜蒌 30g	黄连 6g	吴茱萸 3g	砂仁 5g

7 剂，颗粒剂，水冲服，日 2 次。

2015 年 9 月 12 日二诊：胸闷、咳嗽、大便干症状减轻，经期腹痛不明显，血块不多，口干口苦。舌脉同前。调整方药如下：

北柴胡 10g	当归 10g	白芍 10g	陈皮 10g
竹茹 10g	浙贝母 10g	紫苏梗 10g	茯苓 10g
香附 10g	焦神曲 15g	焦麦芽 15g	鸡内金 10g
瓜蒌 30g	黄连 6g	吴茱萸 3g	砂仁 5g
姜厚朴 10	法半夏 10g	枳壳 10g	郁金 10g

7 剂，颗粒剂，水冲服，日 2 次。

2015年9月17日三诊：胸闷、咳嗽、大便干症状消失，口干口苦、食欲好转。舌脉同前。前方去黄连、吴茱萸、浙贝母，加牡丹皮、生地黄。14剂，颗粒剂，水冲服，日2次。

按： 从西医学角度考虑，本例患者可能有胃食管反流病导致的咽喉反流疾病，以抑酸、保护胃黏膜、胃动力药物治疗。中医认为患者平素情绪急躁，脾胃虚，饮食不节，胃气更伤，胃气不降，肺气不利导致咳嗽、咳痰；脾胃代谢水谷异常，可出现痰饮、水湿、痰热等病理因素，更加重肺胃不和，出现咳黄痰、食欲不振、恶心、便干；肝失疏泄，影响月经可见月经不调。治疗应以疏肝健脾、理气化痰和胃为主，辅以调节月经；月经过后，加重理气、降胃、解郁力度。治疗女性患者的非月经疾病时，要顾及患者生理周期，防止用药过程中影响正常月经，使患者生理周期紊乱。

❾ 医案九

基本信息： 王某，男，85岁，2016年12月2日就诊。

主诉： 咳嗽、咳痰伴胸闷2周。

现病史： 患者自诉2周前着凉后导致咳嗽，咳痰，痰色黄、质黏、不易咯出，胸闷，喘憋，无发热、心慌、胸痛、咳血等不适，于北京某医院查血常规示白细胞计数$12.3×10^9$/L、中性粒细胞百分比84%，胸片示肺纹理增粗，诊断为支气管炎，给予莫西沙星治疗后症状缓解不明显，食欲不振，偶有恶心。近1周患者咳嗽明显，咳痰，痰色黄质黏、不易咯出，胸闷，喘憋遂前来就诊。症见：咳痰，痰色黄质黏、不易咯出，胸闷，喘憋，食欲不振，大便偏干，每日1次，下肢略肿。舌淡红，苔薄黄，脉弦略数。既往史：心脏瓣膜置换手术后、糖尿病、冠心病、下肢动脉硬化、高血压、高脂血症。

诊断： 咳嗽 – 痰热犯肺，气阴不足证。

方药：

金银花15g	连翘15g	橘络10g	茯苓20g
桑白皮15g	蜜枇杷叶15g	太子参15g	生黄芪15g
炒苦杏仁10g	焦神曲15g	焦麦芽15g	川贝母8g
柏子仁15g	远志10g	麦冬15g	石斛15g

炒冬瓜子 15g　　　冬瓜皮 15g

7 剂，颗粒剂，水冲服，日 2 次。

2016 年 12 月 9 日二诊：咳嗽、咳痰、痰黄质黏较前好转，容易咳出。舌脉同前。前方加北沙参 15g、陈皮 10g、生薏苡仁 15g。7 剂，颗粒剂，水冲服，日 2 次。

2016 年 12 月 16 日三诊：咳嗽、咳痰、痰黄质黏较前好转，容易咳出，下肢肿好转。舌脉同前。调整方药如下：

金银花 15g	连翘 15g	橘络 10g	茯苓 20g
桑白皮 15g	蜜枇杷叶 15g	太子参 15g	麦冬 15g
炒苦杏仁 10g	焦神曲 15g	焦麦芽 15g	川贝母 8g
柏子仁 15g	远志 10g	百合 12g	石斛 15g
炒冬瓜子 15g	陈皮 10g	冬瓜皮 15g	生薏苡仁 15g
生黄芪 20g	北沙参 30g		

7 剂，颗粒剂，水冲服，日 2 次。

2016 年 12 月 23 日四诊：咳痰、下肢肿症状消失，偶有咳嗽，胸闷心慌，食欲不振，大便不畅，略干，夜眠差，下午下肢略肿。舌淡红，苔薄白，脉沉弦略数。调整方药如下：

太子参 25g	北沙参 30g	麦冬 15g	茯苓 10g
石斛 15g	远志 15g	石菖蒲 15g	山药 15g
当归 10g	焦神曲 15g	焦麦芽 15g	酸枣仁 15g
炒冬瓜子 15g	陈皮 10g	冬瓜皮 30g	丹参 15g
生黄芪 20g	百合 30g		

7 剂，颗粒剂，水冲服，日 2 次。

2016 年 12 月 29 日五诊：咳嗽、咳痰症状完全消失，偶有胸闷心慌，继以益气养阴法治疗心脏疾病，继用前方。

按：患者为高龄男性，既往曾行心脏瓣膜置换手术，气阴两伤，外感邪气经过治疗后，症状好转，余热未清，心气不足，出现下肢略肿、喘憋，治疗应该在清热化痰的同时，给予益气养阴、化痰利水，缓缓图之，不宜重用破气逐痰之品，防止邪气未除，正气先伤，导致心气不足而恶化。二诊时，正气来复，肺气宣降功能恢复，咳痰易出，遂加重益气养阴的力量。三诊时，心气渐足，水肿略减。四诊时，咳嗽、咳痰症状基本消失，治疗以益气养阴、养心安神为主，佐以活血化痰，以保心气，防止发生心血管意外。

三、哮喘

⑨ 医案一

基本信息：李某，男，46 岁，2015 年 6 月 8 日就诊。

主诉：咳喘反复发作 19 年，喘憋加重 1 个月。

现病史：患者 19 年前无明显诱因出现咳嗽，咯痰，痰色白质黏、不易咯出，喘憋，就诊于北京某医院，诊断为支气管炎，经抗炎、解痉平喘治疗后症状缓解。19 年间，每因季节变化或受凉后出现咳嗽、喘憋症状加重，经抗炎及解痉平喘治疗后症状可缓解。1 个月前受凉后出现咳嗽，咯痰，痰色白质黏、不易咯出，喘憋，活动后加重，自服抗炎及解痉平喘药物治疗症状未缓解，遂来门诊就诊。症见：咳嗽，咯痰，痰色白质黏、不易咯出，气喘，可平卧，活动后加重，胸闷气短，心悸，食纳可，大便干，需用麻仁润肠丸 1 丸辅助排便，3 日 1 次，尿量少、色黄，夜寐可。舌红，苔黄腻，脉弦滑结。查体：胸廓桶状，双肺叩诊呈过清音，双肺听诊满布哮鸣音，偶可闻及细湿啰音；心界叩诊不大，心率 145 次 / 分，心律绝对不齐，余未见明显异常。急诊查血生化：钾（K）4.6mmol/L，钠（Na）138mmol/L。血气分析：酸碱度（pH）7.414，二氧化碳分压（PCO_2）35.0mmHg，氧分压（PO_2）76mmHg，氧饱和度（SO_2）95%。心电图：快速心房纤颤。X 线检查：慢性支气管炎肺气肿，右上陈旧性结核灶，右侧少量胸腔积液。

诊断：喘证 – 痰热闭肺证。

方药：

金银花 15g	连翘 12g	桑叶 10g	菊花 10g
桑白皮 15g	蜜枇杷叶 15g	前胡 10g	桔梗 10g
炒苦杏仁 10g	焦神曲 15g	焦麦芽 15g	川贝母 8g
瓜蒌 30g	枳壳 10g	竹茹 10g	陈皮 10g
莱菔子 15g	葶苈子 15g		

7 剂，颗粒剂，水冲服，日 2 次。

同时建议患者住院治疗，患者拒绝，要求使用中药治疗。

2015 年 6 月 15 日二诊：患者诉咳喘减轻，痰多容易咯出，痰色黄，大便较前通畅，气喘好转，胸闷气短，心悸，食纳可，尿量少、色黄，夜寐可。舌红，苔黄腻，脉弦滑结。前方去金银花、连翘、桑叶、菊花、枳壳，加用生薏仁 15g、冬瓜子 15g、橘络 10g、厚朴 10g、枳实 10g、茯苓 15g。7 剂，颗粒剂，水冲服，日 2 次。

2015 年 6 月 22 日三诊：患者诉咳喘、胸闷减轻，无痰，大便每日 1 次，气短，心悸，口干，口渴，食纳可，小便量少，色黄，夜寐可。舌红，苔薄白，脉弦滑结。查体见胸廓桶状，双肺叩诊呈过清音，双肺偶可闻及细湿啰音；心界叩诊不大，心率 112 次 / 分，心律绝对不齐，余未见明显异。继用化痰平喘、益气养阴为法治疗。调整方药如下：

桑白皮 15g	蜜枇杷叶 15g	麦冬 15g	桔梗 10g
炒苦杏仁 10g	焦神曲 15g	焦麦芽 15g	北沙参 15g
瓜蒌 30g	茯苓 15g	竹茹 10g	陈皮 10g
橘络 10g	枳实 10g	葶苈子 15g	厚朴 10g
川贝母 5g			

7 剂，颗粒剂，水冲服，日 2 次。

2015 年 6 月 29 日四诊：患者诉诸症缓解，偶有心慌、气短、乏力。舌红，苔薄白，脉弦滑结。查体见胸廓桶状，双肺叩诊呈过清音，双肺偶可闻及细湿啰音、心界叩诊不大，心率 88 次 / 分，心律绝对不齐，余未见明显异常。查胸片示慢性支气管炎肺气肿，右上陈旧性结核灶。继用益气养阴，佐以平喘法治疗。调整方药如下：

太子参 15g	北沙参 15g	麦冬 15g	桔梗 10g
炒苦杏仁 10g	焦神曲 15g	焦麦芽 15g	石斛 15g
瓜蒌 30g	茯苓 15g	竹茹 10g	陈皮 10g
枳实 10g	酸枣仁 15g	厚朴 10g	柏子仁 15g
橘络 10g	丹参 10g		

7 剂，颗粒剂，水冲服，日 2 次。

按：患者素有喘疾，感受外邪后出现咳嗽、咳痰、喘息症状；风热闭肺，肺气不利导致咳痰不畅；肺与大肠相表里，肺失宣降，腑气不通，可见大便不畅。治疗以疏风宣肺、化痰平喘佐以通腑为主，经过治疗后，咳痰易出，加重化痰平喘药物的使用。三诊时，患者咳嗽、咳痰症状减轻，乏力、气短、心悸等气阴不足的症状明显，在化痰平喘的同时，佐以益气养阴之法。经过治疗后，患者咳喘症状消失，仍有心肺气阴不足，治疗以益气养阴、强心固肺，佐以平喘为法。这就是根据患者的实际情况，采用急则治标，缓则治本的治疗原则。

❾ 医案二

基本信息：刘某，女，70 岁，2015 年 1 月 5 日就诊。

主诉：咳痰反复发作 1 年，加重伴喘憋 30 天。

现病史：患者 1 年前无明显诱因出现咳嗽，咳痰，痰色白质黏、不易咯出，喘憋明显，于北京某医院就诊，诊断为慢性阻塞性肺疾病合并感染、支气管哮喘、2 型呼吸衰竭，用抗炎、解痉平喘药物治疗后好转。1 年间咳痰反复发作，此次患者因受凉后出现咳嗽，咳痰，痰色白质黏、不易咳出，无发热恶寒、鼻塞流涕，胸痛，急诊查胸片示慢性支气管炎、肺气肿，诊断为慢性支气管炎合并感染，用抗炎、解痉平喘药物治疗 10 天，症状缓解，来中医门诊继续治疗。症见：咳嗽，咳痰，痰色白质稀、易咳出，喘憋明显，无发热及恶寒，纳食呆滞，口干口渴喜饮，大便 2～3 日 1 次，小便调，无尿频、尿急、尿涩痛，眠可，无夜间憋醒。舌淡红，苔薄白，脉滑。既往史：高血压、胆结石、食道裂孔疝。查体：双肺听诊呼吸音粗，可闻及哮鸣音及湿啰音；心界叩诊不大，心率 70 次 / 分，心律齐，各瓣膜未闻及病理性杂音。辅助检查：血常规提示白细胞计数 $9.0×10^9$/L，中性粒细胞百分比 72.6%，淋巴细胞百分比 19.8%，血红蛋白 129g/L，血小板计数 $349×10^9$/L；血气分析提示 pH 7.432，PCO_2 40.4mmHg，PO_2 71mmHg，SO_2 94%；心电图提示窦性心律，正常心电图；X 线检查提示慢性支气管炎、肺气肿。

诊断：喘证 – 痰湿犯肺证。

方药：

陈皮 10g	茯苓 10g	法半夏 10g	桔梗 10g
杏仁 10g	橘络 10g	前胡 10g	紫苏子 10g
厚朴 10g	焦神曲 15g	焦麦芽 15g	川贝母 8g

| 瓜蒌 30g | 生姜 10g | 竹茹 10g | 莱菔子 15g |

冬瓜子 15g

7 剂，颗粒剂，水冲服，日 2 次。

2015 年 1 月 12 日二诊：咳嗽，咳痰，痰少、易咳出，大便通畅，2 日 1 次，喘憋缓解，食欲不振。舌脉同前。于前方基础上加砂仁 6g。14 剂，颗粒剂，水冲服，日 2 次。

2015 年 1 月 19 日三诊：咳嗽、咳痰、喘憋明显减轻，可见乏力、口干、食欲不振、腹胀，大便每日 1 次。舌淡红，苔薄白，脉滑。治疗以益气健脾化痰为法。

方药：

陈皮 10g	茯苓 10g	法半夏 10g	桔梗 10g
杏仁 10g	橘络 10g	太子参 15g	北沙参 15g
厚朴 10g	焦神曲 15g	焦麦芽 15g	川贝母 8g
瓜蒌 30g	竹茹 10g	鸡内金 15g	冬瓜子 15g

14 剂，颗粒剂，水冲服，日 2 次。

按：患者年龄较大，平素体质偏虚，素有喘疾，外感寒邪后素痰引动，导致肺失宣降、肺气不利，出现咳嗽、咳痰、喘憋症状，治疗以化痰为主。脾为生痰之源，肺为贮痰之器，脾胃亏虚，津液不能正化疏布于肺，而成痰液，治疗后期在化痰的基础上，要重视健脾化痰。

❾ 医案三

基本信息：闫某，女，72 岁，2015 年 4 月 15 日就诊。

主诉：咳嗽、咳痰反复发作 40 年，喘憋加重 1 周。

现病史：患者于 40 年前无明显诱因出现咳嗽，咳痰，痰少质黏、不易咳出。2014 年 6 月 17 日患者因咳嗽、咳痰就诊于北京大学人民医院，诊断为慢性支气管炎、肺心病、2 型呼吸衰竭，用抗炎、止咳化痰药物治疗后症状减轻。1 周前患者无明显诱因出现喘憋，运动后加重，咳嗽，咳痰，痰量少、色白质黏、不易咳出，无发热，胸痛，自用丙酸倍氯米松、沙美特罗卡松气雾剂喷雾治疗，症状略缓解，前来我院门诊就诊。症见：喘憋阵作，活动后加重，伴咳嗽，咳痰量少、色白质黏、不易咳出，下肢肿，午后明显，食欲不振，口干，口渴，夜眠差，大便略干，每日 1 次，无发热恶寒，无胸痛，无头痛头晕，小便调，无尿频、尿急、尿涩痛，无夜间憋醒。舌淡红，苔黄腻干，脉滑数。既往史：左侧卵巢囊肿。查体：胸廓对称呈桶状，双肺听诊呼吸音粗，双下肺可闻及细小湿啰音；心界叩诊不大，心率 62 次 / 分，心律齐，各瓣膜未闻及病理性杂音，余未见明显异常。辅助检查：生化提示 K 3.9mmol/L，Na 138mmol/L，钙（Ca）1.22mmol/L；血气分析提示 pH 7.392，PCO_2 43.9mmHg，PO_2 71mmHg，SO_2 94%；心电图提示窦性心律，边缘心电图；肺功能提示一秒用力呼气容积（FEV_1）48.1%，一秒率（FEV_1/FVC）73.4%；超声心动图提示肺动脉高压。

诊断： 喘证 – 痰热阻肺，气阴不足证。

方药：

北沙参 30g	太子参 30g	麦冬 15g	石斛 15g
桔梗 10g	杏仁 10g	陈皮 10g	茯苓 10g
厚朴 10g	法半夏 10g	焦神曲 15g	焦麦芽 15g
川贝母 8g	瓜蒌 30g	橘络 10g	竹茹 10g
桑白皮 10g	黄连 10g	蜜枇杷叶 10g	冬瓜子 15g

7 剂，颗粒剂，水冲服，日 2 次。

2015 年 4 月 22 日二诊：喘憋、口干口渴减轻，咳嗽，咳痰，痰多，痰易咳出，大便通畅，每日 1 次，乏力，食欲不振，双下肢肿，夜眠差。舌淡红，苔薄黄腻，脉滑数。前方加鸡内金 15g、石菖蒲 10g、郁金 10g、当归 10g、山药 10g。7 剂，颗粒剂，水冲服，日 2 次。

2015 年 4 月 29 日三诊：口干口渴消失，喘憋明显减轻，咳嗽，咳痰，痰少色白、易咳出，食欲好转，大便通畅，每日 1 次，乏力，双下肢肿，夜眠差。舌淡红，苔薄黄腻，脉滑数。继用前方化裁治疗。

方药：

北沙参 30g	太子参 30g	麦冬 15g	石斛 15g
桔梗 10g	杏仁 10g	陈皮 10g	茯苓 10g
厚朴 10g	法半夏 10g	焦神曲 15g	焦麦芽 15g
川贝母 8g	酸枣仁 15g	橘络 10g	竹茹 10g
桑白皮 10g	柏子仁 15g	蜜枇杷叶 10g	冬瓜皮 15g

冬瓜子 15g　　　鸡内金 15g　　　石菖蒲 10g　　　郁金 10g

当归 10g　　　山药 15g

14 剂，颗粒剂，水冲服，日 2 次。

2015 年 5 月 11 日四诊：喘憋明显减轻，咳嗽、咳痰、乏力、食欲好转，大便通畅，每日 1 次，双下肢肿较前减轻，夜眠略好转。舌淡红，苔薄白，脉滑数。前方去桔梗、杏仁、冬瓜子、桑白皮、枇杷叶，加丹参 10g。14 剂，颗粒剂，水冲服，日 2 次。

按：喘证治疗应首分虚实，实喘治肺，通过祛除寒痰、热痰、气郁等病理产物，而达宣肺利气之效；虚喘以补肺、脾、肾为主。本例患者发病时虚实并见，虚以肺脾气阴亏虚为主，实以痰热阻肺、肺气壅滞为主。患者年高，治疗应虚实并治，以益气健脾养阴、清热化痰宣肺为法。患者咳嗽、咳痰症状缓解后，气阴不足为本，且因久病，心气受累，故在化痰益气养阴的同时，佐以养心活血开窍治疗。

第二节　心系病证

一、心悸

🌀 医案一

基本信息：康某，女，79 岁，2016 年 8 月 12 日就诊。

主诉：心悸 3 个月。

现病史：患者 3 个月前因与家属生气后，出现心悸、心慌、胸闷憋气、口干、大便干结等症状，心率自测常在 100 次 / 分左右，活动时则 120 次 / 分。患者于北京某医院行心电图检查，提示窦性心动过速；超声心动图检查示心内结构正常。予患者服用酒石酸美托洛尔 25mg 治疗，药后心率下降至 80～90 次 / 分，但心悸症状缓解不明显，遂来求治。症见：心悸气短、胸闷，活动后加重，乏力，便干，口干，睡眠欠安，汗多。舌暗红，苔薄黄，脉细数略弦。既往史：甲状腺功能亢进症，左甲状腺素钠片控制良好。查体：

血压 110/75mmHg，神清，精神可，双肺未闻及干湿啰音，心律齐，未闻及病理性杂音，肝脾未触及，下肢不肿。心电图：窦性心动过速。

诊断： 心悸 – 气阴不足，夹有血瘀证。

方药：

黄芪 30g	太子参 30g	茯神 15g	炒白术 10g
炒枣仁 20g	柏子仁 15g	制远志 10g	砂仁 6g
百合 12g	合欢皮 12g	焦神曲 15g	焦麦芽 15g
醋鸡内金 12g	石斛 15g	当归 10g	麦冬 15g
炙甘草 6g	陈皮 10g	酒女贞子 12g	醋五味子 10g

7 剂，颗粒剂，水冲服，日 2 次。

2016 年 8 月 19 日二诊：服前方后，患者心悸、气短、乏力好转，大便通畅，夜眠差，汗出减轻，胃胀，嗳气，偶有反酸，后背偶有活动后疼痛。舌质红，苔薄黄，脉细数。查体：心率 74 次 / 分，余未见明显异常。立法同前。

方药：

生黄芪 30g	太子参 30g	麦冬 15g	五味子 10g
丹参 30g	川芎 15g	香附 10g	香橼 10g
佛手 10g	牡丹皮 15g	赤芍 15g	

14 剂，颗粒剂，水冲服，日 2 次。

2016 年 9 月 2 日三诊：服前方后，患者心悸、气短、乏力消失，大便通畅，夜眠差，胃胀、嗳气、汗出减轻，后背活动后疼痛症状消除。舌质红，苔薄黄，脉细数。查体：心率 72 次 / 分，余未见明显异常。立法同前，继用第 1 次方加减。

方药：

太子参 30g	麦冬 15g	茯神 15g	炒白术 10g
炒枣仁 20g	柏子仁 15g	制远志 10g	砂仁 6g
百合 12g	合欢皮 12g	焦神曲 15g	焦麦芽 15g
醋鸡内金 12g	石斛 15g	当归 10g	琥珀 10g
炙甘草 6g	陈皮 10g		

14 剂，颗粒剂，水冲服，日 2 次。

按： 心悸多因气血阴阳亏虚，心失所养，或痰饮瘀血阻滞，心脉不畅，引起以心中悸动不安的一种病证。本例患者，年龄偏大，本身气血阴阳亏虚，初起因为情绪不佳，气机不畅诱发心悸，经过治疗后症状略好转，但是虚实夹杂证均现，虚重于实，虚证以气阴亏虚为主，实证以瘀血为主。虚证表现为心悸气短，胸闷，活动后加重，乏力等，治疗以益气养阴活血、养心安神定悸为主。二诊时，患者后背部疼痛加重，考虑为气虚血瘀重症，不排除发生真心痛的可能，治疗在益气养阴生脉的同时，重用活血化瘀药物，经过治疗后症状缓解。三诊时，患者疼痛消失，继以益气养阴、养心安神活血为法治疗，诸症平稳，心悸得缓。

❾ 医案二

基本信息： 杨某，女，66 岁，2016 年 5 月 13 日就诊。

主诉： 心悸、胸闷痛 1 个月。

现病史： 患者 1 个月前与人争吵后，出现心悸、乏力、胸闷、偶有胸痛、口干、口苦等症状，心率自述常在 60 次 / 分左右，心悸时可以到 110 次 / 分。心电图检查：房性期前收缩，窦性心动过速。超声心动图检查：二尖瓣、三尖瓣少许回流。动态心电图检查：频发房性期前收缩（早搏）。冠状动脉 CT 检查：前降支狭窄 45%。予稳心颗粒口服后，症状缓解不明显，遂来求治。症见：心悸气短，胸闷，偶有活动后心前区闷痛，乏力，睡眠欠安，汗多，胃胀，嗳气，偶有反酸，头晕，焦虑，容易紧张出汗。舌质红，苔薄黄，脉细弦。既往史：高血压、冠心病、糖尿病、萎缩性胃炎、胃食管反流病。查体：血压 120/60mmHg，神清，精神可，双肺未闻及干湿啰音，心律齐，未闻及病理性杂音，肝脾未触及，下肢不肿。心电图：窦性心动过速。

诊断： 心悸 – 肝脾失和，气阴不足，心脉失养证。

方药：

北柴胡 10g	当归 10g	白芍 12g	茯苓 12g
炒白术 10g	制远志 10g	柏子仁 15g	炒枣仁 20g
百合 12g	合欢皮 12g	焦神曲 15g	焦麦芽 15g
醋鸡内金 12g	麦冬 15g	石斛 15g	北沙参 20g
山药 15g	莲子肉 15g	珍珠母 30g	生龙齿 20g

太子参 20g	黄芪 20g	炙甘草 6g	地骨皮 12g
大枣 15g	浮小麦 30g		

7剂，颗粒剂，水冲服，日2次。

2016年5月20日二诊：服前方后，患者心情较前明显好转，心悸、气短、乏力略有好转，本周未见胸痛、出汗发作，口干口苦，胃胀，嗳气，偶有反酸。舌质红，苔薄黄，脉细弦。立法同前，前方去地骨皮、大枣、浮小麦，加陈皮 10g、枳壳 10g。14剂，颗粒剂，水冲服，日2次。

2016年6月10日三诊：服上方后，患者心情较前开朗，心悸、气短、乏力、口干口苦明显好转，仍有活动后乏力，胃胀，嗳气，偶有反酸。舌质红，苔薄白，脉细沉。以益气健脾、养心定悸为法治疗。

方药：

太子参 20g	黄芪 20g	北沙参 30g	麦冬 15g
石斛 15g	制远志 10g	柏子仁 15g	炒枣仁 20g
百合 12g	合欢皮 12g	山药 15g	莲子肉 15g
炙甘草 6g	陈皮 10g	枳壳 10g	郁金 10g
焦神曲 15g	焦麦芽 15g	醋鸡内金 12g	

14剂，颗粒剂，水冲服，日2次。

2016年6月24日四诊：服上方后，患者无明显不适。舌质红，苔薄白，脉细沉。继以前法治疗，方药同前。

按：心悸病位主要在心，但其发病也可与肝功能失调相关。肝主疏泄，为人体气机的枢纽，气能行血，肝气郁滞，气滞血瘀，致使心脉不畅，心神受扰，都可引发心悸。本例患者年高体弱，素体亏虚，加之肝失疏泄，气机瘀滞，出现心中悸动不安、焦虑、容易紧张出汗，肝木克土可见胃胀、反酸，气阴不足可见乏力、汗多、活动后胸闷，此为虚实夹杂之象，治疗宜疏肝解郁、益气养阴、安神定悸。经过疏肝解郁治疗后，肝气郁结解除，本虚之气阴不足表现明显，治疗宜益气养阴安神，经过治疗后症状缓解。本病为本虚标实证，其本为气阴不足，其标是气滞，治疗应根据实际情况，采用治标、治本或标本同治之法。

⑨ 医案三

基本信息： 张某，男，72岁，2016年4月8日就诊。

主诉： 心悸、头晕半年。

现病史： 患者半年前行冠状动脉支架术后，出现心悸、乏力、头晕，活动后心率常在120次/分左右，服用酒石酸美托洛尔25mg后控制心率在70次/分，但活动后心率明显增加，3个月前便血1次，量多，于北京某医院诊断为下消化道出血。曾多次行心电图检查，结果提示窦性心动过速伴室性早搏，偶有二联律，下壁ST-T改变。超声心动图结果提示二尖瓣可见反流，收缩功能减低，射血分数46%。血常规结果提示血红蛋白92g/L。服用西药效果不佳，遂来求治。症见：心悸，头晕，睡眠欠安，乏力，容易受惊吓，口干，下肢略肿，大便干硬，3日1次，需用开塞露辅助，食欲不振，胃脘堵闷。舌暗红，苔薄白，右脉弦数大重按无力，左脉沉细。既往史：高血压、冠心病支架植入术（PCI）术后、高脂血症，服用阿司匹林肠溶片、硝苯地平、酒石酸美托洛尔、硫酸氢氯吡格雷、辛伐他汀药物治疗。查体：血压130/60mmHg，神清，精神可，双肺未闻及干湿啰音，心律不齐，肝脾未触及，下肢肿。

诊断： 心悸－气血亏虚，心脉失养证。

方药：

生黄芪20g	北沙参15g	麦冬15g	五味子10g
当归15g	党参15g	茯神10g	远志10g
酸枣仁15g	柏子仁15g	龙眼肉15g	木香6g
白芍10g	白术10g	山药15g	郁金10g
女贞子15g	焦神曲15g	旱莲草15g	焦麦芽15g
枸杞子15g	厚朴5g	鸡内金10g	

7剂，水煎服，日2次。

2016年4月15日二诊：服上方后，患者心悸、头晕、乏力好转，食欲略有好转，容易受惊吓，口干，下肢略肿，大便干硬，3日1次。舌暗红，苔薄白，右脉弦数大重按无力，左脉沉细。在前方基础上，调整黄芪为30g、北沙参30g、党参30g，加石斛15g。7剂，水煎服，日2次。

2016年4月22日三诊：服上方后，患者心悸、头晕、乏力明显好转，胃胀消失，食欲、口干好转，比以前饭量增加1倍，下肢略肿，大便质软成形，2日1次，已经不需要开塞露辅助。舌暗红，苔薄白，右脉弦数大重按无力，左脉沉细。上方加熟地黄15g。14剂，水煎服，日2次。

2016年5月6日四诊：服上方后，患者心悸、头晕、乏力明显好转，惊恐症状消失，食欲、口干好转，比以前饭量增加1倍，下肢不肿，大便质软成形，每日1次。舌暗红，苔薄白，右脉弦数，左脉沉细。继用前方治疗。14剂，水煎服，日2次。后续连续抄方2次。

2016年6月17日五诊：服上方后，诸症缓解，偶有口苦。舌暗红，苔薄白，右脉弦数，左脉沉细。查血常规示血红蛋白112g/L。嘱继续服用上方14剂后可停药。

按：患者为老年男性，因年老体弱，气阴亏虚，肾阴不足，加之手术、服药后出血，元气未复，气阴不足，故出现心悸、头晕、乏力、口干、便干等不适症状。患者既往有出血病史，且长期服用药物，易致血不循经，再次出血。治疗应以益气养血、安神定悸为主，同时配合凉血滋阴补肾之法，选用二至丸等药物，以达到填精补肾、凉血生血之效。此法既可填精生血、滋阴润燥，又可佐制补气药物之温燥，防止动血之弊。经过此法治疗3个月后，患者气血得复，心脉得养，症状缓解，血色素水平上升。本例患者虽气血阴阳俱虚，但未见瘀血、痰饮等标实证候，病损脏腑主要涉及心、肾，病机相对单一，因治疗及时得当，疾病最终痊愈。老年患者多属久病多病，治疗应以养治结合为主，用药宜缓图其效，不可过于峻猛，以免引发变证。

⚊ 医案四

基本信息：高某，男，52岁，2016年10月9日就诊。

主诉：心悸、头晕2周。

现病史：患者2周前饮酒后，出现心悸、胸闷、偶有胸痛、口苦、口黏、大便不爽等症状，心率自测常在100次/分左右。心电图检查，结果提示窦性心动过速；超声心动图检查（-）；甲状腺功能（-），遂来求治。症见：心悸，胸闷，头晕，睡眠欠安，汗多，胃胀，嗳气，反酸，面红，大便黏腻不畅。舌暗红，苔中根黄厚腻，脉弦数。既往史：高血压、冠心病、高脂血症。查体：血压 140/80mmHg，神清，精神可，双肺未闻及干湿啰音，心律齐，未闻及病理性杂音，肝脾未触及，下肢不肿。

诊断： 心悸－痰热内蕴，火热扰心证。

方药：

瓜蒌 30g	薤白 10g	枳实 10g	茯苓 12g
黄连 10g	竹茹 10g	陈皮 10g	法半夏 9g
姜厚朴 10g	天麻 10g	钩藤 10g	石决明 30g
黄芩 10g	石菖蒲 10g	郁金 10g	胆南星 10g
莱菔子 15g	焦神曲 15g	焦麦芽 15g	鸡内金 10g

7 剂，水煎服，日 2 次。

2016 年 10 月 16 日二诊：服前方后，患者心悸、头晕略有好转，颜面红减轻，大便每日 2 次，无腹泻、腹痛不适，余症状同前。舌暗红，苔中根黄厚腻，脉弦数。立法同前，前方去薤白，加用合欢皮 10g、藿香 10g、茵陈 20g、白豆蔻 5g。7 剂，水煎服，日 2 次。

2016 年 10 月 23 日三诊：服上方后，患者眩晕、心悸、口黏、口苦较前好转，颜面不红，胃胀，嗳气，偶有反酸，大便成形，每日 2 次。舌暗红，苔中根黄腻，脉弦数。继用前法，上方加用牡丹皮 10g、栀子 10g 。7 剂，水煎服，日 2 次。

2016 年 10 月 30 日四诊：服上方后，患者心悸、眩晕、口苦、口黏较前明显好转，大便成形，每日 2 次，夜眠好转。舌质红，苔腻较前变薄，脉弦。查体：血压 120/70mmHg，心率 80 次 / 分左右。继以前法治疗，方药同前。14 剂，水煎服，日 2 次。

2016 年 11 月 13 日五诊：服上方后，患者心悸、眩晕、口苦、口黏消失，大便成形，每日 2 次，夜眠好转。舌质红，苔薄略腻，脉弦。对前方进行调整。

方药：

藿香 10g	茯苓 10g	陈皮 10g	竹茹 10g
石菖蒲 10g	郁金 10g	白术 10g	法半夏 9g
茵陈 20g	白豆蔻 5g	合欢皮 10g	牡丹皮 10g
厚朴 10g	紫苏梗 10g	焦神曲 15g	焦麦芽 15g

鸡内金 10g

14 剂，水煎服，日 2 次。

按：心悸患者发病多为心脉失养或心脉不畅。年轻患者发生心悸，多为饮食不节、情志不畅，导致气滞、痰凝、血瘀，而出现心脉不畅实证。本例患者嗜食膏粱厚味、煎炸炙煿，蕴热化火生痰，伤脾滋生痰浊，痰火扰心而致心悸、胸闷、头晕、睡眠欠安；平素肝失条达，肝气瘀滞化火，加重以上症状。治疗应清化痰热、行气活血，方选瓜蒌薤白半夏汤、黄连温胆汤、天麻钩藤饮合方应用。经过治疗后症状减轻，但是痰饮水湿为阴邪，重浊黏腻，治疗时间相对较长，清化痰热的同时应该注意加用芳香化湿药物，最终以藿朴夏苓汤加减收尾治疗。

二、胸痹

医案一

基本信息：郭某，女，67 岁，2015 年 5 月 8 日就诊。

主诉：胸闷憋气 1 个月。

现病史：患者 1 个月前因与邻居生气后出现胸闷、心慌、眩晕、头痛等不适，当时血压 180/100mmHg，服用氨氯地平片后眩晕、头痛好转。1 个月来患者间断于心内科就诊，间断服用单硝酸异山梨酯、比索洛尔、盐酸曲美他嗪片药物治疗，缓解不明显，遂前来就诊。症见：胸闷，憋气，偶有胸骨后憋胀感，无疼痛等不适，情绪急躁，偶有头痛，咽喉中痰黏，夜眠差，大便不畅，排便不尽感，小便可。舌暗，苔薄白，脉弦数。既往史：高血压、冠心病、高脂血症。查体：血压 130/70mmHg，神清，精神可，双肺未闻及干湿啰音，心律齐，未闻及病理性杂音，肝脾未触及，下肢不肿。心电图示 ST–T 改变。

诊断：胸痹 – 气滞血瘀证。

方药：

北柴胡 10g	当归 10g	白芍 12g	茯苓 12g
白术 10g	郁金 12g	石菖蒲 10g	远志 10g
紫苏梗 12g	陈皮 10g	枳壳 12g	厚朴 10g

| 合欢皮 12g | 百合 12g | 瓜蒌 10g | 薤白 10g |
| 丝瓜络 12g | 丹参 15g | 香附 10g | |

14 剂，水煎服，日 2 次。

2015 年 5 月 22 日二诊：服前方后，患者胸闷憋气症状好转，情绪较前明显好转，近日睡眠较差，夜间容易出汗。舌暗，苔薄白，脉弦数。立法同前，前方加用生牡蛎 30g、地骨皮 10g。7 剂，水煎服，日 2 次。

2015 年 5 月 29 日三诊：服上方后，患者胸闷憋气、情绪急躁症状明显减轻，近日头痛明显，头痛以胀痛为主，夜眠差，大便不畅，有排便不尽感，小便可。舌暗，苔薄白，脉弦数，寸关脉明显。以平肝潜阳为法治疗。

方药：

石决明 30g	天麻 10g	白芍 12g	茯苓 12g
钩藤 10g	郁金 12g	石菖蒲 10g	远志 10g
川牛膝 12g	菊花 10g	枳壳 12g	厚朴 10g
合欢皮 12g	黄芩 10g	瓜蒌 20g	薤白 10g
竹茹 10g	丹参 15g	香附 10g	

14 剂，水煎服，日 2 次。

按：心主血脉的功能正常与肝主疏泄的功能正常密切相关。沈金鳌《杂病源流犀烛·心病源流》认为七情"除喜之气能散外，余皆足令心气郁结而为痛也"。本例患者肝郁气滞，横逆犯脾，脾胃运化水液功能异常，津液不能输布，聚而为痰，痰阻气机，气血运行不畅，心脉闭阻，而成胸痹，可见胸闷憋气、情绪急躁、偶有头痛、痰黏等症，治疗以疏肝解郁、行气活血为法，方选逍遥散加味，中间稍加安神敛汗之品，效果颇佳。三诊时，患者肝气瘀滞，上犯清窍出现头晕、头痛症状，治疗以平肝潜阳、活血通络为法。本例患者治疗过程中，以疏肝理气为核心，兼顾痰湿、瘀血等不同病理产物，取得较好效果。

9　医案二

基本信息：金某，女，82 岁，2015 年 5 月 15 日就诊。

主诉：胸闷痛半个月。

现病史：患者半个月前无明显诱因出现胸闷、胸痛，可及左肩部放射痛，活动后明显加重，曾于某医院急诊就诊，查心电图结果提示 ST-T 改变，心肌酶及心梗三项（-），考虑急性冠状动脉综合征，建议介入治疗，患者家属拒绝，采用内科保守抗凝、抗血小板聚集、扩冠治疗。3 天后，患者腹痛、反酸烧心明显，不能进食，进食后恶心、胃脘疼痛明显，大便颜色深，上腹部压痛明显，查大便常规显示隐血（++），考虑上消化道出血，采用制酸、保护胃黏膜药物治疗，胃部症状缓解后，因不能耐受急诊环境，遂要求出院，来中医门诊治疗。症见：胸闷痛，憋气，可及左肩部放射痛，活动后明显加重，情绪紧张，胃脘疼痛，反酸烧心，食欲不振，口干不欲饮，夜眠差，大便略干，2 日 1 次，小便可。舌淡暗，苔薄白，脉沉细数。既往史：高血压、脑梗死、颈动脉斑块、冠心病、高脂血症。查体：血压 120/70mmHg，轮椅推入门诊，神清，精神差，双肺未闻及干湿啰音，心律齐，未闻及病理性杂音，肝脾未触及，下肢不肿。心电图示 ST-T 改变。

诊断：胸痹 - 心脾两虚，心脉失养证。

方药：

太子参 20g	炙黄芪 20g	茯苓 12g	白术 10g
紫苏梗 12g	木香 6g	砂仁 6g	陈皮 10g
麦冬 15g	石斛 15g	焦神曲 15g	焦麦芽 15g
鸡内金 12g	炙甘草 6g	白芍 12g	柏子仁 15g
远志 10g	当归 10g	北沙参 30g	百合 10g

7 剂，水煎服，日 2 次。

2015 年 5 月 22 日二诊：患者诉胸闷痛、憋气、口干、食欲不振缓解，精神状态较前好转，偶有胃痛，仍有反酸烧心，胃喜温喜按，夜眠差，大便略干，2 日 1 次，小便可。舌淡暗，苔薄白，脉沉细数。前方太子参、黄芪均改为 30g，当归改为 15g，加龙眼肉 15g、山药 15g。14 剂，水煎服，日 2 次。

2015 年 6 月 5 日三诊：患者诉胸闷痛、憋气、口干、食欲不振、胃脘痛明显缓解，食欲较前好转，偶有反酸烧心，胃喜温喜按，夜眠差，大便略干，2 日 1 次，小便可。舌淡暗，苔薄白，脉沉细数。上方加枸杞子 15g、女贞子 15g、桂枝 5g。14 剂，水煎服，日 2 次。

2015 年 6 月 19 日四诊：患者已经可以自己走进门诊，精神状态大为好转，胸闷痛、憋气、口干、食欲不振、胃脘痛基本消失，食欲恢复到以前正常水平，夜眠尚可，大便略干，2 日 1 次，小便可。舌淡暗，苔薄白，脉沉细数。效不更方，继用前方 14 剂，水煎服，日 2 次。

按： 胸痹心痛多发于中老年人，年过半百，气血亏虚。本例患者年龄偏大，气血本不足，在治疗过程中，药物不良反应导致脾胃之气衰败，出现反酸烧心等症状；脾胃气虚，脾不能统血，血溢脉外出现大便潜血症状；饮食不佳，气血化源不足，导致气血亏虚更加明显，出现胸闷痛，活动后加重的症状；脾胃气虚可见反酸烧心、食欲不振，大便略干等症状；结合舌脉均为气血亏虚之兆。治疗以益气养血为法，中间酌情加大益气养血药物剂量，同时顾护老年人年龄偏大、肾精不足的生理状况，在益气养血的基础上，适当加用补肾填精、温振心阳的药物，最终患者病情大为好转。

🎴 医案三

基本信息： 满某，男，65 岁，2015 年 10 月 16 日就诊。

主诉： 胸闷痛 2 个月。

现病史： 患者 2 个月前因家中装修劳累后出现胸闷、胸痛，活动后明显加重，无恶心、呕吐等不适，于家中含服复方丹参滴丸 8 粒后症状好转。近 2 个月患者于北京某医院查心电图，结果提示 ST-T 改变，心肌酶及心梗三项（-），冠状动脉 CT 显示冠状动脉肌桥，自行在家中口服益心舒后症状略好转，为进一步诊治遂来医院就诊。症见：胸闷痛、憋气，活动后明显加重，偶有双下肢肿，午后明显，汗多，食欲不振，口干，夜眠差，大便略干，每日 1 次，小便可。舌淡暗，苔薄白，有齿痕，脉沉细数。既往史：高血压、糖尿病、冠状动脉肌桥、高脂血症、双下肢肌间静脉血栓、双下肢动脉闭塞、慢性胃炎。查体：血压 130/60mmHg，神清，精神差，双肺未闻及干湿啰音，心律齐，未闻及病理性杂音，肝脾未触及，下肢轻度浮肿。心电图：ST-T 改变。心脏超声：老年性瓣膜改变，二尖瓣轻度反流。冠状动脉 CT：冠状动脉肌桥。

诊断： 胸痹 - 心气不足，心脉不畅证。

方药：

太子参 20g	炙黄芪 20g	茯苓 12g	白术 10g
北沙参 30g	酸枣仁 20g	远志 10g	麦冬 15g

石斛 15g	醋五味子 6g	浮小麦 30g	陈皮 10g
砂仁 6g	焦神曲 15g	焦麦芽 15g	鸡内金 12g
炙甘草 6g	山药 15g	柏子仁 15g	百合 10g

7 剂，水煎服，日 2 次。

2015 年 10 月 23 日二诊：胸闷痛、憋气略有好转，余症状同前。前方调整太子参、炙黄芪为 30g，加当归 15g、冬瓜皮 30g、丹参 10g。14 剂，水煎服，日 2 次。

2015 年 11 月 6 日三诊：胸闷痛、憋气症状明显好转，双下肢肿较前减轻，出汗不明显，反酸烧心，腹胀，夜眠差，大便略干，2 日 1 次，小便可。上方去酸枣仁、浮小麦、五味子、冬瓜皮，调整太子参、炙黄芪为 20g，加紫苏梗、海螵蛸、浙贝母各 10g。14 剂，水煎服，日 2 次。

2015 年 11 月 20 日四诊：胸闷痛、憋气症状消失，下肢轻肿，反酸烧心明显，偶有胃痛，胃喜温喜按，夜眠不佳，大便每日 1 次，小便可。舌淡，苔薄白，脉沉弦细。采用健脾益气和胃法治疗。

方药：

太子参 20g	木香 6g	茯苓 12g	白术 10g
砂仁 6g	枳壳 6g	远志 10g	紫苏梗 10g
香附 10g	焦神曲 15g	焦麦芽 15g	鸡内金 12g
炙甘草 6g	山药 15g	柏子仁 15g	郁金 10g
生蒲黄 10g	五灵脂 10g	乌药 10g	

14 剂，水煎服，日 2 次。

按：《玉机微义》载"然亦有病久，气血虚损及素作劳羸弱之人患心痛者，皆虚痛也"。患者素体虚弱，气血亏虚，加之过度劳累，心脉不充，心失濡养发生胸痹，出现胸闷痛、憋气，活动后加重等症状。气虚不能推动血液运行，"血不利则为水"，可见双下肢肿；心气不足，不能固摄，可见汗出；舌象脉象也是心气不足之征。治疗以补心气为法。二诊时，患者胸闷痛症状好转，加大补养心气药物的使用，同时加用健脾利水药物。三诊时，患者还有明显的反酸烧心、腹胀症状，稍加理气和胃、止酸的药物，经过治疗后，心脾之气渐复，胸闷痛症状消失，仅有胃部不适症状，重点以健脾益气和胃为主，兼以养心活血治疗。

🌣 医案四

基本信息：张某，女，54 岁，2016 年 3 月 11 日就诊。

主诉：胸闷、喘憋 2 个月。

现病史：患者 2 个月前因进食过饱后出现胸闷胀，稍活动后喘憋，咽中痰黏，无恶心、呕吐、胸痛等不适。间断于某医院心内科就诊，查心电图，结果显示窦性心动过速，ST-T 改变，心肌酶及心梗三项（−），采用酒石酸美托洛尔控制心率后，查冠状动脉 CT，结果显示左前降支狭窄 32%，采用控制血压、心率、降血脂、抗血小板聚集药物治疗后，效果不佳，遂来我院中医门诊治疗。症见：胸闷痛、憋气，偶有咳嗽，活动及进食后明显加重，情绪烦躁易激动，胃脘反酸烧心，食欲不振，口干口黏，夜眠差，大便黏滞不爽，3 日 1 次，小便可。舌淡暗，苔厚略黄，脉沉细。既往史：高血压、高脂血症、糖耐量受损、窦性心动过速、脂肪肝、胃食管反流、过敏性鼻炎。查体：血压 110/70mmHg，神清，精神差，双肺未闻及干湿啰音，心律齐，未闻及病理性杂音，肝脾未触及，下肢不肿。心电图示窦性心动过速，ST-T 改变。

诊断：胸痹 - 痰热痹阻心脉。

方药：

瓜蒌 30g	法半夏 10g	厚朴 10g	陈皮 10g
枳实 10g	黄芩 10g	木香 10g	焦槟榔 10g
茯苓 12g	焦神曲 15g	焦麦芽 15g	鸡内金 15g
郁李仁 15g	莱菔子 10g	白芍 10g	紫苏梗 10g
香附 10g	郁金 10g	青皮 10g	当归 12g
火麻仁 15g			

7 剂，水煎服，日 2 次。

2016 年 3 月 18 日二诊：患者胸闷痛仍在，大便较前通畅，口苦口黏，咽中不适，情绪烦躁，余症状同前。舌淡暗，苔厚略黄，脉沉细。前方去黄芩、当归，加黄连 6g、竹茹 10g、石菖蒲 10g、藿香 10g、天竺黄 10g、芒硝 10g（芒硝根据大便状况水煎兑服），调整莱菔子为 15g。7 剂，水煎服，日 2 次。

2016 年 3 月 25 日三诊：患者胸闷憋气、咳嗽、情绪烦躁、大便较前好转，大便目前成形，每日 1 次，夜眠差，胃口略好转。舌淡暗，苔中根略厚，脉沉细。上方去火麻仁、郁李仁。14 剂，水煎服，日 2 次。

2016 年 4 月 8 日四诊：患者胸闷憋气好转，咽中有痰黏，昨日咳嗽明显，偶有鼻塞、流涕，无恶寒、发热、头痛等不适，自诉过敏性鼻炎。舌淡暗，苔中根略厚，边尖略红，脉沉细，左寸略浮。考虑外感风热犯肺，非过敏性鼻炎。上方调整为疏风清热宣肺治疗。

方药：

金银花 15g	连翘 12g	藿香 10g	荆芥 10g
薄荷 5g（后下）	芦根 30g	白茅根 30g	桔梗 10g
杏仁 10g	桑叶 10g	菊花 10g	前胡 10g
浙贝母 10g	炙桑白皮 15g	炙枇杷叶 10g	瓜蒌 30g
莱菔子 10g	白豆蔻 5g		

7 剂，水煎服，日 2 次。

2016 年 4 月 15 日五诊：患者自诉上次就诊时当日下午出现发热，体温 38.4℃，偶有恶寒，取完药后即口服中药 1 剂，发热、恶寒、咳嗽症状减轻，第 3 天，发热症状消失，第 6 天咳嗽、咳痰症状消失。症见：胸闷憋气好转，咽中有痰黏，晨起明显，大便略有黏滞，每日 1 次，情绪明显好转。舌淡暗，苔根略厚，脉沉细。继用化痰通痹治疗。

方药：

瓜蒌 30g	法半夏 10g	厚朴 10g	陈皮 10g
枳实 10g	黄连 6g	木香 10g	焦槟榔 10g
茯苓 12g	焦神曲 15g	焦麦芽 15g	鸡内金 15g
竹茹 10g	莱菔子 15g	白芍 10g	紫苏梗 10g
香附 10g	郁金 10g	青皮 10g	丹参 15g

14 剂，水煎服，日 2 次。

2016 年 4 月 29 日六诊：患者诉胸闷憋气消失，咽中有痰黏，晨起明显，食欲不振，偶有烧心，大便成形，每日 1 次，情绪明显好转，平时容易急躁，夜眠差。舌淡暗，苔根略厚，脉沉细。胸痹已除，遂用清热疏肝解郁治疗其根本病因，善后调理。

方药：

北柴胡 10g	当归 10g	白芍 12g	茯苓 12g

白术 10g	郁金 12g	陈皮 10g	远志 10g
石菖蒲 10g	炙甘草 6g	郁金 10g	合欢皮 10g
鸡血藤 12g	枳壳 10g	牡丹皮 10g	浙贝母 10g
法半夏 10g	焦神曲 15g	焦麦芽 15g	鸡内金 10g

7 剂，水煎服，日 2 次。

按：胸痹病性有虚实两方面，实者以寒凝、气滞、痰浊、痰热、血瘀为主，且多见相互兼夹，其中以血瘀、痰浊最为多见。本例患者饮食不当，恣食肥甘厚味或经常饱餐过度，日久损伤脾胃，运化失司，酿湿生痰，上犯心胸，清阳不展，气机不畅，心脉痹阻，遂成本病；另外，郁怒伤肝，肝郁气滞，横逆犯脾，脾胃津液代谢失常，生成痰浊，气滞痰浊痹阻心脉，加速胸痹发生，可见胸闷痛、憋气，活动及进饱食后明显加重，情绪烦躁易激动等临床症状。结合患者舌脉，辨证为肝气瘀滞、痰热闭阻心脉，治疗以行气化痰清热为法，采用温胆汤、颠倒散加减治疗。二诊时，症状略有改善，遂增加清热化痰通腑药物加强疗效。三诊时，症状明显减轻，继用本法治疗。四诊时，患者因外感风热导致病情变化，自诉有过敏性鼻炎的病史，结合症状、舌脉考虑为外感疾病，治疗过程中及时停用治里之药，改用治疗表证之法，只是在疏散风热的同时，兼顾化痰行气治疗。患者再次就诊时，自诉取药后出现发热、恶寒等外感表证，也验证了患者中间出现外感而非过敏性鼻炎。五诊时，外感已经解除，胸痹症状仍然存在，结合患者病机情况，仍然采用行气化痰、活血通痹法治疗，经过治疗后症状明显得到改善。六诊时，胸闷憋气症状基本消失，患者平素有情绪急躁、饮食不节，考虑既往病机，以疏肝解郁、健脾化湿为法，采用加味逍遥丸为基本方剂，加用化痰活血开窍药物治疗，防止再次出现气滞、痰湿、痰热等病理产物，导致病情反复。

☯ 医案五

基本信息：曹某，男，60 岁，2016 年 6 月 10 日就诊。

主诉：胸闷痛伴乏力 3 个月。

现病史：患者 3 个月前因与人争吵后出现胸闷、胸痛不适，偶有恶心，无牵涉痛、放射痛，间断于心内科就诊，查心电图示 ST–T 改变、心肌酶（－），给予硝苯地平、阿托伐他汀钙、阿司匹林肠溶片、单硝酸异山梨酯控制血压、降血脂、抗血小板聚集、扩冠药物治疗后，效果不佳，遂来我院中医门诊治疗。症见：胸闷痛、憋气，喜太息，情绪烦躁易激动，胃胀，嗳气，反酸，食欲不振，口干口苦，夜间口干明显，汗多，夜眠差，大便不成形，每日3次，排便前有腹痛不适，便后缓解，小便可，腰酸痛。舌淡暗，苔薄白，脉弦滑数。既往史：高血压、高脂血症。查体：血压120/60mmHg，神清，精神差，双肺未闻及干湿啰音，心律齐，未闻及病理性杂音，腹软，肝脾未触及，下肢不肿。辅助检查：心电图示ST-T改变；胃镜示慢性非萎缩性胃炎；肠镜未见明显异常。

诊断：胸痹－肝郁脾虚，心脉失养证。

方药：

北柴胡10g	当归10g	白芍12g	茯苓12g
白术10g	郁金12g	陈皮10g	远志10g
石菖蒲10g	酸枣仁20g	柏子仁15g	炙甘草6g
鸡血藤12g	桑寄生30g	续断12g	炙黄芪12g
太子参12g	北沙参30g	麦冬15g	石斛15g

7剂，水煎服，日2次。

2016年6月17日二诊：患者诉胸闷痛、憋气、口干、口苦略有好转，余症状同前。舌淡暗，苔薄白，脉弦滑数。前方改茯苓、白术、太子参为15g，去掉桑寄生、续断、酸枣仁、柏子仁、麦冬、石斛，加白扁豆30g、炒薏苡仁15g、紫苏梗10g、厚朴6g、山药15g、丹参10g、合欢皮10g。14剂，水煎服，日2次。

2016年7月1日三诊：患者诉胸闷痛、憋气、大便不成形、胃胀、嗳气、情绪急躁好转，大便略成形，每日2次，汗多，夜间明显，夜眠差。舌淡暗，苔薄白，脉弦滑数。上方进行调整。

方药：

北柴胡10g	当归10g	白芍12g	茯苓15g
白术15g	郁金12g	陈皮10g	远志10g
石菖蒲10g	炙甘草6g	鸡血藤12g	炙黄芪12g
太子参15g	北沙参30g	白扁豆30g	炒薏苡仁15g
紫苏梗10g	厚朴6g	山药15g	丹参10g

合欢皮 10g　　　　浮小麦 30g　　　　生龙齿 30g

14 剂，水煎服，日 2 次。

2016 年 7 月 15 日四诊：患者诉胸闷痛、憋气明显减轻，大便不成形，每日 1 次，略干，胃胀、嗳气、情绪急躁好转，夜眠差，腰酸痛，久坐及久站后明显。查腰椎 X 线：腰椎骨质增生，腰椎间盘膨出。舌淡暗，苔薄白，脉弦滑数。前方调整茯苓、白术为 10g，去掉白扁豆、炒薏苡仁、山药、柴胡，加用酸枣仁 15g、柏子仁 15g、桑寄生 30g、续断 15g、怀牛膝 15g。14 剂，水煎服，日 2 次。

2016 年 7 月 29 日五诊：患者诉胸闷痛、憋气消失，夜眠差，腰酸痛，久坐及久站后明显。舌淡，苔薄白，脉弦数。调整方药如下：

酸枣仁 15g　　　　柏子仁 15g　　　　赤芍 12g　　　　桑寄生 30g
郁金 12g　　　　　陈皮 10g　　　　　远志 10g　　　　续断 15g
石菖蒲 10g　　　　炙甘草 6g　　　　　鸡血藤 12g　　　熟地黄 10g
太子参 15g　　　　丹参 10g　　　　　合欢皮 10g　　　生龙齿 30g
怀牛膝 15g　　　　淫羊藿 10g

14 剂，水煎服，日 2 次。

按：患者平素情绪急躁，肝失疏泄，肝郁气滞，导致血行失畅，心脉痹阻，发为胸痹，临床可见胸闷痛、憋气、喜太息、情绪烦躁易激动；肝气郁结，横逆犯脾，脾胃升降失常可见胃胀、嗳气、反酸、食欲不振，大便不成形，每日 3 次，排便前可有腹痛不适，便后缓解等临床症状。结合舌脉，以疏肝解郁、健脾安神的逍遥散加味治疗。二诊时，症状略有减轻，遂加重健脾化湿药物治疗。三诊时，诸症好转，在以上治疗的基础上，加用安神敛汗的药物。四诊时，肝郁脾虚症状减轻，因患者年高，肾精不足，遂减少健脾药物，调整为以补肾通络、养心安神药物为主。待五诊时，胸闷痛症状消失，腰酸痛症状相对明显，治疗以补肾通络、养心活血药物为主，经过治疗后，诸症缓解。

胸痹为病，多为本虚标实，虚实夹杂。患者急性发作期以标实为主，缓解期以本虚为主或本虚标实互见，其治疗应机圆法活。本虚宜补，权衡五脏气血阴阳之不足，调补阴阳气血偏衰，尤应重视补心气、补心阴；标实当泻，针对气滞、血瘀、寒凝、痰浊而理气、活血、温通、化痰，尤重理气活血。

第三节　脾胃系病证

一、口糜

❾ 医案一

基本信息：张某，女，57 岁，本院家属，2016 年 5 月 13 日就诊。

主诉：间断性口腔溃疡 3 个月。

现病史：患者 3 个月前饮酒后出现右侧口腔溃疡、红肿疼痛、牙龈肿痛、口中异味，无胃痛、反酸烧心等不适，查幽门螺杆菌呼气试验阳性，给予阿莫西林、克拉霉素、泮托拉唑、胶体果胶铋根除幽门螺杆菌治疗后口中异味缓解，口腔溃疡仍在，自行采用口腔溃疡贴治疗，效果不明显，仍间断发作，遂来我院中医门诊求治。症见：右侧口腔溃疡，疼痛难忍，影响进食饮水，咽中痰黏，食欲可，大便每日 1 次，黏腻不爽。舌红，苔黄，脉滑略数。既往史：高血压、高脂血症。查体：右侧口腔溃疡，大小约 0.3cm×0.4cm，红肿，牙龈肿胀。体型偏胖。

诊断：口糜 – 湿热内蕴证。

方药：

广藿香 10g	佩兰 10g	荷叶 10g	黄芩 10g
滑石 20g	茯苓 12g	牡丹皮 12g	赤芍 12g
金银花 15g	连翘 12g	郁金 12g	焦神曲 15g
焦麦芽 15g	醋鸡内金 15g	竹茹 12g	白茅根 30g
生甘草 3g	薄荷 6g	浙贝母 10g	生薏苡仁 15g

7 剂，水煎服，日 2 次。

2016 年 5 月 20 日二诊：患者诉右侧口腔溃疡疼痛好转，口腔异味，大便每日 1 次，黏腻不爽。舌脉同前。前方去浙贝母，加厚朴 10g、莱菔子 15g。7 剂，水煎服，日 2 次。

2016 年 5 月 27 日三诊：患者诉右侧口腔溃疡已愈合，口腔异味好转，偶有胃中疼痛，大便每日 1 次，黏腻不爽。舌脉同前。前方去薄荷，加砂仁 6g。7 剂，水煎服，日 2 次。

2016 年 6 月 3 日四诊：患者诉右侧口腔溃疡愈合，口中异味缓解，无胃痛、反酸烧心，大便正常，每日 1 次。舌脉同前。继用上方 7 剂，水煎服，日 2 次。

3 个月后随访患者，口腔溃疡未发作。

按：患者平素嗜食膏粱厚味导致脾胃虚弱，痰湿内聚，加之饮酒后，湿热加重，出现口腔溃疡，疼痛剧烈，治疗以清热化湿解毒为基本法则。

医案二

基本信息：郭某，男，66 岁，2016 年 6 月 20 日就诊。

主诉：间断性口舌溃疡发作 6 个月。

现病史：患者 6 个月前因大量饮酒，进食辛辣刺激食物后出现口舌溃疡，红肿疼痛，口中黏腻，大便不畅，3 日 1 次，自行服用牛黄清胃丸、牛黄清心丸、黄连上清丸后，症状缓解不明显，反而出现胃痛、反酸烧心、腹泻，间断口服参苓白术散、气滞胃痛颗粒、泮托拉唑，胃痛症状缓解，但口舌溃疡反复发作，遂于中医门诊治疗。症见：口舌溃疡，疼痛难忍，近日感冒鼻塞流涕，咳嗽咳痰，痰多色黄，质黏不易出，食欲不振，大便黏滞不畅，3 日 1 次。舌暗红，苔黄腻，脉滑略数。既往史：高血压、高脂血症、脂肪肝、脑梗死。查体：口舌可见多发溃疡，溃疡表面覆黄苔，红肿。

诊断：口糜 – 湿热内蕴证。

方药：

金银花 15g	连翘 12g	桑叶 12g	菊花 12g
桑白皮 12g	枇杷叶 12g	黄芩 10g	薄荷 6g
前胡 10g	杏仁 10g	川贝母 6g	陈皮 10g
莱菔子 12g	牡丹皮 12g	赤芍 12g	白茅根 30g

7 剂，水煎服，日 2 次。

2016 年 6 月 27 日二诊：患者诉鼻塞流涕、咳嗽咳痰较前好转，口舌溃疡疼痛较前减轻，大便黏腻不爽，3 日 1 次。舌脉同前。前方加白豆蔻 5g、滑石 20g、生甘草 6g、茯苓 10g、厚朴 10g。7 剂，水煎服，日 2 次。

2016 年 7 月 4 日三诊：患者诉鼻塞、流涕、咳嗽、咳痰症状消失，口舌溃疡个数及疼痛较前缓解，大便黏滞不爽，3 日 1 次。舌暗红，苔白腻，脉滑数。前方去桑叶、菊花、桑白皮、枇杷叶、前胡、杏仁、川贝母，加藿香、佩兰各 10g，茵陈 30g、生薏苡仁 15g。7 剂，水煎服，日 2 次。

2016 年 7 月 11 日四诊：患者诉口舌溃疡愈合，大便黏滞不爽，2 日 1 次，口腔异味。舌暗红，苔白略腻，脉滑。前方加焦槟榔 10g、枳壳 10g。7 剂，水煎服，日 2 次。

2016 年 7 月 18 日五诊：患者诉口舌溃疡愈合，大便黏滞，每日 1 次。舌暗红，苔薄白，脉滑。继用前方 14 剂，水煎服，日 2 次。

半年后，患者因便秘就诊，诉服 7 月份处方后，口舌溃疡一直未发作。

按：患者素体湿热，湿热上蒸口腔可见口糜、疼痛。首诊时因感冒出现风热犯肺之势，治疗以清热宣肺为主，方中辛凉疏解药物如金银花、连翘、黄芩，不仅具有疏风清热的功效，还具有清热解毒利湿之功；莱菔子可疏肝理气；赤芍、牡丹皮、白茅根凉血。外感症状好转后，加用化湿清热之品，使湿去热孤，症状缓解。

口糜也就是临床中常见的口腔溃疡，大多由于上热、湿热、阴虚火旺所致。如《素问·气厥论》曰："膀胱移热于小肠，隔肠不便，上为口糜。"《医宗金鉴·杂病心法要诀·口舌证》指出："口舌生疮糜烂，名曰口糜，乃心脾二经蒸热深也。"《医方考》曰："口糜本于湿热。"根据临床实际情况来看，口糜多表现为湿热内蕴、寒热错杂证，这与现代生活饮食习惯、长期嗜食膏粱厚味加之饮酒使体内湿热停聚密切相关。另外，部分中医在诊治口糜时，认为口糜多为上火导致，存在不辨上火种类，而一味使用清热泻火药物的现象，从而使脾胃中阳受损，出现胃痛、腹泻等症状，见此类症状时，又采用补益温中之法，导致口糜加重，治疗时再次使用泻火之法，由此陷入恶性循环，出现寒热错杂证，治疗此类寒热错杂，应采用泻心汤类方，不可不知。

二、吐酸

医案一

基本信息：王某，女，64 岁，2015 年 1 月 12 日就诊。

主诉：间断性胃胀、反酸烧心 3 年，加重 1 个月。

现病史：患者 3 年前进食生冷食物后出现胃脘胀满，伴胁肋窜痛、反酸烧心、恶心、呕吐胃内容物 1 次，曾行胃镜检查，结果提示反流性食管炎、慢性浅表性胃炎，间断用奥美拉唑、雷贝拉唑治疗，症状时有反复。此次发病因 1 个月前进食凉菜后出现胃脘胀痛，伴胁肋胀痛，遂于门诊就诊。症见：胃胀胃凉，右胁时痛，心慌，纳可，反酸烧心，食后胃脘胀满，嗳气，口干口苦，恶心，易急躁，大便不畅，夜不安眠。舌红，苔薄微黄，脉弦细。既往史：高血压、糖尿病、高尿酸血症、高脂血症。辅助检查：胃镜提示慢性糜烂性胃炎、反流性食管炎（LA-B 级）、胃息肉（山田Ⅱ型），肠镜提示结肠多发息肉（山田Ⅰ-Ⅱ型），腹部 B 超提示胆结石。

诊断：吐酸 - 寒热错杂证。

方药：

浙贝母 10g	海螵蛸 20g	木香 10g	陈皮 10g
炒枳壳 12g	姜厚朴 10g	紫苏梗 10g	川楝子 12g
醋延胡索 10g	醋香附 10g	乌药 10g	砂仁 6g
郁金 10g	焦神曲 15g	焦麦芽 15g	醋鸡内金 15g
竹茹 12g	瓜蒌 30g	合欢皮 12g	制远志 10g
黄连 6g	制吴茱萸 3g		

7 剂，水煎服，日 2 次。

2015 年 1 月 19 日二诊：胃胀、反酸烧心、嗳气好转，夜不安眠，下腹冷，头晕，痤疮，耳中痛。舌红，苔薄微黄，脉沉弦。前方去黄连、吴茱萸，加煅瓦楞子 20g、百合 12g。14 剂，水煎服，日 2 次。

半年后患者因咳嗽于门诊就诊，自诉服用上方 1 个月后，吐酸症状消失，未再反复。

按：吐酸之病，多为肝火犯胃，正如《素问·至真要大论》曰："诸呕吐酸，暴注下迫，皆属于热。"又曰："少阳之胜，热客于胃，烦心心痛，目赤欲呕，呕酸善饥。"而李东垣则主张吐酸乃脾胃虚寒所致。该患者平素情绪易激动，肝失疏泄，肝旺克土而伤脾，脾胃失调，胃气上逆，出现嗳气、反酸、口干口苦等症状；胃气不降，肠腑失于传导，可见便秘；肝木克土，脾胃虚弱，加之饮食寒凉出现胃胀、胃凉、食后腹胀等症状。治疗以疏肝和胃、平调寒热为法。方中浙贝母、海螵蛸抑酸止痛；木香、陈皮、枳壳、厚朴、紫苏梗、香附、乌药、砂仁温中理气；川楝子、延胡索、郁金行气止痛；焦神曲、焦麦芽、鸡内金健脾和胃；竹茹清热除烦、化痰；瓜蒌润肠；合欢皮、远志理气安神；黄连、吴茱萸清肝火、开痞结。全方共奏疏肝降逆、寒热平调之效。效不更方，二诊时在原方基础上加煅瓦楞子加强抑酸止痛之力，加百合安神助眠。

医案二

基本信息：张某，男，77岁，2014年4月4日就诊。

主诉：反酸烧心1年余，加重1周。

现病史：患者1年前无明显诱因出现反酸烧心，伴有恶心，无呕吐，曾就诊于我院门诊，查胃镜示慢性浅表性胃炎、食管溃疡，腹部超声检查示脂肪肝，诊断为慢性浅表性胃炎、食管溃疡、脂肪肝，予以制酸、保护胃黏膜治疗后患者症状有所缓解。近一周患者上述症状加重，遂于门诊就诊。症见：胃中灼热，胸骨后疼痛，咽中痰黏，口干，困倦，动则尤甚，半年来体重减轻七八斤，纳少，晚餐后困倦明显，夜间睡眠较差，夜眠梦多、轻浅，急躁，大便每日1次，耳鸣。舌红，苔黄津少，脉弦细数。既往史：高血压、腔隙性脑梗死。查体未见明显异常。

诊断：吐酸－气阴不足证。

方药：

北沙参 30g	麦冬 15g	石斛 15g	焦神曲 15g
焦麦芽 15g	醋鸡内金 10g	陈皮 10g	炒枳壳 10g
竹茹 10g	北柴胡 10g	当归 10g	白芍 10g
茯神 15g	炒白术 12g	炒酸枣仁 15g	柏子仁 10g

石菖蒲 10g   川贝母 8g   百合 15g   制远志 10g

牡丹皮 10g

7 剂，水煎服，日 2 次。

2014 年 4 月 11 日二诊：患者诉胃中灼热仍在，胸骨后疼痛、口干、急躁、进食少减轻，困倦，动则尤甚。舌红，苔黄津少，脉弦细数。前方去酸枣仁，加合欢皮 10g、生牡蛎 30g、黄连 6g、吴茱萸 3g。7 剂，水煎服，日 2 次。

2014 年 4 月 18 日三诊：患者诉胃中灼热、胸骨后疼痛等症状均好转。舌淡红，苔薄白，脉弦细。前方去生牡蛎。14 剂，水煎服，日 2 次。

继用本法治疗 2 个月，患者饮食正常，症状消失，体重增加，面色与就诊时判若两人。

按：老年患者脏腑气血亏虚，治疗时应顾护正气，不可过用攻伐之品，防止邪气未除，正气已衰，出现变证。本例患者年高体弱，气阴本不足，又有肝气郁结的病机，治疗时应同时兼顾，尽量避免使用破气、耗气、温燥之品，也不可过用滋阴药品，以免气机壅滞，应以清补药物为主，同时稍用理气降胃之品，对于肝气郁结，可以用滋阴柔肝之法。方中北沙参、麦冬、石斛滋阴柔肝；酸枣仁、柏子仁、百合养阴安神；焦神曲、焦麦芽、鸡内金健脾和胃；竹茹清热除烦止呕；加味逍遥散加减清热疏肝解郁、养血柔肝；石菖蒲、远志安神；竹茹、川贝母化痰通络散结。全方合用达到疏肝理气和胃、益气养阴清热的作用。二诊时，患者胃中热，根据前方稍加清热和胃止酸药物，去掉可加重反酸的药物酸枣仁。

☯ 医案三

基本信息：刘某，女，51 岁，2015 年 1 月 19 日就诊。

主诉：反酸烧心 5 年余，加重 1 周。

现病史：患者 5 年前因与家人生气后出现胃胀、反酸烧心，伴有恶心，无呕吐、腹痛等不适，曾就诊于我院门诊，查胃镜示慢性浅表性胃炎伴胆汁反流，反流性食管炎（LA-B 级），腹部超声示脂肪肝、胆囊炎，予以制酸、保护胃黏膜、胃肠动力药物治疗后患者腹胀症状有所缓解。近 1 周患者上述症状加重，遂于门诊复查胃镜，结果提示慢性糜烂性胃炎、反流性食管炎

（LA-A 级）。症见：反酸烧心，胃中灼热，胃脘胀满，食则胃胀，得嗳气、矢气则舒，夜不能寐，消谷善饥，口干口苦，烦躁易急，双目干涩，咽中不适，大便不畅，4 日 1 次，小便尚可。舌红，苔黄津少，脉弦细数。既往史：子宫肌瘤子宫摘除术后、慢性咽炎、脂肪肝、胆囊炎。查体未见明显异常。

诊断：吐酸－肝胃郁热证。

方药：

黄连 6g	制吴茱萸 3g	浙贝母 10g	海螵蛸 20g
郁金 12g	木香 10g	炒枳壳 12g	姜厚朴 10g
紫苏梗 10g	牡丹皮 12g	麦冬 15g	石斛 15g
焦神曲 15g	焦麦芽 15g	醋鸡内金 15g	竹茹 12g
瓜蒌 30g	陈皮 10g	百合 12g	合欢皮 12g

7 剂，水煎服，日 2 次。

2015 年 1 月 26 日二诊：患者诉反酸烧心、胃中灼热、口干口苦症状好转，胃脘胀满，食则胃胀，得嗳气、矢气则舒，夜不能寐，消谷善饥，烦躁易急，大便不畅，2 日 1 次，小便尚可。舌红，苔薄黄津少，脉弦细数。前方加北沙参 30g。继用 7 剂，水煎服，日 2 次。

2015 年 2 月 2 日三诊：患者诉反酸烧心症状消失，口干腹胀明显，烦躁易急，夜间眠差。舌红，苔薄黄津少，脉弦细数。前方去黄连、吴茱萸、浙贝母、海螵蛸、竹茹，加北柴胡 10g、当归 10g、白芍 10g、酸枣仁 15g。7 剂，水煎服，日 2 次。

2015 年 2 月 9 日四诊：患者诉烦躁易急、胃脘胀满好转，大便每日 1 次，偶有胃中灼热，夜眠差。舌红，苔薄黄津少，脉弦细数。

方药：

北柴胡 10g	当归 10g	白芍 10g	酸枣仁 15g
郁金 12g	木香 10g	炒枳壳 12g	姜厚朴 10g
紫苏梗 10g	牡丹皮 12g	麦冬 15g	石斛 15g
焦神曲 15g	焦麦芽 15g	醋鸡内金 15g	知母 12g
瓜蒌 30g	陈皮 10g	百合 12g	合欢皮 12g
栀子 6g			

7 剂，水煎服，日 2 次。

2015 年 2 月 16 日五诊：患者诉烦躁易急、胃脘胀满、吐酸症状好转，大便每日 1 次，夜眠差，入睡困难。舌红，苔薄黄，脉弦细数。以天王补心丹化裁治疗。

按： 患者平素情绪易急躁，肝失疏泄，横逆犯脾，脾胃气机升降失调出现胃肠道症状，气机郁而化火，而出现口干口苦等症状，又兼阴液不足，治疗时应注重气郁化火、胃失和降、气阴不足三方面。方中黄连、吴茱萸降逆止呕，兼清肝火；浙贝母、海螵蛸抑酸止痛；郁金、木香、枳壳、厚朴、紫苏梗、陈皮疏肝行气止痛；牡丹皮凉血清热；麦冬、石斛益胃生津；焦神曲、焦麦芽、鸡内金健脾和胃；竹茹、瓜蒌化痰润肠通便；百合、合欢皮安神。全方以疏肝清热、益胃养阴为治疗总则，后续化裁，也遵从此法，故能取效。

三、嘈杂

医案

基本信息： 魏某，男，52 岁，2015 年 5 月 11 日就诊。

主诉： 间断性上腹不适 2 年。

现病史： 患者 2 年前无明显诱因出现上腹不适，似饥非饥，似痛非痛，与进食无关，偶有反酸烧心，伴腹胀，食欲可，大便每日 1 次，色黑，未见鲜血及黏液，曾于外院行胃镜检查，结果提示十二指肠球部溃疡（A2）、糜烂性胃炎，今年 2 月份采用制酸、保护胃黏膜治疗后，复查内镜结果同前，临床症状缓解不明显，遂于中医门诊治疗。症见：胃中嘈杂，满面愁容，惊恐自己得肿瘤，无反酸烧心，恶心，纳可，胁肋窜痛，心悸阵作，气短，思绪繁乱，寐尚可，大便不成形，每日 2～3 次。舌红，苔黄腻剥脱，脉弦数。既往史：2 型糖尿病、冠心病、急性心肌梗死及冠脉搭桥术后，长期服用阿司匹林肠溶片、硫酸氯吡格雷、艾司奥美拉唑、阿托伐他汀钙。查体未见明显异常。辅助检查：胃镜示十二指肠球部溃疡（A2）、糜烂性胃炎；C^{13} 呼气检查结果为阳性，已经用药根除多次，效果不佳，本次未用西药根除。

诊断： 嘈杂 - 肝脾不和证。

方药：

北柴胡 10g	当归 10g	白芍 12g	茯苓 12g

炒白术 10g	紫苏梗 10g	陈皮 10g	焦神曲 15g
焦麦芽 15g	醋鸡内金 15g	炙黄芪 15g	太子参 20g
柏子仁 15g	制远志 10g	炒枣仁 20g	山药 15g
莲子肉 15g	炒白扁豆 30g	木香 10g	砂仁 6g
竹茹 12g	牡丹皮 10g		

7剂，水煎服，日2次。

2015年5月18日二诊：患者诉大便较前好转，成形，每日1～2次，胃中嘈杂，恶心，纳可，胁肋窜痛，心悸阵作，气短，思绪繁乱，寐尚可。舌红，苔黄腻剥脱，脉弦数。前方去黄芪、太子参，加炒薏苡仁15g、石菖蒲10g、郁金10g、茵陈15g、车前子15g。7剂，水煎服，日2次。

2015年5月25日三诊：患者诉大便较前好转，成形，每日1次，心悸、胁痛阵作、思绪繁乱好转，能够静心，胃中嘈杂，恶心，纳可，胁肋窜痛，心悸阵作，气短，寐尚可。舌红，苔黄腻，脉弦数。前方有效，效不更方，继用前方14剂，水煎服，日2次。

2015年6月8日四诊：患者诉大便略干燥，心情、胃中嘈杂好转，胁肋窜痛，心悸阵作，气短，寐尚可。舌红，苔略腻，脉弦数。

方药：

青皮 10g	当归 10g	白芍 12g	香附 10g
郁金 10g	紫苏梗 10g	陈皮 10g	焦神曲 15g
焦麦芽 15g	醋鸡内金 15g	石菖蒲 10g	茵陈 15g
柏子仁 15g	制远志 10g	炒枣仁 20g	山药 15g
竹茹 12g	牡丹皮 10g		

7剂，水煎服，日2次。

2015年6月15日五诊：患者诉嘈杂消失，心情好转，笑容满面，大便正常，偶有心慌、动则气短，寐尚可，双下肢略肿。舌红，苔略腻，脉弦数。

方药：

生黄芪 15g	当归 10g	太子参 15g	香附 10g
郁金 10g	紫苏梗 10g	陈皮 10g	焦神曲 15g
焦麦芽 15g	醋鸡内金 15g	石菖蒲 10g	茯苓 15g
柏子仁 15g	制远志 10g	炒枣仁 20g	山药 15g
冬瓜皮 15g	木香 10g		

7剂，水煎服，日2次。

2015年6月22日六诊：患者诉症状均好转，无明显不适，偶有口干。舌淡，苔薄白，脉弦细。前方加用麦冬15g、五味子6g。14剂，水煎服，日2次。以此法为主，调理治疗1个月。

患者8月份复查胃镜及呼气试验，结果示十二指肠溃疡已经愈合，幽门螺杆菌感染已经转阴。

按： 本例患者病情较为复杂，合并多种疾病，具体治疗过程及思路如下。

患者因心脏问题长期服用对胃有刺激的药物，导致脾胃亏虚，出现嘈杂、大便不成形等症状；脾胃气机失常，水液运行异常，进而产生湿热；长期的心脏疾患、十二指肠溃疡、幽门螺杆菌感染并耐药，导致患者忧愁思虑，脾胃气结。治疗应关注气滞和气虚两方面，气虚为本，气滞、湿热为标；可少量加入安神定志养心之品，以达到"主明则下安"的效果，增强疗效；同时佐用清利之品以祛除湿热。用药关键在于补气不能滞气，补气不能助热，理气不能耗气、破气；用药以平和为佳，以芳香醒脾为特点，选用柴芍六君子汤为基本方进行加减。初诊服药后，脾虚略好转，遂减少补气药物，以运脾化湿为要，加以开窍；二诊、三诊、四诊以此为大法继续治疗；待患者肝郁解除，湿热得以清化后，治疗专注心脾之本，以益气养心活血、健脾利水为大法，方选归脾汤加减，稍佐行气活血利水药物，如香附、郁金，这些药物能行气分、血分之滞，达到一药双效的作用，配合茯苓、冬瓜皮利水；六诊时，合方生脉散治疗心气不足。整体上体现了治疗脾胃的同时，也关注心脏，顾护患者身体全局的思路。最终患者临床症状缓解，消化理化检查也均恢复正常，患者心中顾虑彻底解除。

四、胃痛

9　医案一

基本信息： 侯某，女，57岁，2016年6月17日就诊。

主诉： 间断性胃脘胀痛1年，加重伴胁痛1个月。

现病史： 患者1年前无明显诱因出现胃脘胀痛、反酸烧心及胸骨后灼热感，间断服用泮托拉唑、气滞胃痛冲剂治疗，1个月前因与家人争吵后自觉胃脘胀痛、胁肋胀痛、偶有反酸烧心，查胃镜示慢性萎缩性胃炎伴糜烂、反流性食管炎（LA-B级），病理示中度肠化，给予胃复春治疗后效果不佳。症见：胃痛，左胁下痛，反酸烧心，心悸，口干，咽中痰黏，耳中痒，颠顶痛，小便可，大便不畅，每日1次。舌淡暗，苔黄腻，脉弦略数。既往史：过敏性鼻炎、脂肪肝、高脂血症。查体：神清，精神可，双肺呼吸音清，未闻及干湿啰音，心率80次/分，律齐，腹软，全腹无压痛及反跳痛，肝脾肋下未触及，双下肢无浮肿。辅助检查：胃镜示慢性萎缩性胃炎伴糜烂、反流性食管炎（LA-B级），病理示中度肠化，B超示脂肪肝。

诊断：胃脘痛 - 肝胃不和证。

方药：

酒白芍 12g	陈皮 10g	炒枳壳 12g	姜厚朴 10g
紫苏梗 10g	郁金 12g	牡丹皮 12g	焦神曲 15g
焦麦芽 15g	茯神 15g	制远志 10g	川楝子 12g
醋延胡索 10g	贡菊 6g	制吴茱萸 3g	广藿香 10g
蜜枇杷叶 10g	法半夏 10g		

7剂，水煎服，日2次。

2016年6月24日二诊：患者诉胃痛、左胁下痛好转，仍有反酸烧心，口干、耳中痒、颠顶痛同前。舌淡暗，苔黄腻，脉弦略数。前方去牡丹皮，加天麻10g、钩藤10g、石决明30g、黄连6g。7剂，水煎服，日2次。

2016年7月1日三诊：患者诉胃痛、左胁下痛、反酸烧心明显好转，颠顶痛减轻，口干，耳中痒。舌淡暗，苔略腻，脉弦略数。上方去藿香、枇杷叶，加丝瓜络10g。7剂，水煎服，日2次。

2016年7月8日四诊：患者诉胃痛、左胁下痛、反酸烧心明显好转，进食凉的、硬的食物后疼痛明显，颠顶痛消失。舌淡暗，苔略腻，脉弦略数。上方进行调整。

方药：

酒白芍 12g	陈皮 10g	炒枳壳 10g	姜厚朴 10g
紫苏梗 10g	郁金 12g	太子参 12g	焦神曲 15g
焦麦芽 15g	茯神 15g	制远志 10g	合欢皮 12g
醋延胡索 10g	乌药 10g	香附 10g	海螵蛸 10g

浙贝母 10g

7 剂，水煎服，日 2 次。

2016 年 7 月 15 日五诊：患者诉胃痛、左胁下痛、反酸烧心消失，咽中痰黏，晨起明显，心悸失眠。舌淡暗，苔薄白，脉弦略数。上方去海螵蛸，加酸枣仁 15g、柏子仁 15g、当归 10g。7 剂，水煎服，日 2 次。

按：胃痛多与饮食、情绪有关。《素问·六元正纪大论》谓："木郁之发……故民病胃脘当心而痛，上支两胁，膈咽不通，食饮不下。"本例患者平素情绪易波动，肝气疏泄不利则见胁下痛；气郁而化火则见反酸烧心、咽中痰黏、头痛、耳中痒等症；肝木克土影响脾胃运化水液，造成水液停聚可见咽中痰黏；脾胃气机不畅，传导失司，可见大便不畅；气郁日久波及血分可见疼痛、舌暗。治疗应清肝和胃，佐以化痰活血。方中陈皮、枳壳、厚朴、紫苏梗、郁金疏肝解郁；白芍柔肝止痛；川楝子、延胡索止痛；神曲、麦芽健脾和胃；茯神、远志安神；菊花清肝火；牡丹皮活血通瘀；吴茱萸、藿香、枇杷叶、法半夏和胃降逆。全方共奏疏肝和胃、降逆止呕之效。二诊时，症状好转，加用天麻、钩藤、石决明增加清肝和胃的功效。三诊时，考虑病久入络，加用丝瓜络化痰通络。四诊时，患者肝热已清，脾胃虚弱征象可见，治疗以行气健脾和胃为法。经过治疗，患者胃脘痛症状消失，仍有心悸失眠，考虑脾胃虚弱，气血生化不足，心失所养，遂加用当归、酸枣仁、柏子仁养心安神。

🌀 医案二

基本信息：孙某，女，52 岁，2016 年 9 月 23 日就诊。

主诉：胃脘痛 2 个月。

现病史：患者 2 个月前因进食生冷食物后出现胃脘痛，时有呃逆嗳气，反酸烧心，时有头晕心悸，口干，无放射痛，大便略不成形，无恶心呕吐，无发热腹泻，无咳嗽咯痰，曾入某医院急诊求诊，心电图提示阵发性房颤，血常规示白细胞计数 11.3×10^9/L、中性粒细胞计数 9.4×10^9/L、血红蛋白 69g/L、血小板计数 418×10^9/L，心梗三项、生化及淀粉酶（－），考虑急性胃炎、阵发性房颤，予左氧氟沙星抗感染、奥美拉唑抑酸、硫糖铝保护胃黏膜、盐酸普罗帕酮抗心律失常，用药 3 天后胃痛症状好转，血常规（－），停用左氧氟沙星，自行服用铝碳酸镁片、双歧杆菌，症状时好时坏，行内镜检查示慢性非萎缩性胃炎伴糜烂，遂找中医治疗。症见：胃脘作痛，遇冷则痛剧，口干，口渴，无反酸烧心，腹胀，大便溏，每日 3～4 次。舌红，苔白剥脱，脉弦。既往史：高血压。查体：血压 140/100mmHg，神清，精神可，双肺呼吸音清，未闻及明显干湿啰音，心率 57 次 / 分，律齐，腹软，剑下及脐周压痛（＋），无反跳痛，肝脾肋下未触及，墨菲征（＋），肠鸣音 5 次 / 分，双下肢无浮肿，双侧巴宾斯基征阴性。辅助检查：心电图示阵发性房颤；内镜示慢性非萎缩性胃炎。

诊断：胃脘痛病 – 寒邪犯胃证。

方药：

白芍 12g	陈皮 10g	木香 10g	紫苏梗 10g
炒枳壳 12g	姜厚朴 10g	茯苓 12g	炒白术 10g
砂仁 6g	醋香附 10g	乌药 10g	麦冬 15g
焦神曲 15g	焦麦芽 15g	醋鸡内金 15g	大腹皮 12g
炒白扁豆 30g	炒薏苡仁 15g	炙甘草 3g	

7 剂，水煎服，日 2 次。

2016 年 9 月 30 日二诊：患者诉胃脘疼痛好转，大便不成形，每日 3～4 次，口干。舌红，苔白剥脱，脉弦。前方调厚朴为 6g，茯苓、白术各 15g，减麦冬，加山药 15g、生姜 6g。7 剂，水煎服，日 2 次。

2016 年 10 月 14 日三诊：患者诉胃脘疼痛明显减轻，大便略不成形，每日 1～2 次，口干、口渴好转，失眠，乏力明显，腰部疼痛。舌淡红，苔薄白。上方加太子参 15g，远志、石菖蒲各 10g。14 剂，水煎服，日 2 次。

2016 年 10 月 28 日四诊：患者诉胃脘疼痛消失，大便略成形，每日 1 次，失眠，乏力明显，腰部疼痛。舌淡红，苔薄白。上方加炙黄芪 15g、桑寄生 30g、续断 15g，去大腹皮。

按：本例患者因夏季进食生冷食物，导致寒邪客胃，胃气不通，出现胃脘作痛，遇冷则痛剧。根据中医理论，"正气存内，邪不可干""邪之所凑，其气必虚"，结合患者舌苔表现，可知其脾胃本有气阴不足，表现为腹胀、便溏、口干渴等症状。《丹溪心法·心脾痛》认为"大凡心膈之痛，须分新久，若明知身受寒气，口吃寒物而得病者，于初得之时，当与温散或温利之药"，故本病的治疗应以温中行气和胃之品为主，避免过多使用补气壅滞之品。初诊方中陈皮、木香、砂仁、乌药、紫苏梗、枳壳、厚朴、大腹皮、香附温中行气、和胃降逆；白芍养阴柔肝；茯苓、白术、白扁豆、薏苡仁健脾渗湿；麦冬柔肝、滋养胃阴以扶正，同时在较多温中行气药物中反佐，防止伤阴；焦神曲、焦麦芽、鸡内金和胃健脾。全方共奏温中行气和胃、缓急止痛功效。二诊时患者胃痛有所好转，大便仍不成形、次数多，加用健脾利湿之品。三诊、四诊时患者胃痛明显减轻，加用补气的太子参、黄芪以扶正培本。

❾ 医案三

基本信息：王某，女，56 岁，2014 年 5 月 9 日就诊。

主诉：间断性胃脘胀痛 10 年，加重 11 个月。

现病史：10 年前患者无明显诱因出现胃脘胀痛，伴胁肋胀痛，症状在受凉、情绪变化、劳累及饮食失常时加重，食后胃脘堵闷，时有夜间痛，曾间断于北京各大医院就诊，行胃镜检查提示慢性萎缩性胃炎，病理显示中度肠化，间断采用制酸、保护胃黏膜治疗，效果不佳。1 个月前患者因情绪波动再次出现胃脘胀痛，伴胁肋胀痛，遂于门诊就诊。症见：胃脘及胁肋胀痛，嗳气，食后胃脘堵闷加重，伴后背不适，夜不安眠，偶有反酸，咽中有痰，色黄，易急躁，口干，口苦，嗳气，纳食可，小便量、颜色正常，大便晨起即排，每日 1 次。舌红，苔白，脉弦细。既往史：腔隙性脑梗死、隐匿性肾小球肾炎、骨质疏松、高脂血症。辅助检查：甲状腺超声示甲状腺结节，右侧最大约 3mm×2mm，左侧最大约 7mm×4mm；腹部超声示胆囊结石 5mm×5mm，右肾囊肿 9mm×10mm；胃镜示慢性萎缩性胃炎；病理示中度肠化；肠镜示结肠多发息肉；心电图示 ST-T 改变。

诊断：胃脘痛病－肝胃郁热证。

方药：

黄连 6g	制吴茱萸 3g	木香 10g	陈皮 10g
酒白芍 12g	紫苏梗 10g	炒枳壳 12g	姜厚朴 10g
牡丹皮 12g	郁金 12g	焦神曲 15g	焦麦芽 15g
醋鸡内金 15g	茯苓 12g	法半夏 10g	竹茹 12g
麦冬 15g	川贝母 6g		

7 剂，水煎服，日 2 次。

2014 年 5 月 16 日二诊：患者诉胃脘及胁肋胀痛，嗳气，食后胃脘堵闷加重好转，夜不安眠，偶有反酸，咽中有痰，色黄，易急躁，口干，口苦，嗳气，纳食可，小便量、颜色正常，大便晨起即排，每日 1 次。舌红，苔白，脉弦细。前方去半夏，加橘络 10g、香附 10g、黄芩 10g、北柴胡 10g、合欢皮 10g。7 剂，水煎服，日 2 次。

2014 年 5 月 23 日三诊：患者诉胃脘胀痛、胃脘堵闷、咽中痰黏、急躁好转，夜不安眠，口干，口苦，嗳气，纳食可，小便量、颜色正常，大便晨起即排，每日 1 次。舌红，苔白，脉弦细。前方去焦神曲、焦麦芽、鸡内金。14 剂，水煎服，日 2 次。

按：《素问·宝命全形论》认为"土得木而达"，说明胃气的升降有赖于肝之疏泄。忧思恼怒，情志不遂，肝失疏泄，肝郁气滞，横逆犯胃，以致胃气失和，胃气阻滞，即可发为胃痛。《杂病源流犀烛·胃病源流》指出"胃痛，邪干胃脘病也……唯肝气相乘为尤甚，以木性暴，且正克也"，说明肝气犯胃可致胃痛。此外，肝郁日久可化火生热，邪热犯胃，导致肝胃郁热而痛。本例患者因肝、脾、胃不和，导致痰湿阻滞，进而出现结石、结节等病理征象，治疗以疏肝和胃、清热化痰通络为法。

五、痞满

⑨ 医案一

基本信息：孙某，女，46 岁，2013 年 6 月 3 日就诊。

主诉：间断性呕吐、胃脘痞满 3 个月。

现病史：患者 3 个月前因进食偏硬食物后出现恶心、呕吐，呕吐物为胃内容物，未见呕血及咖啡样物，伴有反酸、乏力，无发热、腹痛、黑便等症状，先后于某医院就诊，查胃镜示反流性食管炎（LA-A 级）、慢性浅表性胃炎，头颅 CT 未见异常，腹部 CT 示肝左叶小囊肿、盆腔少许积液，腹平片示腹部部分肠管积气及小气液平，胸部 X 线示双上肺陈旧性病变、双肺尖胸膜轻度增厚，尿常规示酮体（+++），血常规示白细胞计数 3.29×10^9/L、中性粒细胞百分比 80.3%、血红蛋白 82g/L、血小板计数 174×10⁹/L，生化示血淀粉酶（AMY）36U/L。初步诊断为呕吐原因待查、酮症，予禁食、抗炎、抑酸、补液治疗，输液后症状好转，但仍感胃脘堵闷，西医治疗效果不佳，遂转至中医门诊治疗。症见：胃胀，反酸烧心，易烦急，胸闷，口干，嗳气，大便溏，每日 1 次，下腹冷，小便清长，月经 2 个月一行，夜寐多梦，腰痛。舌淡红，苔白干有裂纹，脉弦细略数。查体：消瘦，神志清楚，心肺听诊无异常，舟状腹，未见胃肠蠕动波，腹壁柔软，上腹部压痛，无反跳痛，未触及包块，双下肢无水肿。辅助检查：胃镜示反流性食管炎、慢性浅表性胃炎，头颅 CT 未见异常，腹部 CT 示肝左叶小囊肿、盆腔少许积液，腹平片示腹部部分肠管积气及小气液平，胸部 X 线示双上肺陈旧病变、双肺尖胸膜轻度增厚，尿常规示酮体（+++），血常规示白细胞计数 3.29×10⁹/L、中性粒细胞百分比 80.3%、血红蛋白 82g/L、血小板计数 174×10⁹/L，生化示 AMY 36U/L。

诊断： 胃痞病 – 肝胃不和证。

方药：

北柴胡 10g	当归 10g	酒白芍 12g	茯苓 12g
炒白术 10g	陈皮 10g	炒枳壳 12g	姜厚朴 10g
紫苏梗 10g	砂仁 6g	焦神曲 15g	焦麦芽 15g
醋鸡内金 15g	炒白扁豆 30g	山药 15g	合欢皮 12g
制远志 10g	柏子仁 15g	桑寄生 30g	续断 12g

7 剂，水煎服，日 2 次。

2013 年 6 月 10 日二诊：患者诉胃胀、心情烦躁好转，大便成形，反酸烧心，胸闷，口干，嗳气，下腹冷，夜寐多梦。舌淡红，苔白干有裂纹，脉弦细略数。上方去桑寄生、续断，加小茴香 10g、生姜 5g。7 剂，水煎服，日 2 次。

2013 年 6 月 17 日三诊：患者诉胃胀、胸闷、嗳气好转，反酸烧心，大便成形，每日 1 次，口干，下腹冷，小便清长，夜寐多梦。舌淡红，苔白干有裂纹，脉弦细略数。上方去山药、扁豆，加黄连 6g、吴茱萸 3g。7 剂，水煎服，日 2 次。

2013 年 6 月 24 日四诊：患者诉胃胀、胸闷、嗳气消失，偶有反酸烧心，大便成形，每日 1 次，下腹冷，小便清长，夜寐多梦。舌淡红，苔白有裂纹，脉弦细略数。调整方药如下：

炒白术 10g	陈皮 10g	炒枳壳 12g	姜厚朴 10g
紫苏梗 10g	砂仁 6g	焦神曲 15g	焦麦芽 15g
醋鸡内金 15g	黄连 6g	山药 10g	合欢皮 12g
制远志 10g	益智仁 10g	柏子仁 15g	石菖蒲 10g
吴茱萸 3g	郁金 10g	乌药 10g	

14 剂，水煎服，日 2 次。

2013 年 7 月 8 日五诊：患者诉胃部症状缓解，夜眠差，入睡困难，夜寐多梦。舌淡红，苔白，脉弦细略数。采用酸枣仁汤加减治疗。

按：本例患者脾胃本虚，加之饮食不当和情绪刺激，进一步损伤脾胃功能，导致脾胃升降失调，出现胃肠道不适症状。脾胃为气血生化之源，脾胃虚弱则气血化源不足，进而引发月经异常。治疗需关注肝郁和脾虚两方面的问题，以疏肝健脾化湿为基本法则，选用逍遥散为主方进行加减，方中柴胡、当归、白芍、茯苓、白术疏肝健脾，陈皮、枳壳、厚朴、紫苏梗、砂仁理气健脾，焦神曲、焦麦芽、鸡内金、白扁豆、山药健脾和胃祛湿，合欢皮、远志、柏子仁安神，桑寄生、续断补肾通络。在初诊、二诊、三诊、四诊过程中，根据病情变化，稍佐加通络、温下焦、固肾缩尿药物，最终取得疗效。

❾ 医案二

基本信息：周某，男，39 岁，2013 年 6 月 3 日就诊。

主诉：间断性胃脘痞满 6 个月。

现病史：患者 6 个月前无明显诱因出现胃脘堵闷，反酸烧心，偶有胃痛，无发热、恶心、呕吐等不适，先后于北京某医院就诊，查胃镜示反流性食管炎（LA-B 级）、慢性糜烂性胃炎，幽门螺杆菌检测呈阳性，考虑为幽门螺杆菌相关性胃炎，予雷贝拉唑钠肠溶片、阿莫西林胶囊、胶体果胶铋、克拉霉素根除幽门螺杆菌，经治疗后复查幽门螺杆菌转为阴性，胃痛、反酸症状好转，但胃脘堵闷、食欲不振仍明显，采用西药多潘立酮、莫沙必利、曲美布汀治疗后效果不佳，遂于中医门诊治疗。症见：胃脘胀闷，时有胁痛，食欲不振，饭后及受凉后胃胀闷加重，偶有胃痛、反酸烧心，伴恶心、乏力、嗜睡，小便可，大便略软，每日 1 次。舌淡红，舌体胖大，苔黄腻，脉弦。查体未见明显异常。辅助检查：胃镜示反流性食管炎、慢性糜烂性胃炎。

诊断： 胃痞病 – 肝胃不和，夹有湿热证。

方药：

白芍 12g	木香 10g	陈皮 10g	炒枳壳 12g
姜厚朴 10g	紫苏梗 10g	郁金 12g	醋香附 10g
乌药 10g	茯苓 12g	炒白术 10g	焦神曲 15g
焦麦芽 15g	醋鸡内金 15g	砂仁 6g	竹茹 12g
炙甘草 3g	川楝子 12g	醋延胡索 10g	广藿香 10g

7 剂，水煎服，日 2 次。

2013 年 6 月 10 日二诊：患者诉胃胀、胁胀好转，偶有反酸烧心，恶心，乏力，嗜睡，小便可，大便每日 1 次，略软。舌淡红，舌体胖大，苔黄腻，脉弦。继用前方 7 剂，水煎服，日 2 次。

2013 年 6 月 17 日三诊：患者诉胃胀、胁胀、恶心好转，胃痛未发作，偶有反酸烧心，乏力，小便可，大便略软，每日 1 次。舌淡红，舌体胖大，苔腻，脉弦。上方去醋延胡索、川楝子，加黄连 6g、吴茱萸 3g。7 剂，水煎服，日 2 次。

2013 年 6 月 24 日四诊：患者诉乏力、嗜睡、易困，偶有反酸烧心，小便可，大便略软，每日 1 次。舌淡红，舌体胖大，苔腻，脉弦。上方去厚朴，加山药 15g、法半夏 9g。14 剂，水煎服，日 2 次。

2013 年 7 月 8 日五诊：患者诉乏力、嗜睡、易困明显，饭后偶有腹胀，大便偏软，余无明显不适。舌淡红，舌体胖大，苔腻，脉弦细。调整方药如下：

太子参 15g	茯苓 10g	白术 12g	陈皮 10g
紫苏梗 10g	香附 10g	乌药 10g	醋香附 10g
生姜 6g	法半夏 9g	炒山药 15g	焦神曲 15g
焦麦芽 15g	醋鸡内金 15g	炙甘草 6g	石菖蒲 10g

14 剂，水煎服，日 2 次。

2013 年 7 月 15 日六诊：患者诉乏力、易困症状好转，饭后腹胀症状消失。舌脉同前。前方加用白扁豆 30g、生黄芪 10g，调整太子参为 20g。14 剂，水煎服，日 2 次。

按： 患者脾胃虚弱，导致"土虚木乘"，土虚则津液代谢失常，木旺可见气郁而化火，从而引发一系列胃肠症状。治疗以疏肝和胃、健脾化湿为基本法则，前期以疏肝为主，后期以健脾益气为主。

❾ 医案三

基本信息：关某，女，52 岁，2015 年 5 月 8 日就诊。

主诉：间断性胃胀满 2 年。

现病史：患者 2 年前胆囊切除术后出现胃胀、反酸烧心、大便不成形，无恶心、呕吐、发热、腹痛等症状，查胃镜示慢性萎缩性胃炎、反流性食管炎（LA–C 级），肠镜示结肠息肉（山田 Ⅲ 型），住院期间行内镜下息肉切除术，并予制酸、保护胃黏膜、益生菌药物治疗，反酸烧心症状缓解，但胃胀、大便溏症状改善不明显，遂于中医门诊治疗。症见：食后嗳气、堵闷，反酸烧心，胃脘烧灼感，口干，无口苦，胃中冷，大便溏薄，急躁，疲乏。舌红，舌体胖大，苔薄黄，脉弦细软。既往史：高血压、高脂血症、胆囊切除术后。查体未见明显异常。辅助检查：胃镜示反流性食管炎（LA–A 级）、慢性萎缩性胃炎伴糜烂。肠镜示直肠炎。

诊断：胃痞病 – 肝脾不和证。

方药：

木香 10g	陈皮 10g	砂仁 6g	炒枳壳 10g
白芍 10g	郁金 10g	焦神曲 15g	焦麦芽 15g
醋鸡内金 10g	炒白术 15g	茯苓 10g	醋香附 10g
紫苏梗 10g	姜厚朴 10g	黄连 6g	制吴茱萸 3g
竹茹 10g	乌药 10g	煅瓦楞子 15g	北柴胡 10g
炒白扁豆 30g	大腹皮 10g		

7 剂，水煎服，日 2 次。

2015 年 5 月 15 日二诊：患者诉反酸烧心、胃脘烧灼感症状好转，食后嗳气、堵闷，口干，胃中冷，大便溏薄，急躁，疲乏。舌红，舌体胖大，苔薄黄，脉弦细软。前方去瓦楞子，调整砂仁为 10g、厚朴 6g，加生姜 6g、山药 15g。14 剂，水煎服，日 2 次。

2015 年 5 月 29 日三诊：患者诉反酸烧心、胃脘烧灼感、烦躁、大便溏症状好转，胃脘堵闷、嗳气，口干，胃中冷，疲乏。舌红，舌体胖大，苔薄黄，脉弦细软。前方去黄连、吴茱萸，加太子参 15g。7 剂，水煎服，日 2 次。

2015 年 6 月 5 日四诊：患者反酸烧心、烦躁、胃脘堵闷症状好转，胃中怕冷，大便溏，每日 2 次。舌红，舌体胖大，苔薄黄，脉弦细软。前方去大腹皮、竹茹，改生姜为 10g，加莲子 10g、炒薏苡仁 15g。7 剂，水煎服，日 2 次。

2015 年 6 月 12 日五诊：患者诉反酸烧心、胃脘堵闷、胃凉感减轻，大便成形，每日 1 次。舌红，舌体胖大，苔薄黄，脉弦细软。调整方药如下：

木香 10g	陈皮 10g	砂仁 10g	炒枳壳 10g
白芍 10g	郁金 10g	焦神曲 15g	焦麦芽 15g
醋鸡内金 10g	炒白术 15g	茯苓 15g	醋香附 10g
紫苏梗 10g	太子参 15g	莲子 10g	炒薏苡仁 15g
炒白扁豆 30g	乌药 10g	合欢皮 10g	

7 剂，水煎服，日 2 次。

按：患者平素急躁易怒，导致肝气郁结，肝木克伐脾土，致使脾胃虚弱，形成肝胃郁热与脾胃虚寒并存的寒热错杂状态。治疗以清肝热、健脾胃为基本法则。初诊时，用药以平和为主，避免过度温中或过度清热，以行气为基本大法，气行则热自散；后期治疗待肝郁解除后，加强健脾益气、温中化湿药物。

❾ 医案四

基本信息：邢某，男，73 岁，2013 年 6 月 7 日就诊。

主诉：间断性胃胀满 2 年。

现病史：患者 2 年前无明显诱因出现胃胀满，进食后明显加重，胸闷不舒，得嗳气和排气后症状缓解，大便不成形，每日 3～4 次，无腹痛、脓血便等不适症状，查胃镜示慢性萎缩性胃炎、反流性食管炎，肠镜示结肠多发息肉，B 超示肝囊肿、前列腺肥大，考虑为慢性萎缩性胃炎，予多潘立酮、双歧杆菌治疗后，症状略有缓解，为求进一步诊治，遂就诊于中医门诊。症见：胃脘胀满不适，食后加重，大便不成形，每日 4 次，完谷不化，下腹不适，排尿不畅，夜尿频多，多达 10 余次，影响睡眠，乏力倦怠，平日畏寒，血压波动明显，略高于正常值。舌淡，苔薄白，脉弦细软。既往史：高血压、高脂血症、冠心病、高尿酸血症、糖尿病，长期服用相应药物，血糖、血压控制尚可。查体未见明显异常。辅助检查：胃镜示反流性食管炎（LA–B 级）、慢性萎缩性胃炎，肠镜示结肠多发息肉（山田 II 型），内镜病理示胃角重度萎缩伴重度肠化，B 超示肝囊肿、前列腺肥大，腹部 CT 示肝内钙化灶、肝小囊肿，尿常规示白细胞（+），血脂示胆固醇 6.6mmol/L、甘油三酯 2.1mmol/L、高密度脂蛋白 1.1mmol/L、低密度脂蛋白 3.2mmol/L。

诊断：胃痞病 – 脾胃气虚，日久及阳。

方药：

炙黄芪 30g	党参 30g	茯苓 12g	炒白术 10g
砂仁 6g	炒白扁豆 30g	炒山药 15g	莲子肉 15g
炒薏苡仁 15g	姜炭 6g	煨肉豆蔻 6g	醋五味子 10g
炙甘草 3g	酒白芍 12g	焦神曲 15g	焦麦芽 15g
炒芡实 12g	陈皮 10g	制吴茱萸 6g	熟地黄 12g
山茱萸 6g	覆盆子 12g	菟丝子 12g	

7 剂，水煎服，日 2 次。

2013 年 6 月 14 日二诊：患者诉胃脘胀满、乏力略有好转，大便每日 3 次，略成形，食欲不振，小便夜间 10 次，较前略减少，排尿无力，偶有心慌。查心电图示 ST–T 改变，动态心电图示频发室性期前收缩。舌淡，苔薄白，脉弦细软。前方去山茱萸、熟地黄，加枸杞子 10g，酸枣仁、柏子仁各 15g。7 剂，水煎服，日 2 次。

2013 年 6 月 21 日三诊：患者诉乏力好转，大便略成形，每日 2 次，食欲不振，余症状同前。舌淡，苔薄黄，脉弦细软。前方去姜炭、五味子，加干姜 10g，改肉豆蔻为 10g、补骨脂 10g、车前子 15g、厚朴 6g、砂仁 10g。7 剂，水煎服，日 2 次。

2013 年 6 月 28 日四诊：患者诉胃脘胀满、乏力、食欲不振、畏寒、心慌症状好转，大便每日 2 次，成形，排尿较前有力，次数较前减少，下肢沉重。舌淡，苔薄白，脉弦细软。调整方药如下：

炙黄芪 30g	党参 30g	茯苓 15g	炒白术 15g
砂仁 10g	炒白扁豆 30g	炒山药 15g	莲子肉 15g

炒薏苡仁 15g	枸杞子 15g	酸枣仁 15g	柏子仁 15g
炙甘草 3g	酒白芍 12g	焦神曲 15g	焦麦芽 15g
炒芡实 12g	陈皮 10g	制吴茱萸 6g	肉豆蔻 10g
淫羊藿 15g	益智仁 10g	覆盆子 12g	乌药 10g
菟丝子 12g	干姜 10g	厚朴 6g	

7 剂，水煎服，日 2 次。

2013 年 7 月 5 日五诊：患者诉胃脘胀满、乏力、食欲不振症状明显好转，大便每日 1 次，成形，排尿次数较前减少，夜间 3 次，心慌症状好转，下肢沉重。舌淡，苔薄白，脉弦细软。效不更方，继用前方 14 剂，水煎服，日 2 次。

2013 年 8 月 30 日六诊：患者诉自行抄方 3 次，胃脘胀满、乏力症状消失，食欲正常，大便每日 1 次，成形，小便夜间 3 次，睡眠可，偶有心慌，偶有下肢水肿。复查尿常规无明显异常，动态心电图示偶发室早（室早次数较前明显减少），动态血压示平均血压 125/70mmHg。舌淡，苔薄白，脉弦。前方去炒薏苡仁、吴茱萸、肉豆蔻、覆盆子、菟丝子、干姜，加熟地黄 15g、山茱萸 10g、当归 10g、泽兰 10g。14 剂，水煎服，日 2 次。

患者 2013 年 12 月 13 日因感冒就诊时告知 8 月份处方自行服用 1 个月后，胃胀、心慌、乏力症状消失，冬天怕冷症状明显好转。

按：患者年高体衰，脾胃虚弱，导致运化功能失常，升降失调。胃气不降则中焦痞塞，形成胃痞；脾气不升则大便次数增多；气虚日久及阳，脾肾阳气虚弱，出现疲劳乏力、少气懒言、畏寒怕冷、夜尿频多、完谷不化等症状。治疗以益气健脾补肾为基本法则，选用参苓白术散合四神丸加减。二诊时，患者脾胃气虚进一步导致气血不足，心失所养，出现心悸等症，加用益气养心之品，并根据临床症状调整温补脾肾阳气的药物。本例患者虽有血压偏高、频发室早等西医学诊断的疾病，但治疗时不能被这些病名所局限。高血压也可因为虚而引起，应该遵循中医辨证论治的原则，结合患者的整体表现进行治疗。

🌣 医案五

基本信息：徐某，女，34 岁，2015 年 1 月 12 日就诊。

主诉： 间断性胃胀满 5 年。

现病史： 患者 5 年前因进食辛辣刺激食物后，出现胃脘胀满疼痛，伴恶心、呕吐胃内容物 1 次，无呕血、黑便、腹泻、发热、眩晕等不适症状，诊断为急性胃炎，予静脉补液、支持治疗及止吐治疗后症状好转。近 5 年，患者因饮食不当、情绪波动等因素反复出现胃胀、反酸烧心等不适，于北京友谊医院查胃镜，结果示慢性浅表性胃炎、反流性食管炎、胃底腺息肉，B 超示脂肪肝。5 年间，患者多次就诊于多家医院，诊断为胃炎，予制酸、保护胃黏膜、胃动力药物治疗，效果不佳，遂于中医门诊进一步治疗。症见：胃脘胀痛，嗳气则舒，偶有反酸烧心，夜不安眠，口干，急躁，胸闷，不思饮食，大便不畅，每日 1 次，小便可，末次月经为 2015 年 1 月 7 日至 1 月 11 日，月经量少，颜色淡，有血块。舌淡，苔薄白，脉弦细软。查体未见明显异常。辅助检查：胃镜示慢性浅表性胃炎、反流性食管炎（LA-A 级）、胃底腺息肉，B 超示脂肪肝。

诊断： 胃痞病 – 肝胃不和，心神失养证。

方药：

北柴胡 10g	当归 10g	酒白芍 12g	茯苓 12g
炒白术 10g	郁金 12g	陈皮 10g	炒枳壳 12g
姜厚朴 10g	紫苏梗 10g	砂仁 6g	焦神曲 15g
焦麦芽 15g	醋鸡内金 15g	柏子仁 15g	炒枣仁 20g
制远志 10g	竹茹 12g	太子参 15g	山药 15g

7 剂，水煎服，日 2 次。

2015 年 1 月 19 日二诊：患者诉胃脘胀痛、急躁、胸闷好转，反酸烧心，夜不安眠，口干，不思饮食，大便不畅，每日 1 次，小便可。舌淡，苔薄白，脉弦细软。上方去酸枣仁、山药，加瓜蒌 30g。7 剂，水煎服，日 2 次。

2015 年 2 月 9 日三诊：患者诉胃脘胀满、急躁、胸闷明显好转，大便较前通畅，仍有反酸烧心，月经量较前增多，无胸胀、腹痛等不适。舌脉同前。前方去竹茹，加黄连 6g、吴茱萸 3g。7 剂，水煎服，日 2 次。

2015 年 2 月 16 日四诊：患者诉胃脘胀满、急躁、胸闷、反酸烧心症状较前缓解，大便成形，每日 1 次，食欲良好，夜间睡眠可。舌淡红，苔薄白，脉沉细。前方去瓜蒌，改当归为 15g。7 剂，水煎服，日 2 次。

2015 年 3 月 2 日五诊：患者诉近日因家父患病，情绪波动，胃部不适症状反复，胃胀，头痛，烦躁，胸闷，夜间睡眠差，食欲下降。舌淡红，舌尖红，苔薄白，脉弦。调整方药如下：

天麻 10g	钩藤 10g	石决明 30g	陈皮 10g
枳壳 10g	香附 10g	紫苏梗 10g	郁金 10g
合欢皮 10g	竹茹 10g	黄连 6g	吴茱萸 3g
黄芩 10g	白芍 10g	砂仁 10g	焦神曲 15g
焦麦芽 15g	鸡内金 10g		

7剂，水煎服，日2次。

2015年3月9日六诊：患者诉胃胀、头痛、烦躁、胸闷症状好转，食欲恢复，月经将至略感胸胀。舌淡红，苔薄白，脉弦。

方药：

柴胡 10g	当归 12g	白芍 10g	陈皮 10g
砂仁 10g	合欢皮 10g	茯苓 10g	白术 10g
焦神曲 15g	焦麦芽 15g	鸡内金 10g	益母草 10g
紫苏梗 10g			

7剂，水煎服，日2次。

2015年3月16日七诊：患者诉偶有胃胀，头痛，烦躁，胸闷，夜眠差，食欲可，小便正常，大便略干，乏力倦怠，易困，月经量较前增多，无血块。舌淡红，苔薄白，脉弦细。前方去益母草，加枳壳 10g、香附 10g、厚朴 10g、郁金 10g、酸枣仁 15g、柏子仁 15g、远志 10g、天麻 10g、钩藤 10g、石决明 30g。7剂，水煎服，日2次。

2015年3月23日八诊：患者诉胃胀、头痛、烦躁、胸闷、乏力症状明显缓解，夜眠可。舌淡红，苔薄白，脉弦细。继用前方14剂，水煎服，日2次。

半年后患者因乳腺增生就诊，告知服用3月份处方后，症状缓解，胃胀满未再发作。

按：患者为年轻女性，因情绪波动导致肝失疏泄，进而影响脾胃升降功能，出现胃胀、食欲不振、大便不畅等症状。患者情绪急躁，但脉象偏弱、月经量少、心神不安，表现为实中夹虚的病机：实为肝气郁滞化火，虚为气血亏虚、心神失养。治疗以疏肝和胃、养血健脾药物为主，兼用黄连、吴茱萸、竹茹清热；月经期间慎用影响月经的药物，以防月经过多、过少或不畅。

邓老在治疗脾胃与月经同病时，与《医医病书》中"调经先以胃气为要"的思想相符合，注重顾护脾胃，反对盲目使用四物汤之类的药物，强调不可随意使用攻伐之品，以免伤正。患者五诊时，因家中父亲患病，情绪波动导致症状反复，遂加重清热平肝药物，待月经将至时，以疏肝养血调经为法，症状逐步缓解。

❾ 医案六

基本信息：马某，女，69 岁，2016 年 6 月 3 日就诊。

主诉：间断性胃胀满 3 年。

现病史：患者 3 年前无明显诱因出现胃胀、反酸烧心，偶有胃痛，大便不畅，自行口服气滞胃痛冲剂、胃苏颗粒，效果不佳，曾于多家医院就诊并进行内镜检查，胃镜示慢性萎缩性胃炎伴胆汁反流，B 超示肝囊肿、肾囊肿，使用铝碳酸镁片及叶酸片治疗，效果不佳，遂求助于中医门诊治疗。症见：胃胀满，嗳气，偶有反酸烧心，排气则舒，得温则缓，食欲不振，胸闷气短，胃怕凉，多因情绪波动及进冷食后加重，烦躁，大便不畅，3 日 1 次，略干燥，小便可，夜间入睡困难。舌暗红，有瘀斑，苔薄白，脉弦涩。既往史：高血压、冠心病、高脂血症、脂肪肝、双下肢动脉硬化症、双下肢静脉回流障碍，长期服用七八种药物治疗。查体未见明显异常。辅助检查：胃镜示慢性萎缩性胃炎伴胆汁反流，内镜病理示中度萎缩性胃窦炎伴重度肠化，B 超示肝囊肿、肾囊肿、脂肪肝，双下肢彩超示双下肢静脉回流障碍、双下肢动脉硬化闭塞。

诊断：胃痞 – 肝胃不和证。

方药：

陈皮 10g	木香 10g	郁金 12g	炒枳壳 12g
姜厚朴 10g	焦神曲 15g	焦麦芽 15g	醋鸡内金 15g
牡丹皮 10g	竹茹 12g	瓜蒌 30g	法半夏 9g
紫苏梗 10g	醋香附 10g	白芍 10g	乌药 10g
砂仁 10g	炒莱菔子 10g	当归 10g	

7 剂，水煎服，日 2 次。

2016 年 6 月 10 日二诊：患者诉胃胀、嗳气、反酸烧心较前好转，大便 2

日 1 次，略干燥，情绪急躁，夜间入睡困难。舌脉同前。前方加黄连 6g、吴茱萸 3g、生姜 5g。7 剂，水煎服，日 2 次。

2016 年 6 月 17 日三诊：患者诉胃胀、反酸烧心明显好转，大便每日 1 次，略干燥，情绪平稳，进食水果无胃疼痛，夜间入睡困难。舌脉同前。前方加麦冬 10g、火麻仁 10g。7 剂，水煎服，日 2 次。

2016 年 6 月 24 日四诊：患者胃胀、反酸烧心消失，大便每日 1 次，夜间入睡困难，汗多。舌暗红，苔薄白，脉弦涩。前方去莱菔子、火麻仁、瓜蒌，加太子参 15g。14 剂，水煎服，日 2 次。

2016 年 7 月 8 日五诊：患者诉偶有胸闷、胃胀、反酸烧心，无胃怕冷症状，偶有烦躁，但情绪较前好转，大便每日 1 次，小便可，入睡困难，夜间多梦，睡眠不实，夜间汗多。舌脉同前。调整方药如下：

柴胡 10g	当归 10g	炒白芍 10g	茯神 10g
白术 10g	陈皮 10g	枳壳 10g	香附 10g
紫苏梗 10g	郁金 10g	合欢皮 10g	炒枣仁 15g
柏子仁 15g	远志 10g	百合 15g	厚朴 10g
地骨皮 10g	牡丹皮 10g	砂仁 10g	丹参 30g
生姜 6g			

7 剂，水煎服，日 2 次。

2016 年 7 月 15 日六诊：患者诉胃部症状消失，汗出减少，入睡困难、睡眠不实较前减轻。舌脉同前。前方去牡丹皮。14 剂，水煎服，日 2 次。

按：患者年高体弱，患有多种慢性疾病，长期患病导致体质虚弱，加之药物不良反应和情绪波动，进一步损伤脾胃功能，出现肝木克土的临床症状。肝郁日久化火可见烦躁易急；脾胃气虚日久伤阳，可见胃部怕冷、疼痛；胃气不降，可见便秘；脾胃亏虚，气血生化不足，心失所养，表现为入睡困难；病久入络，气滞、气虚，导致气血运行不畅，形成胃络瘀阻，出现疼痛、舌暗。本病证属虚实夹杂，虚证为脾胃阳气不足、心血亏虚，实证为肝火亢盛、瘀血内阻。治疗原则为疏肝和胃、理气活血，用药特点为寒热并用。首诊时以理气柔肝为主，理气药兼顾寒热与瘀血；待病情缓解、症状好转后，稍佐加益气健脾之品，如太子参；至第五诊时，病情减轻大半，巩固治疗时注重肝郁脾虚的基本病机，以加味逍遥散为基础，并加用理气活血、养心安神药物。

☯ 医案七

基本信息： 李某，女，83岁，2015年4月3日就诊。

主诉： 间断性胃胀伴食欲不振5年。

现病史： 患者5年前无明显诱因出现胃胀，嗳气，反酸烧心，食欲不振，偶有胃部疼痛，大便不畅，于某医院就诊，考虑慢性胃炎，予莫沙必利、马来酸曲美布汀、双歧杆菌治疗后效果不佳，自行服用莱菔子水煎剂，使用开塞露治疗便秘，效果不佳，遂求诊于中医门诊。症见：胃胀满，嗳气，胸闷憋气，心慌，偶有反酸烧心，排气则舒，食欲不振，情绪烦闷，偶有咳嗽，痰黏，腰部疼痛，头晕，乏力易困，口干口苦，大便5日1次，排便不畅，小便可，双下肢略肿，下午明显。舌淡红，苔薄白，脉沉弦细结。既往史：高血压、冠心病、心功能不全、高脂血症、腔隙性脑梗死、颈椎病、腰椎间盘突出、老年性膝关节炎，长期服用硝苯地平、阿托伐他汀钙、非诺贝特、单硝酸异山梨酯等多种药物治疗。查体：轮椅推入，神清，精神弱，双肺（-），心率70次/分，心尖区可闻及三级吹风样杂音，心律不齐，第1心音强弱不等，腹软，无压痛、反跳痛及肌紧张，肝脾肋下未触及，双下肢略肿。辅助检查：上消化道造影示慢性浅表性胃炎、反流性食管炎、食管裂孔疝，心电图示ST段改变、心房颤动、下壁心梗，心脏超声示二尖瓣三尖瓣反流、下壁节段性运动异常。血脂示胆固醇6.3mmol/L、甘油三酯2.0mmol/L、高密度脂蛋白1.2mmol/L、低密度脂蛋白2.7mmol/L。

诊断： 胃痞 – 肝胃不和，心脾两虚证。

方药：

木香10g	砂仁6g	陈皮10g	炒枳壳10g
茯苓10g	炒白术10g	焦麦芽15g	焦神曲15g
醋鸡内金15g	白芍15g	紫苏梗10g	北沙参30g
麦冬15g	石斛15g	太子参20g	川贝母10g
合欢皮15g	百合15g	炙黄芪20g	炒酸枣仁20g
柏子仁15g	酒女贞子15g		

7剂，水煎服，日2次。

2015 年 4 月 10 日二诊：患者诉乏力、心慌较前好转，胃胀，胸闷憋气，口干口苦，大便 5 日 1 次，干燥不畅。舌脉同前。前方加瓜蒌 30g、厚朴 6g。7 剂，水煎服，日 2 次。

2015 年 4 月 17 日三诊：患者诉胃胀、胸闷憋气、嗳气、呃逆、口干、心慌较前好转，咳嗽痰少，情绪好转，腰部疼痛，大便 4 日 1 次，干燥不畅。舌脉同前。前方去川贝母，调整太子参、炙黄芪各 25g。14 剂，水煎服，日 2 次。

2015 年 5 月 8 日四诊：患者诉胃胀、胸闷憋气、口干、心慌、双下肢肿较前好转，食欲增加，大便 2 日 1 次。舌脉同前。调整太子参、炙黄芪各 30g。14 剂，水煎服，日 2 次。

2015 年 5 月 22 日五诊：患者诉症状均好转，下肢不肿，近日牙龈肿痛。舌红，苔薄白，脉弦细略数。前方去炙黄芪。14 剂，水煎服，日 2 次。

2015 年 6 月 5 日六诊：患者诉胃胀、嗳气、呃逆、口干症状消失，胸闷憋气，心慌，大便 2 日 1 次，略干燥，腰部疼痛。舌红，苔薄白，脉沉弦细结。上方去木香、砂仁、紫苏梗，加当归 15g、山药 15g、郁金 12g。14 剂，水煎服，日 2 次。

按：患者为高龄女性，长期患病导致体质虚弱，脾胃亏虚，气阴不足。脾胃亏虚，升降失司，可出现胃胀、反酸烧心、食欲不振、便秘等症状；脾胃气虚导致津液代谢失常，水液停聚，出现水肿、咳嗽、咳痰等表现；气血生化乏源，气血不荣，可见头晕、心悸等症状。治疗应以健脾理气、益气养心为主，同时避免过度温补阳气或使用理气破气攻伐药物，以免加重高龄患者病情，变生危象。首诊时，以香砂六君子丸为基础方，加用大剂量益气养阴、养心安神之品，并佐以化痰药物，采用养阴清热之法。根据病情变化，动态调整补气药物的用量。至第五诊时，患者出现牙龈肿痛，考虑为补气药物过量而化热，故去炙黄芪，以此大法维持治疗。

六、呕吐

医案一

基本信息：黄某，女，30 岁，2016 年 6 月 27 日就诊。

主诉： 间断性恶心、呕吐1周。

现病史： 患者1周前进食生冷油腻食物后出现恶心、呕吐，呕吐胃内容物1次，伴发热、恶寒、无汗，体温38.1℃，胃部隐痛，反酸烧心，腹痛，大便不成形，每日3次。患者于某医院急诊就诊，查血常规示中性粒细胞百分比81%，便常规阴性，肝功能、肾功能、心肌酶谱未见异常，尿常规示酮体（++），诊断为急性胃肠炎、酮症，给予奥美拉唑抑酸、糖盐水补液纠正酮症、左氧氟沙星抗炎治疗3天，经治疗后发热、胃痛、大便不成形好转，仍间断出现恶心欲吐，呕吐清水，食欲不振，遂于中医门诊治疗。症见：间断呕吐，与进食无明显相关性，食欲差，心烦易急，时有心悸，夜眠欠安，大便溏，每日2~3次。末次月经为2016年6月10—15日。舌红，苔薄白，脉弦细。既往体健。查体未见明显异常。

诊断： 呕吐–脾胃不和证。

方药：

砂仁8g	陈皮10g	紫苏梗10g	竹茹10g
远志10g	合欢皮10g	香附10g	炒白术10g
焦神曲30g	焦麦芽30g	鸡内金10g	茯苓15g
藿香10g	佩兰10g	荷叶10g	紫苏叶6g
黄连6g	酒白芍12g	法半夏6g	姜厚朴10g
白扁豆30g			

7剂，水煎服，日2次。

2016年7月4日二诊：患者诉恶心、呕吐症状缓解，心烦易急，食欲不振，夜眠不安，大便不成形，每日1次。舌红，苔薄白，脉弦细。前方去黄连、半夏。7剂，水煎服，日2次。

2016年7月11日三诊：患者诉恶心、呕吐症状消失，心烦急躁，夜眠不安，大便不成形，每日1次。舌红，苔薄白，脉弦细滑。调整方药如下：

柴胡10g	当归10g	白芍10g	茯苓10g
炒白术10g	陈皮10g	紫苏梗10g	合欢皮10g
益母草10g	川牛膝10g	焦神曲15g	焦麦芽15g

7剂，水煎服，日2次。

2016年7月18日四诊：患者诉偶有恶心，心烦急躁，夜眠不安，食欲不振，大便成形，每日1次，偶有心慌，月经已过，本次月经正常，未发生痛经、有血块、不畅症状。舌脉同前。前方去益母草、川牛膝，加竹茹 10g、厚朴 10g、郁金 10g、香附 10g、酸枣仁 15g、合欢皮 15g、山药 15g、牡丹皮 10g。7 剂，水煎服，日 2 次。

2016 年 7 月 25 日五诊：患者诉胃部症状已消失，夜眠不安，月经量少。采用逍遥丸、归脾汤、酸枣仁汤加减治疗。

按： 本例患者因进食生冷油腻食物，导致脾胃气机受损，胃气不降、脾气不升，从而出现呕吐、腹泻诸症；同时，因土虚木乘，可见心烦急躁。其病机为寒湿中阻，脾胃升降失司，气滞不畅。治疗以健脾化湿、理气和胃为法则，方选香砂六君子汤合藿香正气散加减。由于患者就诊时临近月经期，治疗中避免使用破气、破血类药物。至第三诊时，采用逍遥丸进行治疗。待月经过后，加用清肝理气健脾之品，最终获效。

医案二

基本信息： 李某，女，42 岁，2015 年 4 月 10 日就诊。

主诉： 间断性呕吐伴食欲不振 1 个月。

现病史： 患者 1 个月前因与爱人吵架后出现恶心、呕吐，呕吐胃内容物，反酸烧心，口苦口黏，食欲不振，腹部胀满，大便不畅，3 日 1 次。胃镜检查提示慢性浅表性胃炎、反流性食管炎（LA-B 级），采用抑酸、保护胃黏膜和促胃动力药物治疗，但恶心、呕吐症状未缓解，遂求诊于中医门诊。症见：间断恶心、呕吐，呕吐胃内容物，食后即吐，偶见少量粉红色血液，对食物气味敏感，平均每半日呕吐发作 6～8 次，心烦急躁，坐卧不宁，时有心慌、胸闷憋气，夜间入睡困难，小便可，大便干燥，3 日 1 次，体重减轻 5kg，月经延期 16 日。舌红，苔少，脉弦细数。既往体健。查体：神清，精神弱，面色苍白，心肺听诊无异常，腹软无压痛、反跳痛及肌紧张，肝脾肋下未触及，双下肢无水肿。辅助检查：血常规示白细胞计数 $3.4×10^{12}$/L、血红蛋白 94g/L，尿常规示酮体（++），生化示谷丙转氨酶 47U/L、白蛋白 30g/L，胃镜示慢性浅表性胃炎、反流性食管炎（LA-B 级），血 HCG 检测为阴性。建议患者接受制酸、补液、纠正酮症及止吐治疗，但因自费原因患者拒绝，遂改用中药治疗。

诊断：呕吐 – 肝胃不和，气阴不足证。

方药：

香附 10g	紫苏梗 10g	陈皮 10g	枳壳 10g
厚朴 10g	炒白芍 10g	郁金 10g	竹茹 10g
麦冬 15g	北沙参 30g	生大黄 1g^(泡)	炙甘草 1g
法半夏 9g	焦神曲 15g	焦麦芽 15g	鸡内金 10g

7 剂，水煎服，日 2 次。

2015 年 4 月 17 日二诊：患者诉口服中药 1 天后恶心、呕吐，发作次数较前减少，稍能进食，每日呕吐平均发作 3 次，余症状同前。舌脉同前。前方加石斛 15g、合欢皮 10g。7 剂，水煎服，日 2 次。

2015 年 4 月 24 日三诊：患者诉呕吐发作次数较前明显减少，每日呕吐平均发作 1 次，进食增多，心烦急躁、坐卧不宁较前缓解，大便 2 日 1 次，略干燥，余症状同前。舌脉同前。前方去大黄、炙甘草，加生姜 6g、玉竹 15g、瓜蒌 30g、当归 15g。7 剂，水煎服，日 2 次。

2015 年 5 月 4 日四诊：患者诉近 1 周未再出现恶心、呕吐，但进食后仍有反酸烧心症状，并伴有心烦急躁、手足心热，大便每日 1 次。舌脉同前。月经于 5 月 2 日来潮，经行 1 日，月经量少。上方去生姜，加太子参 15g、柴胡 10g。7 剂，水煎服，日 2 次。

2015 年 5 月 11 日五诊：患者诉恶心、呕吐明显好转，偶有反酸烧心，胸闷，心慌，心情烦躁，大便每日 1 次，正常。舌脉同前。调整方药如下：

香附 10g	紫苏梗 10g	陈皮 10g	枳壳 10g
炒白芍 10g	郁金 10g	竹茹 10g	牡丹皮 10g
麦冬 15g	北沙参 30g	太子参 15g	玉竹 15g
生地黄 10g	焦神曲 15g	焦麦芽 15g	鸡内金 10g
石斛 15g	合欢皮 10g	当归 15g	知母 10g
熟地黄 10g	砂仁 5g		

7 剂，水煎服，日 2 次。

2015 年 5 月 18 日六诊：患者诉近 2 周未出现呕吐，偶有恶心、反酸烧心，食欲、心情明显好转，大便成形，每日 1 次。舌淡红，苔薄白，脉弦细。前方去枳壳、生地黄。7 剂，水煎服，日 2 次。

2015 年 5 月 25 日七诊：患者诉无恶心、呕吐、反酸烧心，食欲恢复正常，体重较就诊时增加 2kg，无胸闷、心慌，夜间睡眠改善，大便每日 1 次。舌脉同前。继用前方 14 剂，水煎服，日 2 次。

按：患者因与家人吵架后，肝失疏泄，胃气不降，导致恶心、呕吐剧烈。反复呕吐后，胃阴大伤，饮食难以摄入，气血化源不足，进而出现身体消瘦、月经延迟等症。治疗应以益气养阴、理气和胃为主，但因患者饮食无法入口，故仿《金匮要略》中"食已即吐者，大黄甘草汤主之"的原则，在理气和胃的基础上加用大黄甘草汤以和降胃气。待呕吐症状缓解后，加强养阴、理气、降逆药物的使用，并在随诊中根据症状进行加减。同时，因患者月经量少，合用四物汤以养血调经，最终达到气血调和、肝胃功能恢复正常的目的。需注意，此处使用大黄甘草汤并非为了攻下，而是为了降逆。

一般来说，实证呕吐病程较短，病情较轻，易于治疗；而虚证或虚实夹杂的呕吐则病程较长，病情较重，易反复发作，时作时止，治疗难度较大。本例患者属于虚实夹杂之证，治疗时需注意理气降逆不可伤阴，补阴不可碍胃。治疗重症呕吐时，应先降胃气，使患者能够纳药入胃，才能为后续治疗取效奠定基础。

七、腹痛

⑨ 医案一

基本信息：成某，男，59 岁，2015 年 3 月 6 日就诊。

主诉：间断性下腹胀痛 2 年。

现病史：患者 2 年前无明显诱因出现间断性下腹胀痛，无恶心、呕吐，无发热，无黑便，未进行系统诊疗。曾行胃镜检查，结果提示十二指肠球部溃疡、慢性糜烂性胃炎及幽门螺杆菌感染（HP++），肠镜示结肠息肉（山田Ⅱ型），腹部 CT 示脂肪肝、肝囊肿、肾囊肿，住院行结肠息肉电切除术，腹痛症状未缓解，2 年来间断发作，遂于中医门诊求治。症见：间断性腹胀痛，下腹部明显，喜温喜按，倦怠乏力，食欲不佳，大便不爽，2～3 日 1 次，时溏时结，色深黑，情绪急躁，睡眠尚可。舌淡，苔薄白，脉弦细。既往史：高血压、高脂血症、十二指肠球部溃疡、糜烂性胃炎、幽门螺杆菌感染、肝囊肿、肾囊肿、脂肪肝。查体未见明显异常。辅助检查：电子胃镜示十二指肠溃疡（A1 期）、慢性糜烂性胃炎、幽门螺杆菌感染；肠镜示结肠息肉（山田Ⅱ型），已行结肠息肉电切除术；内镜病理示胃角黏膜轻度萎缩，降结肠腺瘤性改变；腹部 CT 示脂肪肝、肝囊肿、肾囊肿。

诊断：腹痛 – 气机郁滞证。

方药：

木香 10g	砂仁 10g	陈皮 10g	枳壳 10g
香附 10g	乌药 10g	白芍 10g	炙甘草 6g
小茴香 3g	焦神曲 15g	焦麦芽 15g	鸡内金 10g
茯苓 15g	白术 10g	姜厚朴 10g	太子参 15g
橘核 10g	郁金 10g	丹参 15g	藿香 10g

7 剂，水煎服，日 2 次。

2015 年 3 月 13 日二诊：患者诉服药后症状均有缓解，仍有明显的怕冷症状。舌淡，苔薄白，脉沉细。前方去藿香，加干姜 6g。7 剂，水煎服，日 2 次。

2015 年 3 月 20 日三诊：患者诉服药后，腹痛症状消失，夜眠不佳，大便略干燥，2 日 1 次。舌脉同前。前方去茯苓、橘核、乌药、小茴香，加茯神 10g、合欢皮 10g。7 剂，水煎服，日 2 次。

按：本例患者素体阳气不足，脏腑经络失于温养，阴寒内生，寒阻气滞而发为腹痛。正如《诸病源候论·久腹痛候》所言："久腹痛者，脏腑虚而有寒，客于腹内，连滞不歇，发作有时。发则肠鸣而腹绞痛，谓之寒中。"因脾胃虚弱，土虚木乘，故见烦躁。治疗以健脾行气为法，行气药物宜选用温性之品，方选香砂六君子丸加味。需注意此证不可过用清热平肝之品，通过健脾行气以调和肝脾，则烦躁自除。

医案二

基本信息：余某，女，32 岁，2015 年 4 月 3 日就诊。

主诉：间断性腹胀痛 1 年，加重 2 周。

现病史：患者 1 年前无明显诱因出现腹胀、腹痛，伴恶心、食欲不振，无呕吐及反酸烧心，月经期间疼痛加重，多次就诊于医院，采用莫沙必利、双歧杆菌等药物治疗，效果不佳。患者曾于某精神专科医院就诊，焦虑抑郁症状评分略高于正常值，建议口服抗焦虑药物，但患者拒绝。2 周前，患者腹胀痛症状加重，遂于中医门诊求治。症见：腹胀痛，下腹部明显，月经前明显加重，月经后略有减轻，伴胸闷、胸胀、恶心、食欲不振，无呕吐及反酸烧心，患者因母亲患有精神疾病故担心自己病情严重，情绪急躁，坐卧不宁，面部痤疮，口干，夜眠差，大便成形，每日 1 次，小便正常，月经已延期 15 日未至。舌暗红，苔少，脉弦。既往体健。查体：腹软，无压痛、反跳痛及肌紧张，肝脾肋下未触及，肠鸣音正常。辅助检查：血常规、尿常规、便常规未见异常；胃镜示慢性浅表性胃炎、C^{13} 呼气试验阳性；结肠镜示全结肠未见明显异常；B 超示脂肪肝、少量盆腔积液；性激素六项检查结果正常。建议患者查血液 HCG 以排除妊娠可能，但患者否认怀孕并拒绝检查。

诊断：腹痛 – 肝气郁滞证。

方药：

柴胡 10g	当归 10g	白芍 10g	茯苓 10g
白术 10g	黄芩 10g	合欢皮 10g	紫苏梗 10g
陈皮 10g	焦神曲 10g	焦麦芽 10g	麦冬 10g

7 剂，水煎服，日 2 次。

2015 年 4 月 10 日二诊：患者诉情绪略平稳，余症状同前，月经未至，夜眠差。舌脉同前。建议患者查血液 HCG，患者拒绝。前方调麦冬为 15g，加酸枣仁 15g。7 剂，水煎服，日 2 次。

2015 年 4 月 17 日三诊：患者诉月经已至 3 天，色黑，血块较多，月经第 1 天腹痛明显，胸胀、胸闷、情绪较前明显好转，面部痤疮，面红，口干，夜眠差，大便成形，每日 1 次，小便可。舌脉同前。前方加枳壳 10g、香附 10g、郁金 10g、竹茹 10g、牡丹皮 10g、炒栀子 6g、石斛 10g、鸡内金 10g、乌药 10g。7 剂，水煎服，日 2 次。

2015 年 4 月 24 日四诊：患者诉情绪、腹痛、面部痤疮、口干明显较前好转，仍有乏力倦怠。舌暗红，苔薄白，脉弦细。上方加北沙参 30g。7 剂，水煎服，日 2 次。

2015 年 5 月 8 日五诊：患者诉近 2 日下腹坠胀，无疼痛，胸闷痛，烦躁易急，乏力倦怠。舌暗红，苔薄白，脉弦细略滑。考虑患者月经将至，遂将第 1 次处方去黄芩，加益母草 10g、川牛膝 10g。7 剂，水煎服，日 2 次。

2015 年 5 月 15 日六诊：患者于 5 月 11 日月经来潮，其间未出现明显腹痛、恶心、呕吐等不适症状，至今日，月经即将结束，月经量已恢复正常水平，血块较前明显减少，面部痤疮减轻。舌暗红，苔少干，脉弦细略滑。调整方药如下：

柴胡 10g	当归 15g	白芍 12g	茯苓 10g
白术 10g	合欢皮 10g	紫苏梗 10g	北沙参 30g
陈皮 10g	焦神曲 10g	焦麦芽 10g	麦冬 15g
枳壳 10g	香附 10g	郁金 10g	竹茹 10g
牡丹皮 10g	炒栀子 6g	石斛 15g	鸡内金 10g
乌药 10g	醋延胡索 10g		

14 剂，水煎服，日 2 次。

2015 年 5 月 29 日七诊：患者诉腹胀痛、胸闷、胸胀、恶心、食欲不振症状消失，情绪略急躁，面部痤疮。舌红，苔薄白，脉弦细。继用加味逍遥丸合五味消毒饮治疗。

按：患者为年轻女性，性格急躁易怒，肝失疏泄，导致脏腑经络失和，表现为腹胀痛。正如《证治汇补·腹痛》谓："暴触怒气，则两胁先痛而后入腹。"肝失疏泄还可影响月经正常来潮。肝气郁久化热，可见面部痤疮。治疗应以清热疏肝、理气通络为主，但因患者为育龄女性，需要首先排除怀孕可能，故以疏肝解郁为法治疗，佐以麦冬、黄芩滋阴清热，使肝郁得以舒达。至第三诊时，患者月经来潮，遂加强清热理气、通络药物的使用。至第五诊时，患者月经将至，治疗中避免使用破气、动血之品，以利于月经自然来潮，同时使热随血下，达到清热的目的。月经结束后，以养阴养血、滋水涵木为主，加用清热平肝、止痛通络药物，以疏通脏腑经络，缓解疼痛。治疗女性腹痛时，不仅要考虑胃肠气机的调理，还要注意经、带、胎、产等妇科因素，方能全面诊治，避免贻误病情。

☯ 医案三

基本信息：周某，男，46 岁，2015 年 4 月 3 日就诊。

主诉： 间断性右下腹疼痛伴腹部包块 5 年。

现病史： 患者 5 年前无明显诱因出现右下腹疼痛，排便、排气正常，无发热、恶心、呕吐等不适症状，腹部可触及包块，质软可活动，排气后症状、体征可消失。患者曾多次就诊于某医院，肠镜检查结果提示全结肠未见明显异常，腹部 CT 示脂肪肝，给予莫沙必利、枳术宽中胶囊及中草药治疗，效果不佳，遂于中医门诊治疗。症见：右下腹疼痛，隐痛为主，疼痛时可见拳头大小包块，质地软，可以活动，排便、排气后缓解，喜温喜按，偶有胸闷、心烦，夜眠可，大便成形、略软，每日 1 次，小便正常。舌淡，苔薄白腻，脉弦细。既往史：脂肪肝。查体未见异常。辅助检查：肠镜示全结肠未见明显异常，腹部 CT 示脂肪肝，腹部 X 线示未见明显气液平及膈肌下游离气体。

诊断： 腹痛 – 气机郁滞证。

方药：

木香 10g	白芍 12g	枳壳 12g	厚朴 10g
紫苏梗 12g	陈皮 10g	藿香 10g	佩兰 10g
豆蔻 8g	焦神曲 15g	焦麦芽 15g	鸡内金 15g
生薏苡仁 15g	竹茹 12g	乌药 10g	香附 10g
茯苓 10g	白术 10g		

7 剂，水煎服，日 2 次。

2015 年 4 月 10 日二诊：患者服药后，大便成形，每日 1 次，胸闷、心烦症状减轻，下腹部疼痛仍在。舌脉同前。上方去藿香、佩兰、豆蔻、生薏苡仁，加小茴香 10g、青皮 10g、醋延胡索 10g。7 剂，水煎服，日 2 次。

2015 年 4 月 17 日三诊：患者服药后，下腹部疼痛较前减轻，发作时腹部包块仍在，大便成形，每日 1 次。舌淡，苔薄白，脉弦细。上方加莱菔子 10g。7 剂，水煎服，日 2 次。

2015 年 4 月 24 日四诊：患者服药后，下腹部疼痛较前减轻，腹部包块减小。舌脉同前。上方去紫苏梗、竹茹，加当归 10g、川芎 6g。14 剂，水煎服，日 2 次。

2015 年 5 月 8 日五诊：患者服药后，下腹部疼痛减轻，腹部包块未出现，二便正常，入睡困难，胃胀，嗳气，偶有头痛。舌淡，苔薄白，脉弦略数。调整方药如下：

沉香 2g^{（冲）}	白芍 12g	枳壳 12g	厚朴 10g

小茴香 10g	陈皮 10g	青皮 10g	莱菔子 10g
当归 8g	焦神曲 15g	焦麦芽 15g	鸡内金 15g
川芎 6g	郁金 12g	乌药 10g	香附 10g
茯苓 10g	白术 10g	合欢皮 12g	钩藤 10g
白蒺藜 10g	珍珠母 30g		

14 剂，水煎服，日 2 次。

2015 年 5 月 29 日六诊：患者服药后，下腹部疼痛消失，腹部包块未出现，夜间睡眠好转，偶有头痛、胃胀、嗳气。舌淡，苔薄白，脉弦数。继用前方 14 剂，水煎服，日 2 次。

按：患者素体中阳不足，温煦失司，气机阻滞不畅，表现为腹痛伴有包块。若气机疏散，则包块可随之消失。土虚木乘，可见胸闷、心烦；中阳不足，可导致湿邪停滞。治疗应以行气散寒化湿为主，待湿邪祛除后，佐加入血分药物以活血。至五诊时，见气郁而化热之兆，遂佐加平肝之品。

❾ 医案四

基本信息：梁某，男，32 岁，2016 年 4 月 8 日就诊。

主诉：间断性右下腹痛 5 个月。

现病史：患者 5 个月前无明显诱因出现右下腹疼痛，隐隐作痛，无放射痛及牵涉痛，无恶心、呕吐、发热、腹泻等不适症状，于北京某医院消化专科就诊，采用马来酸曲美布汀、双歧杆菌治疗 1 个月，效果不佳，查肝功能正常，腹部超声示脂肪肝、回盲部肠管略增厚，胃镜示反流性食管炎、慢性浅表性胃炎伴胆汁反流、十二指肠霜斑样溃疡、幽门螺杆菌感染，结肠镜示回肠末端炎症，腹部增强 CT 示脂肪肝，采用泮托拉唑制酸、胶体果胶铋保护胃黏膜，联合阿莫西林克拉维酸钾、克拉霉素，根除幽门螺杆菌，经治疗后，复查幽门螺杆菌已转阴，但下腹部疼痛仍在，采用美沙拉嗪治疗 2 周，缓解不明显，遂于中医门诊治疗。症见：间断性右下腹疼痛，隐隐作痛，无放射痛及牵涉痛，排便后可略有缓解，进食刺激性食物后加重，大便每日 1 次，无黏液脓血便，无恶心、呕吐、发热、腹泻，情绪略急躁，食欲可，睡眠正常，小便正常。舌淡胖，苔黄腻，脉弦细数。查体未见异常。辅助检查：

腹部超声示脂肪肝、回盲部肠管略增厚，胃镜示反流性食管炎（LA-B级）、慢性浅表性胃炎伴胆汁反流、十二指肠霜斑样溃疡、幽门螺杆菌感染，结肠镜示回肠末端炎症，肠镜病理示黏膜可见大量中性粒细胞浸润，腹部增强CT示脂肪肝。

诊断：腹痛－湿热阻滞，气机不畅证。

方药：

广藿香 10g	佩兰 10g	白豆蔻 5g	大腹皮 10g
紫苏梗 10g	陈皮 10g	枳壳 10g	败酱草 15g
白头翁 30g	黄连 6g	木香 6g	焦神曲 15g
焦麦芽 15g	鸡内金 15g	姜厚朴 10g	茯苓 10g
炒薏苡仁 15g	炒白芍 10g	炙甘草 10g	

7剂，水煎服，日2次。

2016年4月15日二诊：患者服药后，下腹部疼痛略有减轻，时有恶心，进食后明显，睡眠正常，大便偶尔有黏液，无便血、里急后重。舌淡胖，苔黄腻，脉弦细。上方加法半夏9g、竹茹10g。7剂，水煎服，日2次。

2016年4月22日三诊：患者服药后，下腹部疼痛减轻，恶心好转，大便有黏液。舌淡，苔薄白，脉弦细。上方加当归10g、郁金10g。7剂，水煎服，日2次。

2016年4月29日四诊：患者服药后，下腹部疼痛减轻，恶心未发作，食欲正常，大便每日1次，未见有白色黏液。舌淡，苔薄白，脉弦细。继用上方14剂，水煎服，日2次。

2016年5月6日五诊：患者服药后，腹部疼痛未发作，食欲正常，大便略干燥，每日1次。舌淡胖，苔薄白，脉弦细。上方去败酱草、白头翁、黄连，加太子参15g、山药15g。14剂，水煎服，日2次。

按：患者平素情绪急躁，肝失条达，气机不畅；肝郁克脾，肝脾不和，气机不利；肝木克土，脾胃亏虚，饮食水谷代谢异常，水谷不得正化而化生水湿饮邪，久则成湿热。这些病理变化均可引起脏腑经络气血郁滞，进而引发腹痛。本病虚实夹杂，虚为脾虚，实为湿热、气滞，治疗应平衡虚实，初期宜祛邪，后期宜扶正。患者初诊时结合其临床症状及舌脉，考虑为湿热阻滞，治疗宜清化湿热，佐以行气和血。待湿热得清后，再加强健脾益气药物治疗。

八、泄泻

❾ 医案一

基本信息：胡某，男，56 岁，2014 年 10 月 17 日就诊。

主诉：间断性大便不成形 5 年。

现病史：患者 5 年前因进食油腻生冷食物后出现大便不成形，平均每日排便 4 次，便后腹痛缓解，伴有腹胀、反酸烧心、胃脘堵闷感，于某医院就诊，查胃镜示慢性浅表性胃炎伴糜烂，结肠镜示全结肠未见明显异常，采用雷贝拉唑、双歧杆菌调节肠道菌群，经治疗后效果不佳，又间断服用人参归脾丸，病情时有反复，为求进一步治疗，遂就诊于中医门诊。症见：大便不成形，平均每日排便 4 次，偶有食物残渣，便前腹痛，便后痛减，喜暖怕凉，口干不渴，牙龈肿痛。舌淡红，苔薄白，脉弦。既往史：高血压、高脂血症、脂肪肝、胆囊炎。查体未见明显异常。辅助检查：胃镜示慢性浅表性胃炎伴糜烂；结肠镜示全结肠未见明显异常；血常规、尿常规、便常规未见异常。

诊断：泄泻 - 脾肾阳虚，湿气内盛证。

方药：

茯苓 12g	太子参 15g	炒白术 10g	炒白扁豆 15g
陈皮 10g	山药 15g	炒薏苡仁 15g	木香 10g
砂仁 6g	醋香附 10g	焦神曲 15g	焦麦芽 15g
醋鸡内金 15g	紫苏梗 10g	酒白芍 12g	莲子肉 15g
肉豆蔻 6g	冬瓜皮 15g	竹茹 12g	

7 剂，水煎服，日 2 次。

2014 年 10 月 24 日二诊：患者诉大便平均每日 3 次，不成形，腹痛缓解，余症状同前。舌脉同前。前方改扁豆为 30g。14 剂，水煎服，日 2 次。

2014 年 11 月 7 日三诊：患者诉大便不成形，每日 1 次，无明显腹痛，口干渴缓解，牙龈不肿，夜眠不佳。舌脉同前。上方加远志 10g、合欢皮 10g、石菖蒲 10g。14 剂，水煎服，日 2 次。

2014 年 11 月 21 日四诊：患者诉大便成形，每日 1 次，夜眠好转。舌脉同前。继用上方 7 剂，水煎服，日 2 次。

按：患者泄泻日久伤及脾肾，导致清气不升，正如《素问·阴阳应象大论》中曰："清气在下，则生飧泄"，"湿胜则濡泻"。治疗以益气温脾、利湿固肾为主，方选参苓白术散加味，药后症状缓解。

☯ 医案二

基本信息：秦某，男，33 岁，2014 年 9 月 29 日就诊。

主诉：间断性大便不成形伴乏力 3 年。

现病史：患者 3 年前无明显诱因出现大便不成形，腹痛，平均每日排便 5 次，时有不消化食物，伴有乏力倦怠，无恶心、呕吐、反酸烧心、胃痛等症状，采用地衣芽孢杆菌活菌胶囊治疗，效果不佳，后于某医院行肠镜检查，结果提示全结肠未见明显异常，胃镜示反流性食管炎，采用制酸及保护胃黏膜治疗，但症状缓解不明显，遂转至中医门诊治疗。症见：大便不成形，完谷不化，每日排便 4～5 次，无脓血便，偶有食物残渣，乏力倦怠，面色苍白，无腹痛、恶心、呕吐，胃脘堵闷，无反酸烧心及胃痛，腰部酸痛，小便正常。舌淡，苔薄白，脉沉细。既往史：骨髓纤维化、脾大、贫血。查体：肝脾略大。辅助检查：血常规示白细胞计数 0.64×10^9/L、血红蛋白 85g/L、血小板计数 16×10^9/L；行骨髓穿刺多部位均为"干抽"，骨髓活组织检查结果提示骨髓纤维组织明显增生，粒系少见，红系多见，粒红系均以偏成熟阶段为主，巨核细胞多见，Fe+ 网状纤维（+++）；染色体分析 4 个细胞，未见克隆异常；CD55、CD59 检测结果均正常。

诊断：泄泻 - 脾肾两虚证。

方药：

炙黄芪 30g	太子参 30g	茯苓 12g	炒白术 10g
莲子肉 15g	麸炒山药 15g	白芍 12g	白扁豆 30g
陈皮 10g	砂仁 6g	鸡内金 10g	建神曲 12g
炙甘草 3g	醋五味子 10g	升麻 3g	柴胡 3g
熟地黄 10g	阿胶 15g	炒麦芽 12g	山茱萸 10g
桑寄生 30g	续断 15g	枸杞子 15g	当归 10g

20 剂，水煎服，日 2 次。

2014 年 10 月 17 日二诊：患者诉大便较前好转，仍不成形，完谷不化，每日排便 3 次，乏力倦怠，面色苍白，偶有恶心、胃堵闷。舌淡，苔薄白，脉沉细。前方去熟地黄、阿胶珠、太子参，改白术为 15g、茯苓 15g，加党参 30g。14 剂，水煎服，日 2 次。

2014 年 11 月 21 日三诊：患者诉大便略不成形，每日 1 次，乏力倦怠略有好转，腰部酸痛，面色苍白，食欲不振。舌淡，苔薄白，脉沉细。前方加熟地黄 15g、阿胶珠 15g。14 剂，水煎服，日 2 次。

2014 年 12 月 12 日四诊：患者诉大便成形，每日 1 次，乏力倦怠好转，腰部酸痛，面色苍白，食欲不振。舌淡，苔薄白，脉沉细。继用前方 14 剂，水煎服，日 2 次。

按：患者因长期患病，脾肾两虚，运化失职，导致水谷不化，升降失调，清浊不分，故见泄泻、乏力；脾胃虚弱，气血生化不足，故见面色苍白、乏力倦怠。治疗以健脾益气、补肾填精为主，方选补中益气汤加补肾养血填精药物治疗。

☯ 医案三

基本信息：李某，男，44 岁，2015 年 3 月 13 日就诊。

主诉：间断性腹痛、腹泻 10 余年，加重 20 天。

现病史：患者 10 余年前因与家人生气后出现大便不成形，平均每日排便 4 次，伴有腹痛，便后痛减，经过中西医治疗后症状缓解，但 10 余年来反复发作。20 天前，因家庭琐事患者与邻居发生争执，致使症状加重，腹部疼痛剧烈，不能忍受，大便后腹痛缓解，每日排便 10 余次，不成形，呈稀水样，头晕，乏力，心慌，气短，胸闷，于某医院急诊就诊，行血常规检查，结果显示中性粒细胞百分比 76%，便常规未见异常，尿常规示酮体（++），腹平片未见明显异常，心电图示窦性心动过速，生化示谷丙转氨酶 47U/L、白蛋白 35g/L，诊断为急性胃肠炎，给予静脉补液、纠正酮体、止泻治疗，治疗 3 天后症状好转，为求进一步治疗，遂就诊于中医门诊。症见：大便不成形，平均每日排便 7~8 次，偶有稀水样便，可见食物残渣，便前腹痛，便后缓解，有肛门烧灼感，情绪急躁易怒，胸脘胀痛，气短，乏力，偶有心慌，头晕疼痛，入睡困难，小便量少。舌红，苔白厚，脉沉滑有力。查体：血压130/90mmHg，心率106次/分，腹软，无压痛、反跳痛及肌紧张，肝脾肋下未触及，肠鸣音活跃。

诊断： 泄泻 – 肝脾失调，气火冲逆证。

方药：

柴胡 10g	白芍 10g	陈皮 10g	枳壳 6g
香附 10g	紫苏梗 10g	天麻 10g	钩藤 10g
石决明 30g	茯苓 20g	白术 20g	白扁豆 30g
山药 10g	炒薏苡仁 30g	砂仁 6g	莲子肉 10g
生龙骨 30g	生牡蛎 30g	法半夏 9g	焦神曲 15g
焦麦芽 15g	鸡内金 10g		

7剂，水煎服，日2次。

2015年3月20日二诊：患者诉服药后大便次数较前减少，平均每日排便5～6次，不成形，可见食物残渣，偶有肛门烧灼感，里急后重，腹胀痛、头晕、头痛症状略好转，余症状同前。舌脉同前。前方加木香 6g、黄连 6g。7剂，水煎服，日2次。

2015年3月27日三诊：患者诉服药后大便次数较前减少，平均每日排便3～4次，溏泄，可见食物残渣，便前腹痛症状消失，头晕、头痛、腹胀痛、排便里急后重、肛门烧灼感症状明显好转，仍有气短、乏力、入睡困难。舌脉同前。继用前方14剂，水煎服，日2次。

2015年4月10日四诊：患者诉服药后头晕、头痛、肛门烧灼感症状消失，所有症状均较前缓解，平均每日排便3～4次，可见食物残渣，气短、乏力、入睡困难、胸闷、腹胀好转。舌红，苔白略腻，脉沉滑。前方去木香、黄连、天麻、钩藤、石决明，加厚朴 10g、太子参 15g、白豆蔻 6g、肉豆蔻 10g、补骨脂 10g、吴茱萸 6g、郁金 10g。14剂，水煎服，日2次。

2015年4月24日五诊：患者诉服药后大便成形，每日1～2次，便前已无腹痛，里急后重、完谷不化症状消失，气短、乏力症状好转，偶有心慌、入睡困难，情绪平稳。舌淡，苔薄白腻，脉沉滑。调整方药如下：

柴胡 10g	白芍 10g	陈皮 10g	枳壳 6g
香附 10g	紫苏梗 10g	茯苓 30g	炒白术 30g

炒白扁豆 30g	炒山药 15g	炒薏苡仁 30g	砂仁 6g
莲子肉 15g	焦神曲 15g	焦麦芽 15g	鸡内金 10g
厚朴 10g	太子参 20g	肉豆蔻 10g	补骨脂 10g
吴茱萸 6g	郁金 10g	炒枣仁 15g	柏子仁 15g
炙黄芪 15g			

14 剂，水煎服，日 2 次。

2015 年 5 月 8 日六诊：患者诉服药后大便成形，每日 1 次，略干燥，气短、乏力症状消失，偶有心慌，夜眠好转，情绪平稳。舌淡，苔薄白腻，脉沉滑。调整方药如下：

柴胡 10g	白芍 10g	陈皮 10g	当归 10g
茯苓 10g	炒白术 10g	炒山药 15g	砂仁 6g
焦神曲 15g	焦麦芽 15g	鸡内金 10g	太子参 10g
郁金 10g	炒枣仁 15g	柏子仁 15g	远志 10g

14 剂，水煎服，日 2 次。

1 年后，患者家属告知，停药后脾气明显好转，腹痛、腹泻症状未发作。

按：患者肝失疏泄，横逆犯脾，导致脾气不升，出现腹痛、泄泻、泄后痛减症状；肝气郁结日久化火，故见情绪急躁易怒；火邪上扰可见头晕、头痛、心慌；火邪下注可见肛门灼热。本病属虚实夹杂之证，虚为脾肾亏虚，实为火热、水湿，治疗以平肝健脾化湿为基本大法。初诊时仿逍遥散、天麻钩藤饮、参苓白术散之意进行加减，待四诊时肝火得清，再加用健脾益气药物及四神丸治疗，以逐渐缓解病情。针对患者情绪波动的问题，以逍遥散疏肝健脾益气巩固治疗。需注意的是，初诊时未使用四神丸的原因是以防辛热之品加重肝阳上亢之证。

医案四

基本信息：张某，女，40 岁，2014 年 8 月 11 日就诊。

主诉：大便不成形伴恶心 5 天。

现病史：患者 5 天前因饮食不节受凉后出现大便不成形，平均每日排便 8 次，呈稀水样便，伴有腹痛、恶心，呕吐胃内容物 1 次，无反酸烧心、胃部疼痛，头痛头晕，恶寒发热，测体温 37.4℃，无鼻塞、流涕、咳嗽、咳痰，于某医院急诊科就诊，查血常规示中性粒细胞百分比 80.3%，尿常规、便常规未见异常，诊断为急性胃炎，给予左氧氟沙星抗炎、补液支持治疗，3 天后恶寒发热症状减轻，仍有恶心、大便不成形，遂求诊于中医门诊。症见：大便不成形，每日 4 次，呈稀水样便，食欲不振，恶心，头晕，倦怠乏力，自觉恶寒。舌淡，苔白腻，脉弦滑寸脉浮。既往体健。

诊断： 泄泻－风寒夹湿证。

方药：

藿香 10g	茯苓 10g	紫苏叶 10g	陈皮 10g
白术 10g	白扁豆 30g	法半夏 9g	生姜 10g
砂仁 8g	桔梗 10g	炙甘草 10g	紫苏梗 10g
焦神曲 15g	焦麦芽 15g	鸡内金 10g	

7 剂，水煎服，日 2 次。

2014 年 8 月 18 日二诊：患者诉服药后大便成形，每日 1 次，食欲好转，咽喉不适症状消失，恶心、头晕减轻，倦怠乏力。舌淡，苔白腻，脉弦滑。前方去紫苏叶、桔梗，加太子参 10g、炒薏苡仁 12g。7 剂，水煎服，日 2 次。

按： 本例患者因外感寒湿，侵袭皮毛肺卫，进食生冷食物伤及脾阳，寒湿内盛，困阻脾土，以致脾胃升降功能失调，清浊不分，出现泄泻、完谷不化症状。治疗以芳香化湿、解表散寒为主，方选藿香正气散加减。

治疗泄泻时应格外注意湿邪，即所谓"无湿不成泄"。正如《杂病源流犀烛·泄泻源流》中所言："湿盛则飧泄，乃独由于湿耳，不知风寒热虚，虽皆能为病，苟脾强无湿，四者均不得而干之，何自成泄？是泄虽有风寒热虚之不同，要未有不原于湿者也。"

九、便秘

医案一

基本信息： 李某，女，67 岁，2014 年 11 月 14 日就诊。

主诉： 便秘进行性加重 15 年。

现病史：患者诉 15 年前无明显诱因出现大便不畅，排便费力，2 日 1 次，无便血、便脓，无腹痛、恶心呕吐，自行服用麻仁润肠丸，便秘症状略有缓解。近 5 年来，患者服用麻仁润肠丸，效果不佳，遂于医院门诊就诊，行结肠镜检查，结果提示结肠黑变病、结肠多发息肉（山田 I - Ⅲ 型），入院行结肠多发息肉电切术、口服乳果糖治疗，症状略有缓解。近日来，患者便秘加重，平均 1 周排便 1 次，遂于中医门诊治疗。症见：大便不畅，7 日 1 次，排便费力、乏力、气短、胸闷、口干、口渴、口苦，排气正常，无腹痛、呕吐、发热等不适，食欲可，心烦急躁，入睡困难。舌红，苔少，脉弦数。既往史：高血压、冠心病、糖尿病。查体未见明显异常。

诊断：便秘 – 气阴亏虚，肠腑气机不畅。

方药：

牡丹皮 12g	黄芩 10g	陈皮 10g	建神曲 15g
炒麦芽 15g	姜厚朴 10g	麸炒枳实 10g	竹茹 12g
瓜蒌 30g	莱菔子 12g	郁金 12g	槟榔 10g
火麻仁 15g	白芍 10g	当归 10g	北沙参 30g
麦冬 15g	石斛 15g	黄芪 15g	生地黄 10g

14 剂，水煎服，日 2 次。

2014 年 12 月 1 日二诊：患者诉服药后大便不畅、口干、口渴较前好转，7 日 1 次，排便费力，乏力、气短、胸闷，入睡困难。舌脉同前。前方改火麻仁 20g、当归 15g，加鸡内金 15g、元明粉 5g^(分冲)。14 剂，水煎服，日 2 次。

2014 年 12 月 15 日三诊：患者服药后大便不畅、口干、口渴较前明显好转，大便 3 日 1 次，排便费力，乏力、气短、胸闷仍在，入睡困难。舌脉同前。上方去元明粉，加酸枣仁 15g、柏子仁 15g。14 剂，水煎服，日 2 次。

2014 年 12 月 29 日四诊：患者服药后大便 2 日 1 次，排便较前通畅，口干、口渴症状消失，睡眠较前好转。舌淡，苔薄白，脉弦细数。上方去槟榔，加太子参 15g。14 剂，水煎服，日 2 次。

2015 年 1 月 12 日五诊：患者服药后大便每日 1 次，排便通畅，口干、口渴症状消失，睡眠好，乏力、气短、胸闷症状好转。继用上方 14 剂，巩固疗效。

按：患者年高体弱，气阴不足，肠腑津亏，无水舟停，大肠传导无力，故见大便不畅、乏力、气短；阴虚火旺则出现口干、口苦。治疗应以益气养阴、行气通腑为法。正如《医宗必读·大便不通》所言："更有老年津液干枯，妇人产后亡血，及发汗利小便，病后血气未复，皆能秘结。"

9 医案二

基本信息：周某，女，86 岁，2014 年 10 月 31 日就诊。

主诉：便秘 20 年。

现病史：患者诉 20 年前无明显诱因出现大便不畅，排便费力，2 日 1 次，偶有排便时肛门疼痛，便后可见少许鲜血，多年来服用麻仁丸及使用开塞露治疗，效果不佳，遂于中医门诊求治。症见：大便不畅，7～10 日 1 次，排便费力，需用开塞露联合温水坐浴才能排出大便，伴有乏力、气短、畏寒肢冷、腰部酸痛、口干口渴，排气正常，食欲不振，偶有腹痛。舌红，苔少，脉弦数。既往史：高血压、冠心病、脑梗死。查体未见明显异常。辅助检查：头部 CT 示脑梗死；颈动脉彩超示双侧颈动脉可见斑块样硬化；腹部 CT 示肝内钙化灶、胆囊多发结石；胸部 CT 示右肺上叶可见条索样影。

诊断：便秘－肾精不足，肠腑失于濡养。

方药：

北沙参 30g	麦冬 15g	石斛 15g	熟地黄 10g
麸炒山药 15g	桑寄生 30g	续断 15g	牛膝 15g
太子参 30g	茯苓 15g	炒白术 12g	当归 15g
柏子仁 15g	酸枣仁 20g	远志 10g	鸡血藤 15g
生黄芪 15g	肉苁蓉 15g		

14 剂，水煎服，日 2 次。

2014 年 11 月 14 日二诊：患者服药后乏力气短略有好转，大便较前通畅，5 日 1 次，排便费力，余症状同前。舌脉同前。上方加火麻仁 15g、玄参 15g。14 剂，水煎服，日 2 次。

2014 年 11 月 28 日三诊：患者服药后大便较前通畅，5 日 1 次，乏力、气短好转，食欲不振，饭量较前减少，余症状同前。舌脉同前。前方加焦神曲 15g、焦麦芽 15g。14 剂，水煎服，日 2 次。

2014 年 12 月 12 日四诊：患者服药后大便较前通畅，每日 1 次，乏力、气短、畏寒肢冷症状缓解，食欲恢复正常。舌淡红，苔薄白，脉弦数。继用本方 14 剂，水煎服，日 2 次。

按： 本例患者为老年人，年老体衰，肾精不足。肾具有主五液而司二便的功能，肾阴不足则肠道失润，肾阳不足则大肠失于温煦而传送无力，从而引发排便不畅，形成便秘。治疗应以滋补肾精为主，可选用增液汤、六味地黄丸、济川煎等。

便秘的治疗当分虚实而治。基本原则是，实证治疗以祛邪为主，如清热、理气之法，使邪去便通；虚证治疗以扶正为先，如滋阴养血、益气温阳，使正盛便通。对于老年便秘患者，其正气已虚，气血不足，且常合并痰湿、瘀血、火热等病理因素，便秘往往持续时间较长，或已尝试多种泻药，病情多为虚实夹杂，因此治疗应以恢复自主排便为目标。六腑以通为用，对于大便干结的症状，虽可采用下法，但应以润下为首选。在某些特殊情况下，虽可暂用攻下之药，但也应以缓下为宜，旨在使大便软化易于排出，而非盲目使用大黄、芒硝等峻下之属。大剂量使用攻伐类药物会伤及正气，可能引发脏腑阴阳离决的危证。

医案三

基本信息： 李某，女，32 岁，2016 年 10 月 21 日就诊。

主诉： 便秘 3 年。

现病史： 患者 3 年前无明显诱因出现大便不畅、黏腻症状，3 日 1 次，伴有胸腹胀满、口干口苦，自行服用便通胶囊治疗，症状缓解。近几日，患者因与家人生气，致使大便不畅加重，7 日 1 次，胸腹满闷，腹部胀满，嗳气，反酸烧心，胸骨后疼痛，无心慌，行胃镜检查，结果提示慢性浅表性胃炎伴胆汁反流、反流性食管炎、食管中段溃疡，结肠镜示结肠黑变病，采用制酸、保护胃黏膜治疗后反酸烧心、胸骨后疼痛症状缓解，但大便不畅症状仍在，遂求诊于中医门诊治疗。既往体健。症见：大便不畅，7 日 1 次，胸腹满闷，腹部胀满，嗳气，反酸烧心，胸骨后疼痛，口干口苦，咽中痰黏，心烦，急躁易怒，睡眠差，末次月经为 2016 年 10 月 17—20 日，经行腹痛，月经血块多，量少，色暗。舌红，苔黄略腻，脉弦滑数。辅助检查：胃镜示慢性浅表性胃炎伴胆汁反流、反流性食管炎（LA-B 级）、食管中段溃疡；结肠镜示结肠黑变病；腹部 B 超示脂肪肝、胆囊壁毛糙、泥沙样胆结石；甲状腺彩超示右侧甲状腺结节；甲状腺功能正常。

诊断：便秘－气机郁滞证。

方药：

柴胡 10g	当归 10g	白芍 10g	紫苏梗 10g
郁金 10g	合欢皮 10g	枳壳 10g	厚朴 10g
莱菔子 10g	牡丹皮 10g	浙贝母 10g	连翘 10g
金钱草 15g	海金沙 15g	瓜蒌 30g	黄连 6g
吴茱萸 3g	麦冬 15g	石斛 15g	焦神曲 15g
焦麦芽 15g	鸡内金 10g		

7 剂，水煎服，日 2 次。

2016 年 10 月 28 日二诊：患者服药后胸腹满闷、心烦急躁症状减轻，反酸烧心症状略有缓解，大便不畅，7 日 1 次，口干口苦，咽中不适。舌脉同前。上方加元明粉 3g^{（冲）}，改莱菔子为 15g。7 剂，水煎服，日 2 次。

2016 年 11 月 4 日三诊：患者服药后胸腹满闷、心烦急躁、反酸烧心、口干口苦症状均有缓解，大便较前通畅，5 日 1 次。舌红，苔腻，脉弦数。上方去元明粉、枳壳，加焦槟榔 10g、枳实 10g。7 剂，水煎服，日 2 次。

2016 年 11 月 11 日四诊：患者服药后胸腹满闷、心烦急躁、反酸烧心、口干口苦症状均有缓解，家属诉患者脾气明显好转，大便 3 日 1 次。舌红，苔薄白，脉弦数略滑。调整方药如下：

柴胡 10g	当归 10g	白芍 10g	紫苏梗 10g
合欢皮 10g	麦冬 15g	石斛 15g	焦神曲 15g
焦麦芽 15g	鸡内金 10g	陈皮 10g	砂仁 10g
益母草 10g			

7 剂，水煎服，日 2 次。

2016 年 11 月 18 日五诊：患者服药后心烦急躁、反酸烧心、口干口苦症状消失，月经已来潮 3 日，无明显不适，月经量恢复正常，无血块，无痛经，大便 2 日 1 次，排便不畅。舌红，苔薄白，脉弦数。上方去砂仁，加太子参 15g、北沙参 15g、枳壳 10g、厚朴 10g、浙贝母 10g、瓜蒌 30g、火麻仁 15g、金钱草 15g、海金沙 15g。7 剂，水煎服，日 2 次。

2016 年 11 月 25 日六诊：患者服药后大便通畅，每日 1 次，偶有胸闷、心慌，睡眠差，3 天前右胁肋部疼痛，第 2 天症状缓解。舌脉同前，上方去瓜蒌，加酸枣仁 15g、柏子仁 15g。7 剂，水煎服，日 2 次。嘱患者复查 B 超。

2016 年 12 月 2 日七诊：患者服药后无明显不适，B 超示脂肪肝、胆囊壁毛糙，未见泥沙样结石。舌脉同前。继用上方 14 剂，水煎服，日 2 次。

按：患者为年轻女性，平日情绪波动明显，肝气郁结，导致月经不畅；肝气横逆犯胃，胃气不降，腑气郁滞，传导失职，糟粕内停。正如《金匮翼·便秘》曰："气闭者，气内滞而物不行也。"肝气横逆克土，进一步影响脾胃运化水谷的功能，导致痰湿内蕴，日久化热，出现咽中痰黏的症状；湿热内蕴，胆汁炼液成石。治疗应以理气导滞、清化湿热为法。在月经来潮之前，应适当调整影响月经的药物。经过治疗后，患者临床症状得到缓解，且泥沙样结石顺利排出。

第四节　肝胆病证

胁痛

医案一

基本信息：赵某，女，57 岁，2015 年 1 月 12 日就诊。

主诉：胁肋部胀痛 1 个月。

现病史：患者 1 个月前无明显诱因出现双胁部不适，无疼痛、发热、恶心、呕吐等不适症状，时有反酸烧心、胸闷憋气、后背及肩胛部疼痛，就诊于某医院急诊，行心电图检查，未见明显异常，腹部 B 超示脂肪肝，未予特殊处理，自行服用气滞胃痛冲剂，症状缓解不明显，遂于中医门诊求治。症见：双胁肋部疼痛，左胁肋明显，无牵涉痛、放射痛，时有反酸烧心、胸闷憋气、肩胛部疼痛，食欲可，睡眠差，乏力气短，大便溏薄，每日 3 次，下腹隐痛，小便正常。舌红，苔薄白，脉弦细。既往史：高血压。查体未见明显异常。辅助检查：心电图正常、心梗三项阴性；肝功能、肾功能、心肌酶谱未见异常；腹部 B 超示脂肪肝；胃镜示慢性糜烂性胃炎伴胆汁反流；结肠镜示结肠息肉（山田 II 型）。

诊断：胁痛 – 肝郁气滞证。

方药：

当归 10g	酒白芍 12g	茯苓 12g	炒白术 10g
陈皮 10g	紫苏梗 10g	炒白扁豆 30g	山药 15g
砂仁 6g	合欢皮 12g	制远志 10g	焦神曲 15g
焦麦芽 15g	炒枳壳 12g	乌药 10g	黄连 6g
炙黄芪 15g	薄荷 6g	炒薏苡仁 15g	炙甘草 3g
北柴胡 10g	川楝子 12g	醋延胡索 10g	吴茱萸 3g

7 剂，水煎服，日 2 次。

2015 年 1 月 19 日二诊：患者服药后胁痛减轻，晨起进食油腻后便溏，反酸，寐可，乏力。舌淡红，苔薄白，脉弦。上方去乌药、黄连、薄荷、醋延胡索、川楝子、吴茱萸，加太子参 20g、肉豆蔻 6g。7 剂，水煎服，日 2 次。

2015 年 1 月 26 日三诊：患者服药后胁痛减轻，大便不成形，每日 3 次，偶有腹痛，反酸烧心，睡眠差。舌红，苔薄白，脉弦。上方改茯苓为 15g、白术 15g，加海螵蛸 10g、浙贝母 10g。7 剂，水煎服，日 2 次。

2015 年 2 月 2 日四诊：患者服药后胁痛症状减轻，大便略成形，每日 2 次，反酸烧心症状减轻，睡眠差。舌脉同前。上方去乌药，加生龙骨、生牡蛎各 30g。7 剂，水煎服，日 2 次。

2015 年 2 月 9 日五诊：患者诉与家人生气后，头痛头晕、胁肋疼痛加重，大便不成形，每日 3 次，偶有腹痛，睡眠差。舌脉同前。调整方药如下：

天麻 10g	钩藤 10g	石决明 30g	陈皮 10g
白术 10g	石菖蒲 10g	郁金 10g	茯苓 15g
白扁豆 30g	山药 15g	砂仁 10g	莲子肉 15g
枳壳 10g	香附 10g	紫苏梗 10g	郁金 10g
合欢皮 10g	炒白芍 10g	珍珠母 30g	蔓荆子 10g
焦神曲 15g	焦麦芽 15g	鸡内金 10g	

7 剂，水煎服，日 2 次。

2015 年 2 月 16 日六诊：患者服药后头痛头晕、胁肋疼痛症状减轻，大便略成形，每日 2 次，腹痛，进食冷食后加重。舌脉同前。前方加生姜 6g。7 剂，水煎服，日 2 次。

2015年3月2日七诊：患者服药后头痛头晕症状消失，仍有胁肋疼痛，大便略成形，每日两次，腹痛。舌脉同前。调整方药如下：

当归 10g	酒白芍 12g	茯苓 15g	炒白术 15g
陈皮 10g	紫苏梗 10g	炒白扁豆 30g	山药 15g
砂仁 6g	合欢皮 12g	制远志 10g	焦神曲 15g
焦麦芽 15g	炒枳壳 12g	柴胡 10g	莲子肉 10g
炒薏苡仁 15g	香附 10g	生姜 6g	太子参 15g
炙甘草 3g			

7剂，水煎服，日2次。

2015年3月9日八诊：患者服药后胁肋部疼痛、腹痛减轻，大便成形，每日1次，睡眠差。舌脉同前。上方加炒枣仁15g。7剂，水煎服，日2次。

2015年3月16日九诊：患者服药后胁肋部疼痛减轻，偶有腹痛，进食油腻后加重，大便不成形，睡眠差。舌脉同前。上方加炙黄芪15g、延胡索10g。7剂，水煎服，日2次。

2015年3月23日十诊：患者服药后胁肋部疼痛消失，偶有腹痛，畏寒肢冷，大便不成形，每日1次，睡眠略好转。舌脉同前。上方去生姜，加干姜10g。7剂，水煎服，日2次。

按：患者为中年女性，因情志不畅导致肝失条达，气机郁滞，络脉失和，引发胁痛。肝木克土，脾胃升降失调，脾气不升，胃气不降，出现反酸烧心、大便不成形等症状。治疗宜选用疏肝理气止痛之法，方用柴胡疏肝散合参苓白术散加减。患者五诊时，因情绪波动导致病情反复，且肝郁化火明显，治疗以平肝健脾为法，选用天麻钩藤饮合参苓白术散，症状缓解后，继续采用疏肝健脾化湿之法进行治疗，最终胁痛完全缓解。

☯ 医案二

基本信息：王某，女，46岁，2015年3月13日就诊。

主诉：间断性胁肋部胀痛半年。

现病史：患者半年前因与家人吵架后出现胁肋部胀痛，伴胸闷憋气、心慌，口干口苦，食欲不振，反酸烧心，胃胀满，自行服用铝碳酸镁后症状缓解不明显，间断就诊于医院，行胃镜检查，结果提示慢性萎缩性胃炎伴糜烂，结肠镜示结肠多发息肉、直肠炎，使用泮托拉唑、胃复春治疗，症状缓解不明显，遂转至中医门诊治疗。症见：胁肋部胀痛，胸闷，胃脘胀满，夜寐不眠，口干口苦，腹中鸣叫，易急躁，纳食不香，大便难解。舌暗红，有瘀斑，苔少，脉弦缓。既往史：高脂血症、脂肪肝、甲状腺弥漫性肿大、子宫肌瘤术后。查体未见明显异常。辅助检查：胃镜示慢性萎缩性胃炎伴糜烂；结肠镜示结肠多发息肉、直肠炎；腹部彩超示脂肪肝、肝内钙化灶；甲状腺彩超示甲状腺弥漫性肿大；甲功正常；血脂示胆固醇 6.6mmol/L、甘油三酯 1.8mmol/L、高密度脂蛋白 0.9mmol/L、低密度脂蛋白 2.7mmol/L。

诊断： 胁痛 – 肝阴不足证。

方药：

北沙参 30g	陈皮 10g	郁金 12g	焦神曲 15g
焦麦芽 15g	醋鸡内金 15g	炒枳壳 12g	百合 10g
紫苏梗 10g	茯神 15g	炒白术 10g	麦冬 15g
石斛 15g	合欢皮 12g	柴胡 10g	牡丹皮 10g
白芍 10g	竹茹 10g	当归 10g	醋延胡索 10g
川楝子 12g	炒酸枣仁 20g	制远志 10g	

7 剂，水煎服，日 2 次。

2015 年 3 月 20 日二诊：患者诉胁肋胀痛、胃脘胀满、口干口苦减轻，食欲不振，大便不畅。舌暗红，有瘀斑，苔少，脉弦缓。上方去竹茹、百合，加厚朴 10g。7 剂，水煎服，日 2 次。

2015 年 3 月 27 日三诊：患者诉服药后胁肋胀痛明显减轻，口干口苦、胃脘胀满、夜眠差较前好转。舌脉同前。前方去醋延胡索、川楝子。14 剂，水煎服，日 2 次。

2015 年 4 月 10 日四诊：患者服药后胁肋胀痛、口干口苦消失，胸闷、胃脘胀满减轻，情绪较前平稳，睡眠反复波动。舌脉同前。上方去柴胡，加百合 15g。14 剂，水煎服，日 2 次。

按： 患者为中年女性，情志不舒导致肝气郁结，经脉不畅，不通则痛，发为胁痛。正如《金匮翼·胁痛统论》所言："肝郁胁痛者，悲哀恼怒，郁伤肝气。"肝气郁结，影响脾胃升降功能，胃气不降则见胃脘胀满；气郁日久化热，耗伤阴液，则见口干口苦。治宜滋阴柔肝、清热理气止痛。

☯ 医案三

基本信息：杨某，女，77 岁，2015 年 4 月 10 日就诊。

主诉：胁肋胀痛 2 年。

现病史：患者 2 年前无明显诱因出现间断性胁肋部胀痛，伴食欲不振，无恶心呕吐，无发热，无黑便，未进行系统诊疗。近 1 个月来，患者症状加重，伴反酸烧心，遂于昨日入我院就诊，行胃镜检查，结果提示十二指肠球部霜斑样溃疡、糜烂性胃炎、食管裂孔疝，腹部彩超示肝内钙化灶、肝囊肿、肾囊肿。症见：胁肋胀痛，痛感窜及下腹，心中烦乱，自觉胃中颤抖，胃中冷，夜寐不眠，口干渴，咽中痰黏，大便成形，每日 1 次，小便正常。舌暗红，有瘀斑，脉弦细结。既往史：高脂血症、冠心病支架置入术后、心房颤动。查体：腹软，剑突下压痛（＋），无反跳痛，无脐周压痛，肝脾肋下未触及，墨菲征（－），肠鸣音 3 次/分。辅助检查：血常规、尿常规、便常规未见异常，肝功能、肾功能、心肌酶未见异常，肿瘤标志物阴性。

诊断：胁痛 – 肝胃不和证。

方药：

北柴胡 10g	当归 10g	白芍 12g	茯苓 12g
炒白术 10g	北沙参 30g	柏子仁 15g	炒酸枣仁 20g
制远志 10g	陈皮 10g	焦神曲 15g	焦麦芽 15g
醋鸡内金 12g	郁金 12g	木香 10g	炒枳壳 12g
醋香附 10g	麦冬 15g	合欢皮 12g	川贝母 8g
石菖蒲 10g	百合 12g	醋延胡索 10g	川楝子 12g

7 剂，水煎服，日 2 次。

2015 年 4 月 17 日二诊：患者诉服药后胁肋胀痛、口干渴较前缓解，自觉胃部畏寒，肢冷，夜眠不佳，食欲不振，偶有胃胀、嗳气，大便每日 1 次，小便正常。舌脉同前。前方去川贝母，加生姜 6g、砂仁 10g。7 剂，水煎服，日 2 次。

2015 年 4 月 24 日三诊：患者诉服药后口干渴明显缓解，胁肋胀满、夜眠不佳减轻，胃部畏寒，食欲不振，偶有泛酸，大便每日 1 次，小便正常。舌暗红，有瘀斑，苔薄白，脉沉弦细。前方去北沙参、麦冬、川楝子、酸枣仁，生姜改为 10g。7 剂，水煎服，日 2 次。

2015 年 5 月 8 日四诊：患者诉服药后仍有胁肋胀满、胃部畏寒、食欲不振，偶有泛酸，夜眠正常，小便正常。舌暗红，有瘀斑，苔薄白，脉沉弦结。上方去柏子仁、百合、石菖蒲、远志，加厚朴 10g、桂枝 10g、炙甘草 10g。7 剂，水煎服，日 2 次。

2015 年 5 月 15 日五诊：患者诉服药后胁肋胀满、胃部畏寒、肢冷症状好转，食欲好转，头晕头胀，二便正常。舌脉同前。调整方药如下：

天麻 10g	钩藤 10g	石决明 30g	白芍 10g
陈皮 10g	枳壳 10g	香附 10g	郁金 10g
合欢皮 10g	砂仁 10g	焦神曲 15g	焦麦芽 15g
醋鸡内金 12g	厚朴 10g	木香 10g	生姜 10g
乌药 10g	醋延胡索 10g		

7 剂，水煎服，日 2 次。

按： 患者为老年女性，年高体衰，正气不足，情志不畅，肝气郁滞，失于疏泄，经脉气机不通，故见胁肋胀痛；脾胃气阴不足，故见口干渴、胃中冷；脾胃亏虚，气血生化不足，心脏失养，故见心悸、夜眠不安。治疗应以疏肝和胃、益气养阴通络为主，待气阴不足症状缓解后，再加用温中之品。

🌀 医案四

基本信息： 刘某，女，80 岁，2016 年 11 月 11 日就诊。

主诉： 右胁肋疼痛 1 年。

现病史： 患者 1 年前无明显诱因出现右胁肋隐痛，无恶心呕吐，偶有心慌，于某医院行心电图检查，结果提示窦性心动过速、ST-T 改变，腹部彩超未见明显异常，未采用特殊治疗。近日来，患者活动后胁肋不适及心慌加重，遂求诊于中医门诊。症见：右胁及胃脘部隐痛，咳嗽、咳痰，痰少、色白、不易咳出、偶有血丝，心慌、胸闷，劳累时加重，口干、口渴，眠差。舌淡暗，苔白略厚，边有齿痕，寸关略浮，尺脉弱。既往史：高血压、冠心病、支气管扩张、糖尿病。查体：神清，精神差，面色暗，面颊略红，双肺呼吸音粗，可闻及干湿啰音，脉搏 104 次 / 分，心律齐，腹平软，无压痛及反跳痛，肝脾肋下未触及，移动性浊音（－），肠鸣音 3 次 / 分，双下肢轻度浮肿。辅助检查：X 线示双肺纹理粗乱。

诊断： 胁痛－气阴不足，气滞痰郁，心神失养证。

方药：

北沙参 30g	麦冬 15g	石斛 15g	川楝子 12g
醋延胡索 10g	郁金 12g	紫苏梗 10g	炒枳壳 12g
姜厚朴 6g	北柴胡 10g	陈皮 10g	当归 10g
焦神曲 15g	焦麦芽 15g	醋鸡内金 15g	白芍 12g
百合 12g	酒女贞子 12g	墨旱莲 12g	川贝母 8g
竹茹 10g	醋香附 10g	柏子仁 15g	砂仁 10g

7 剂，水煎服，日 2 次。

2016 年 11 月 18 日二诊：患者诉心慌、口干渴略好转，右胁痛，腹中冷痛，咳嗽、咳痰、痰少、色白、不易咳出，眠差，双下肢略肿。舌淡暗，苔白略厚，边有齿痕，脉弦大。前方去女贞子、旱莲草、竹茹、香附、郁金、柴胡、当归，加酸枣仁 15g、冬瓜皮 30g、太子参 15g、茯苓 10g。7 剂，水煎服，日 2 次。

2016 年 11 月 25 日三诊：患者诉心慌症状消失，右胁痛、口干渴、夜眠好转，痰出通畅，双下肢略肿，胃怕冷。舌淡暗，苔白略厚，边有齿痕，脉弦大。前方去紫苏梗，加山药 15g、生姜 6g、姜半夏 6g。7 剂，水煎服，日 2 次。

2016 年 12 月 2 日四诊：患者诉口干渴、双下肢肿症状消失，右胁痛症状好转，痰出通畅，痰量较前减少。舌淡暗，苔白，边有齿痕，脉弦大。前方去酸枣仁、柏子仁、冬瓜皮。7 剂，水煎服，日 2 次。

2016 年 12 月 9 日五诊：患者诉右胁痛症状好转，无明显咳嗽、咳痰，乏力，气短，偶有胸闷、心慌，食欲正常，二便正常，夜眠差。舌淡暗，苔白，边有齿痕，脉大，重按无力。调整方药如下：

北沙参 30g	茯苓 15g	白术 10g	炙甘草 6g
北柴胡 10g	当归 10g	白芍 10g	陈皮 10g
合欢皮 10g	酸枣仁 15g	远志 10g	砂仁 10g
焦神曲 15g	焦麦芽 15g	醋鸡内金 15g	香附 10g
党参 15g	女贞子 10g	墨旱莲 10g	生姜 10g

7 剂，水煎服，日 2 次。

2016年12月16日六诊：患者诉右胁痛症状消失，气短，偶有胸闷、心慌，食欲正常，烦躁易急，二便正常，夜眠差。舌淡暗，苔白，边有齿痕，脉弦滑略数无力。调整方药如下：

北沙参 30g	党参 15g	茯神 10g	白术 12g
当归 10g	郁金 12g	紫苏梗 10g	炒枳壳 12g
姜厚朴 6g	北柴胡 10g	陈皮 10g	白芍 10g
焦神曲 15g	焦麦芽 15g	醋鸡内金 15g	仙鹤草 15g
醋香附 10g	远志 10g	山药 10g	柏子仁 15g
合欢皮 10g			

7剂，水煎服，日2次。

2016年12月23日七诊：患者诸症缓解，服药期间未见咳嗽带血，继用前方7剂，水煎服，日2次。

按：患者为老年女性，脏器功能衰弱，气血本不足，肝经失养，故见胁肋隐痛；素有伏痰在肺，痰邪日久化热伤及肺络，故见咳血；气血不足，排痰无力，故见痰少不易咳出；心脉失养，则见胸闷、心慌。本病属虚实夹杂之证，涉及脏腑较多。虚证为肝、胃、心气血不足，实证为气滞、痰阻。治疗应兼顾虚实两方面病机：补气不能助热，化痰不可过于温燥以免灼伤肺络，通络不可动血。治疗原则应以益气养阴柔肝、行气化痰通络为主，用药略偏凉，少佐和胃之品，如焦神曲、焦麦芽、鸡内金、砂仁，以免胃气壅滞。待阴亏症状稍缓解后，后续治疗应加强益气健脾以固其本，同时选用滋阴益气止血之品，避免动血。

第五节　心脑病证

一、头痛

⑨　医案一

基本信息：陈某，女，45岁，2016年7月25日就诊。

主诉：间断性头痛 1 年，加重 1 周。

现病史：患者 1 年前无明显诱因出现左侧头痛，伴头胀闷不舒，时有头晕耳鸣，无恶心呕吐、视物模糊等不适症状，曾于北京天坛医院就诊，诊断为血管神经性头痛，采用盐酸氟桂利嗪胶囊治疗，症状时有反复。近 1 周来，患者头痛头晕加重，伴双目干涩，偶有心悸，口略干，夜眠不实，采用盐酸氟桂利嗪胶囊、甲磺酸倍他司汀片治疗后效果不佳，遂转至中医门诊治疗。症见：左侧头痛，伴头胀闷不舒，时有头晕耳鸣，伴双目干涩，偶有心悸，口略干，夜眠不实，大便 2 日 1 次，今日为月经来潮第 2 日，经量适中，无血块。舌红，苔薄白，脉弦细。既往体健。查体：面色潮红，心肺腹（－）。辅助检查：头颅 MRI+MRA 示先天性脑动脉血管膨出。

诊断：头痛 – 肝阳上亢，心气不足证。

方药：

石决明 30g	天麻 10g	钩藤 15g	菊花 12g
远志 10g	麦冬 15g	石斛 15g	陈皮 10g
黄芩 10g	焦神曲 30g	焦麦芽 30g	竹茹 12g
酸枣仁 20g	柏子仁 15g	紫苏梗 12g	

7 剂，水煎服，日 2 次。

2016 年 8 月 1 日二诊：头痛发作减少，疼痛程度减轻，仍有头晕，双目干涩，心悸减轻，口干好转，夜眠稍有改善，大便每日 1 次。舌红，苔薄白，脉弦细。上方加夏枯草 12g、川牛膝 12g、石菖蒲 10g。7 剂，水煎服，日 2 次。

2016 年 8 月 8 日三诊：头痛缓解程度基本同上周，但头晕好转，目干涩减轻，心悸减少，气短乏力，口干缓解，夜眠渐安，二便调。舌红，苔薄白，脉弦细。上方加北沙参 30g。7 剂，水煎服，日 2 次。

2016 年 8 月 15 日四诊：头痛头晕症状消失，诸症好转。舌脉同前。前方加郁金 10g。7 剂，水煎服，日 2 次。

按：患者为中年女性，阴精渐亏，肝阳失敛而上亢，气壅脉满，清阳受扰而出现头痛头晕症状。治疗以滋阴平肝为法，方选天麻钩藤饮加减。

❾ 医案二

基本信息： 赵某，女，25 岁，2016 年 8 月 1 日就诊。

主诉： 头痛 1 周。

现病史： 患者 1 周前因加班工作后出现右侧头痛，时轻时重，伴头沉、昏蒙不清，双目畏风，双耳胀闷，困倦乏力，自行放松休息不能缓解，遂于中医门诊就诊。症状：右侧头痛，头沉、昏蒙，双目畏风，双耳胀闷，困倦乏力，口干苦，纳差，小便黄，大便黏滞不爽，每日 1～2 次。舌红，苔略黄腻，脉弦滑。既往体健。查体未见明显异常。末次月经为 2016 年 7 月 12 日。

诊断： 头痛 – 肝胆火炽，湿热内蕴证。

方药：

广藿香 10g	醒头草 10g	贡菊花 10g	生石决明 30g
天麻 10g	双钩藤 12g	夏枯草 12g	盐蒺藜 10g
酒黄芩 10g	石菖蒲 10g	广郁金 12g	紫苏梗 10g
广陈皮 10g	云茯苓 12g	炒枳壳 10g	丝瓜络 10g
川贝母 8g	川牛膝 12g	滑石粉 15g	

7 剂，水煎服，日 2 次。

2016 年 8 月 15 日二诊： 患者诉服药 7 剂后头痛明显缓解，遂自行又照上方取药 7 剂服用，药后头痛已解，头昏蒙减轻，双目畏风已除，耳胀缓解，困倦乏力减轻，脘腹胀满，小便调，大便不畅，每日 1 次。舌红，苔白，脉弦滑细。调整治疗方案，以行气化湿和中为法。

方药：

广木香 10g	缩砂仁 6g	广陈皮 10g	炒枳实 10g
醋香附 10g	紫苏梗 10g	广郁金 10g	姜厚朴 10g
广藿香 10g	醒头草 10g	醋柴胡 10g	全当归 10g
酒白芍 12g	云茯苓 15g	炒白术 10g	全瓜蒌 20g
焦神曲 30g	焦麦芽 30g	鸡内金 10g	

7 剂，水煎服，日 2 次。

按：患者为青年女性，因劳伤脾胃，脾阳不振，脾不能运化转输水津，水液停聚，痰湿内生，日久化热，以致清阳不升，浊阴不降，清窍为痰热所蒙，故见右侧头痛、昏蒙不清；肝开窍于目，肝热盛则双目畏风；湿热阻滞，可见口干口苦、困倦乏力。治疗以平肝通络、清热化痰为法，选用天麻钩藤饮加用化湿除痰药物，药后肝胆火热得清，诸症大减，但脘腹胀满、大便不畅症状明显，是为脾运失司所致，故调整治法为行气化湿和中。湿邪阻滞，则气机郁滞不舒，气有余便是火，若湿邪得化，则机体气机通达顺畅，火亦自除，反过来说，气机调畅亦为化湿之重要手段。

❾ 医案三

基本信息：杨某，女，50岁，2016年6月17日就诊。

主诉：头胀痛1个月。

现病史：患者1个月前因生气后出现头痛头胀，视物模糊，时有心悸、气短，自服速效救心丸后心悸可暂时缓解，无恶心呕吐等不适症状，身热有汗，胸闷，喜太息，于中医门诊就诊。症见：头胀痛，视物模糊，时有心悸、气短，有汗，胸闷，口干口苦，夜寐欠安，纳食欠佳，大便稀溏，每日1～2次。舌淡红，苔白，脉弦。既往史：冠心病、高血压，长期口服硝苯地平、单硝酸异山梨酯治疗。查体未见明显异常。已绝经2年。

诊断：头痛－肝阳上亢，气阴不足证。

方药：

生石决明30g	天麻10g	双钩藤15g	贡菊花12g
夏枯草12g	炒蒺藜12g	石菖蒲10g	广郁金10g
制远志10g	酒白芍12g	合欢皮12g	云茯苓12g
炒白术10g	炒山药15g	莲子肉15g	白扁豆30g
广陈皮10g	焦神曲30g	焦麦芽30g	鸡内金12g
麦冬15g	炙甘草6g		

7剂，水煎服，日2次。

2016年6月24日二诊：患者诉头痛头胀减轻，视物模糊缓解，仍时有心悸、气短，身热有汗，胸闷，喜太息，口干口苦好转，纳食尚可，夜寐欠安，大便成形偏软，每日 1 次。舌淡红，苔白，脉弦。上方去山药、白扁豆，加荷叶 10g、浮小麦 30g。7 剂，水煎服，日 2 次。

2016 年 7 月 1 日三诊：患者诉头痛头胀明显缓解，视物较前清晰，胸闷基本已解，无口干口苦，偶有心悸、气短，身热汗出减轻，夜寐欠安，二便正常。舌淡红，苔薄白，脉弦细。上方去浮小麦，加柏子仁 15g、酸枣仁 15g。7 剂，水煎服，日 2 次。

按：患者为中老年女性，肝肾阴精本不足，加之平常情绪易急躁，导致肝火灼阴，肝阴被耗，肝阳上扰清窍，而出现头痛症状；肝火内盛，横逆克脾，脾胃升降失司，故见食欲不振、大便稀溏；阴虚火旺，耗伤气阴，心失所养，故见气短、心悸等症状。治疗应以平肝潜阳、养阴益气为法。

二、不寐

医案一

基本信息：吕某，男，58 岁，2011 年 3 月 28 日就诊。

主诉：失眠、乏力半年。

现病史：患者半年前无明显诱因出现入睡困难、乏力，伴心烦、口苦，未予重视，间断口服艾司唑仑治疗，药后夜眠略好转，但晨起头晕，精神不振，偶有头痛，查焦虑抑郁评分均为（－），近几日诸症明显加重，遂来我院中医门诊治疗。既往史：慢性萎缩性胃炎。症见：入睡困难，自诉夜间睡眠时间只有 2 小时，胸闷，喜太息，情绪烦躁易激动，口干夜间明显，项背强痛，大便不成形，每日 1 次，小便可。舌红，苔白，中有裂纹，脉弦细。查体：血压 130/75mmHg，神清，精神差，双肺未闻及干湿啰音，心律齐，未闻及病理性杂音，腹软，肝脾未触及，下肢不肿。辅助检查：胃镜示慢性萎缩性胃炎。

诊断：失眠－肝郁脾虚，心脉失养证。

方药：

珍珠母 30g	生龙齿 20g	茯苓 12g	远志 10g
柏子仁 15g	炒酸枣仁 20g	柴胡 10g	当归 10g

| 知母 10g | 首乌藤 30g | 川芎 6g | 合欢皮 12g |
| 炒白芍 12g | 炒白术 10g | 陈皮 10g | 炙甘草 3g |

7 剂，水煎服，日 2 次。

2011 年 4 月 11 日二诊：睡眠时间较前延长，可睡 4 个小时，入睡增快，心烦不安减轻，背痛解。舌红，苔白，脉稍弦，尺脉沉。前方去柴胡、当归、白芍、川芎、知母、炙甘草，加麦冬 15g、石斛 15g、白蒺藜 12g、女贞子 15g、牡丹皮 12g。7 剂，水煎服，日 2 次。

2011 年 4 月 25 日三诊：夜寐不实，梦多，偶有心烦，口干口苦，小便黄微痛，大便调。舌红，苔黄偏厚，脉弦滑。调整方药如下：

珍珠母 30g	生龙齿 20g	茯苓 12g	远志 10g
柏子仁 15g	炒酸枣仁 20g	石菖蒲 12g	郁金 12g
麦冬 15g	石斛 15g	知母 10g	合欢皮 12g
牡丹皮 12g	黄柏 10g	竹茹 12g	首乌藤 30g

7 剂，水煎服，日 2 次。

2011 年 5 月 9 日四诊：寐欠安，眠时梦多，能睡 6 小时，心烦易怒减轻，口苦，小便黄，大便调。舌尖红，苔薄黄，脉弦滑。上方调整生龙齿为 15g，去柏子仁、牡丹皮，加莲子心 6g。7 剂，水煎服，日 2 次。

2011 年 5 月 16 日五诊：寐实无梦，能睡 8 小时，心烦已解，时有汗出，二便可。舌红，苔白，脉弦。调整方药如下：

北沙参 30g	珍珠母 30g	生龙齿 20g	茯苓 12g
远志 10g	柏子仁 15g	炒酸枣仁 20g	石菖蒲 12g
郁金 12g	麦冬 15g	知母 10g	合欢皮 12g
牡丹皮 12g	陈皮 10g	五味子 6g	首乌藤 30g

7 剂，水煎服，日 2 次。

按：失眠是不能获得正常睡眠时间或睡眠深度的疾病。中医认为，失眠多由饮食不节、情绪失调、劳累过度等因素导致心神失养或心神不安。本例患者因情绪不佳，导致肝气郁结，肝郁化火，邪火扰动心神，心神不安而出现失眠；同时火热伤阴，心阴不足，心失所养，亦可加重失眠。肝失疏泄则见情绪急躁、胸闷、善太息；肝木克土，脾胃虚弱，则见大便不成形；经络失养，则见后背痛；气郁化火，火热伤阴，则见口干。治疗方面，在一诊时，以疏肝健脾、养心安神佐以清热为法，方用逍遥散合酸枣仁汤加减。二诊时，肝气郁结症状好转，遂加重滋阴清热平肝之品。三诊、四诊时，在滋阴清热的基础上，酌加黄柏、莲子心，以清除下焦及心经热邪，缓解小便灼热症状。五诊时，患者症状明显减轻，火热内盛之象缓解，遂减莲子心、黄柏等苦寒泄热之品，加用北沙参、麦冬等药物以养心气、益心阴，巩固治疗。本例患者属虚实夹杂之证，治疗应该注意虚、实两方面的病机，根据不同病机轻重，灵活调整治疗侧重。

❾ 医案二

基本信息： 张某，女，60 岁，2011 年 3 月 28 日就诊。

主诉： 失眠、烦躁易急 3 个月，加重 2 周。

现病史： 患者 3 个月前无明显诱因出现入睡困难，睡而易醒，寐而多梦，心烦口苦，间断口服百乐眠、乌灵胶囊治疗，药后夜眠时好时坏。近 2 周，患者因与家人争吵后出现入睡困难，睡而易醒，寐而多梦，口服百乐眠及乌灵胶囊后症状缓解不明显，遂来我院中医门诊治疗。症见：入睡困难，睡而易醒，寐而多梦，心烦口苦，烦躁易急，项背强痛，胃脘胀满，时有嗳气，面色黄暗，大便成形，每日 1 次，小便可。舌红，苔薄白，脉弦。既往史：高血压、高脂血症、甲状腺结节、反流性食管炎、慢性非萎缩性胃炎。查体：血压 140/90mmHg，神清，精神差，双肺未闻及干湿啰音，心律齐，未闻及病理性杂音，腹软，肝脾未触及，下肢不肿。辅助检查：甲状腺彩超示左右均可见多发甲状腺结节，最大者 0.8cm×0.7cm；胃镜示慢性非萎缩性胃炎、反流性食管炎；血脂示胆固醇 6.9mmol/L、甘油三酯 1.9mmol/L、高密度脂蛋白 1.0mmol/L、低密度脂蛋白 3.1mmol/L。

诊断： 失眠－肝火扰心证。

方药：

珍珠母 30g	生龙齿 20g	茯苓 12g	远志 10g
炒酸枣仁 20g	柏子仁 20g	川芎 6g	知母 10g
麦冬 15g	石斛 15g	石菖蒲 12g	郁金 12g
陈皮 10g	合欢皮 12g	竹茹 12g	首乌藤 20g

7 剂，水煎服，日 2 次。

2011年4月11日二诊：夜寐渐增，胃胀渐轻，情绪平和，纳少，大便时溏。舌红，苔白，脉弦细。上方去川芎、知母、麦冬、石斛、石菖蒲、郁金，加北沙参30g、山药15g、焦神曲15g、焦麦芽15g、鸡内金15g，调整首乌藤为30g。7剂，水煎服，日2次。

2011年4月18日三诊：夜寐不实、胃胀已解，纳食增多，大便成形，偶有腹痛。舌淡红，苔薄白，脉细。前方去焦神曲、焦麦芽、竹茹，加柴胡10g、白术10g、白芍12g。7剂，水煎服，日2次。

2011年4月25日四诊：夜寐平实，纳谷已香，精力旺盛，大便调。舌红，苔白，脉弦细。调整方药如下：

珍珠母 30g	生龙齿 20g	茯苓 12g	远志 10g
柴胡 10g	当归 10g	白芍 12g	白术 10g
陈皮 10g	焦神曲 15g	焦麦芽 15g	鸡内金 15g
炒酸枣仁 20g	合欢皮 12g	首乌藤 30g	

7剂，水煎服，日2次。

按：本例患者平素急躁易怒，加之年龄因素，肝肾阴精本不足，易出现肝气郁结，气郁化火，从而耗伤真阴，使心神失养、心神不安，故见失眠；肝郁而犯脾，导致脾胃升降失调，出现胃脘胀满等不适症状。治疗以平肝解郁、养心安神为法。在二诊时，患者大便不成形，遂加用健脾和胃的北沙参、山药、焦神曲、焦麦芽等药物。三诊时，患者腹部不适，考虑为肝气郁结、横逆犯脾所致，加用逍遥散治疗。四诊时，患者诸症好转，考虑患者既往性格偏急躁，本次发病亦因情绪波动导致心神不安、心神失养，遂以调养肝脾气血为主，以逍遥散疏肝健脾养血，佐以养心平肝为法，巩固治疗。

⑨ 医案三

基本信息：孙某，男，55岁，2011年4月11日就诊。

主诉：失眠、头晕3个月，加重1个月。

现病史：患者3个月前无明显诱因出现入睡困难，睡而易醒，头晕，记忆力差，耳鸣阵阵如蝉鸣，心烦口苦，未予重视。1个月前，患者因家中琐事而致失眠加重，彻夜难眠，口服艾司唑仑后能够入睡3个小时，晨起头晕耳鸣，间断于心理门诊就诊，进行焦虑抑郁评分测定后，考虑为焦虑状态，建议服用镇静类药物，患者拒绝，遂来我院中医门诊治疗。症见：夜不成寐，耳鸣阵阵如蝉鸣，目昏蒙，急躁易怒，眠时多汗，乏力，食欲可，二便尚调。舌红，苔薄少，脉弦细。既往史：腔隙性脑梗死、风湿性瓣膜病、二尖瓣置换术后、心房颤动。查体：血压 120/60mmHg，神清，精神差，双肺未闻及干湿啰音，心律不齐，第 1 心音强弱不等，二尖瓣可闻及杂音，腹软，肝脾未触及，下肢不肿。

诊断：失眠 – 肝气郁滞，心气阴不足证。

方药：

北沙参 30g	柴胡 10g	当归 10g	白芍 12g
茯苓 12g	炒白术 10g	麦冬 15g	石斛 15g
柏子仁 10g	炒酸枣仁 20g	地骨皮 12g	牡丹皮 12g
浮小麦 30g	首乌藤 30g		

7 剂，水煎服，日 2 次。

2011 年 4 月 18 日二诊：夜寐已增，眠时多梦，汗出仍多，耳鸣，心烦减轻，两腿沉重，咽中痰黏，纳可。舌暗红，苔薄少，脉弦结。调整方药如下：

北沙参 30g	珍珠母 30g	生龙齿 20g	茯苓 12g
远志 10g	柏子仁 15g	炒酸枣仁 20g	麦冬 15g
石斛 15g	牡丹皮 12g	郁金 12g	石菖蒲 12g
合欢皮 12g	竹茹 12g	首乌藤 30g	

7 剂，水煎服，日 2 次。

2011 年 4 月 25 日三诊：夜已成寐，咽痛痰黏，汗出减少，乏力已解，耳鸣减轻。舌红，苔薄少，中有裂纹，脉弦细结。上方去菖蒲、郁金，加地骨皮 12g、五味子 6g。7 剂，水煎服，日 2 次。

按：《难经·四十六难》认为老年人不寐的病机为"血气衰，肌肉不滑，荣卫之道涩，故昼日不能精，夜不得寐也"。本例患者年高体弱，合并多种疾病且有较大手术病史，正气本虚，心神失养，故见夜不成寐、耳鸣如蝉、乏力等症。《类证治裁·不寐》曰："思虑伤脾，脾血亏损，经年不寐。"患者平素忧愁思虑，损伤脾胃，加之肝气郁结，土虚木乘，进一步加重脾胃气血生化不足，导致心神失养。初诊时，治疗以疏肝健脾养血、益气养心安神为主。二诊时，减少疏肝解郁之品，稍加平肝养心气药物，以顾护其本，治疗后症状减轻。三诊时，患者症状减轻，但气阴不足之象仍在，治疗仍守前法，稍作加减以巩固疗效。

《景岳全书·不寐》云："无邪而不寐者……宜以养营、养气为主治……即有微痰微火，皆不必顾，只宜培养气血，血气复则诸证自退，若兼顾而杂治之，则十曝一寒，病必难愈，渐致元神俱竭而不可救者有矣。"治疗失眠，如果患者气血亏虚明显，兼有轻微的气郁、痰火等，可以培养气血为主，用药不必过于庞杂，尤其在运用理气药时，不可过用温燥之品。

❾ 医案四

基本信息：叶某，女，43 岁，2013 年 2 月 1 日来诊。

主诉：失眠、心悸 2 个月。

现病史：患者 2 个月前无明显诱因出现失眠，入睡困难，夜眠多梦易惊，夜间汗多，间断服用艾司唑仑治疗，控制不佳，遂来我院中医门诊治疗。症见：寐轻易醒，多梦易惊，眠时汗出，时有心悸，纳食可，大便偏干。舌红，苔薄少偏干，脉弦细。既往史：高血压、糖尿病。查体：血压 110/70mmHg，神清，精神差，双肺未闻及干湿啰音，心律齐，腹软，肝脾肋下未触及，下肢不肿。

诊断：失眠－心气阴不足证。

方药：

珍珠母 30g	生龙齿 15g	远志 10g	茯苓 12g
麦冬 15g	石斛 15g	合欢皮 12g	北沙参 30g
炒酸枣仁 20g	柏子仁 15g	陈皮 10g	首乌藤 30g
玉竹 12g	百合 15g	瓜蒌 30g	火麻仁 15g

7 剂，水煎服，日 2 次。

2013 年 3 月 4 日二诊：夜不成寐，梦多易醒，汗出稍减，心悸，大便干结成球。舌红，苔薄少偏干，脉弦细。上方去茯苓、合欢皮，加玄参 15g、生地黄 15g、厚朴 10g、枳壳 10g、焦神曲 15g、焦麦芽 15g。7 剂，水煎服，日 2 次。

2013 年 3 月 22 日三诊：夜寐增多，多梦，汗出未作，心悸，大便较前稍润。舌红，苔薄少偏干，脉弦细。前方去厚朴、枳壳，加知母 6g、女贞子 15g。7 剂，水煎服，日 2 次。

2013 年 4 月 8 日四诊：夜已成寐，心悸时作，大便较前通畅，每日 1 次。舌红，苔薄少，脉弦细。前方加天冬 12g。7 剂，水煎服，日 2 次。

2013 年 5 月 6 日五诊：诸症好转，未诉不适。舌红，苔薄白，脉弦细。

方药：

麦冬 15g	石斛 15g	北沙参 30g	炒酸枣仁 20g
陈皮 10g	首乌藤 30g	玉竹 12g	百合 15g
瓜蒌 30g	火麻仁 15g	生地黄 15g	焦神曲 15g
焦麦芽 15g	知母 6g	天冬 12g	女贞子 15g
厚朴 10g	鸡内金 15g		

7 剂，水煎服，日 2 次。

按：《景岳全书·不寐》曰："真阴精血之不足，阴阳不交，而神有不安其室耳。"本例患者气阴不足，心神失养，出现失眠多梦、心悸症状；阴液不足，故见大便偏干、舌红苔少偏干、脉细。初诊时，治疗以滋补心阴、养心安神为主，佐以润肠通便。二诊时，患者以肠腑干燥为主，遂去掉解郁、健脾之品，加用增液汤以增加滋阴润肠的作用，辅以宽肠下气、增水行舟、和胃之品，以防止气机壅滞。三、四、五诊时，酌加女贞子、天门冬滋阴清热。经过治疗后，患者症状好转。

❾ 医案五

基本信息：王某，女，78 岁，2013 年 4 月 8 日就诊。

主诉：失眠、心烦 2 个月。

现病史：患者 2 个月前与家人争执后出现失眠，夜眠多梦易醒，胸闷不舒，间断用药治疗，控制不佳，遂来我院中医门诊治疗。症见：夜不成寐，多梦易醒，心烦，胸闷不舒，喜太息，平素脾气偏于急躁，时有腹胀，纳少，大便稍干。舌红，苔黄偏干，脉弦。既往史：糖尿病、高血压、冠心病、高脂血症、阵发性房颤。查体：血压 110/70mmHg，神清，精神差，双肺未闻及干湿啰音，心律齐，腹软，肝脾肋下未触及，下肢不肿。

诊断：失眠–肝气郁滞，心脉失养证。

方药：

北沙参 30g	柴胡 10g	当归 10g	白芍 12g
茯苓 12g	炒白术 10g	陈皮 10g	麦冬 15g
厚朴 10g	焦神曲 15g	焦麦芽 15g	鸡内金 15g
枳壳 12g	石斛 15g	合欢皮 12g	炒酸枣仁 20g
柏子仁 15g	郁金 12g	首乌藤 30g	

7 剂，水煎服，日 2 次。

2013 年 4 月 15 日二诊：夜不成寐，多梦易醒，心烦易怒，胸闷，喜太息，腹胀，纳少，大便稍干。舌红，苔黄，脉弦。前方加远志 10g。7 剂，水煎服，日 2 次。

2013 年 4 月 22 日三诊：夜寐不实，多梦易醒，心烦，喜太息，腹胀减，纳增，大便稍干。舌红，苔薄黄，脉弦。前方加牡丹皮 12g、竹茹 12g。7 剂，水煎服，日 2 次。

2013 年 5 月 6 日四诊：夜已成寐，咽中有痰，心烦减，纳增，大便调。舌红，苔薄黄，脉弦。上方去北沙参、石斛、酸枣仁、柏子仁，加首乌藤 30g、珍珠母 30g、生龙齿 15g、浙贝母 10g。7 剂，水煎服，日 2 次。

按：本例患者年高体弱，气阴本不足，加上平素性格易急躁，肝气郁结，气郁化火，扰动心神，故见夜不成寐、心烦不安；肝气横逆犯脾，故见腹胀、纳少；气阴不足，则见便干。结合舌脉，判断本病为肝气郁结、气阴不足之证。治疗宜疏肝解郁、益气养阴安神。在复诊过程中，均以此为大法，同时根据气机郁结所导致火、痰等病理产物的不同，而采用不同的药物加减治疗，症状遂痊愈。

☯ 医案六

基本信息：戎某，女，47 岁，2016 年 1 月 4 日就诊。

主诉：失眠、头晕半年。

现病史：患者半年前无明显诱因出现失眠，夜眠多梦易醒，头晕头痛，间断就医，采用镇静助眠类药物如佐匹克隆片、艾司唑仑、乌灵胶囊等中西药物治疗，控制不佳。近日来，患者失眠加重，头晕伴有脱发，遂来我院中医门诊治疗。症见：夜眠不实，思绪纷纭，头晕、头沉，烘热汗出，情绪急躁时容易加重，偶有头痛，脱发，口干，时有心慌，纳食可，大便不成形，每日 1 次。舌红，苔薄白，脉弦细。既往史：慢性胃炎、高脂血症、神经性头痛。查体：血压 130/70mmHg，神清，精神差，双肺未闻及干湿啰音，心律齐，腹软，肝脾肋下未触及，下肢不肿。

诊断：失眠 – 肝阳上亢，心脉失养证。

方药：

天麻 10g	钩藤 12g	牡丹皮 12g	石菖蒲 10g
远志 10g	柴胡 10g	当归 12g	白芍 12g
茯苓 12g	炒白术 15g	百合 12g	麦冬 15g
石斛 15g	焦神曲 15g	焦麦芽 15g	鸡内金 12g
柏子仁 15g	北沙参 15g	酸枣仁 20g	炙甘草 6g
陈皮 10g	竹茹 10g		

14 剂，水煎服，日 2 次。

2016 年 1 月 18 日二诊：头晕、头沉、口干好转，夜眠略好转，烘热汗出，脱发，时有心慌，纳食可，大便每日 1 次。舌红，苔薄白，脉弦细。前方加生石决明 30g。14 剂，水煎服，日 2 次。

2016 年 2 月 1 日三诊：睡眠较前明显好转，夜眠较实，头晕、头沉、汗出、口干好转，脱发，时有心慌，纳食可，大便 2 日 1 次。舌红，苔薄白，脉弦细。前方茯苓、白术改为 10g。14 剂，水煎服，日 2 次。

2016 年 2 月 19 日四诊：头晕、头沉、夜眠症状好转，脱发，饮食可，大便每日 1 次。舌红，苔薄白，脉弦细。调整方药如下：

牡丹皮 12g	柴胡 10g	当归 12g	白芍 12g
茯苓 10g	炒白术 10g	女贞子 15g	旱莲草 15g
百合 12g	焦神曲 15g	焦麦芽 15g	鸡内金 12g
柏子仁 15g	炙甘草 6g	陈皮 10g	竹茹 10g
地骨皮 10g	生地黄 10g	熟地黄 10g	枸杞子 15g

14 剂，水煎服，日 2 次。

按：该患者情志不遂，肝气郁结，肝郁化火，邪火扰动心神，心神不安，故见不寐、心慌；阴液不足，加之火热伤阴，阴虚不能制阳，导致肝火上亢，故见头晕、烘热、头痛；肝气横逆犯脾，导致脾虚不运，故见大便不成形。结合舌脉，考虑本病属肝阳上亢、心神失养之证，治疗以平肝降火、养心安神为法，方选天麻钩藤饮合逍遥散加减。二诊时，加重平肝之品。三诊时，患者脾虚症状减轻，去掉健脾化湿的白术、茯苓。四诊时，症状好转，结合患者之前病机，治疗以黑逍遥散合二至丸进行滋阴疏肝清热，巩固疗效。

三、痫病

⑨ 医案一

基本信息：刘某，男，60 岁，2014 年 9 月 26 日就诊。

主诉：反复发作性肢体抽搐伴意识丧失 4 年半。

现病史：2009 年患者因脑梗死后出现四肢轻度抽搐伴意识丧失并呈持续状态约 1 小时左右，家属将其送至北京宣武医院予镇静等处理后症状缓解，之后患者昏迷 1 天，给予对症治疗，住院期间多次出现四肢抽搐、口吐白沫、牙关紧闭、双眼上翻伴意识丧失等症状，出院时有右侧肢体活动不利的表现，4 年间反复就诊于神经内科，曾用卡马西平、地西泮、苯妥英钠、苯巴比妥口服治疗，控制不佳，遂请求中医治疗。症见：癫痫发作频繁，平均 3 天发作 1 次，每次发作可见四肢轻微抽搐、口吐白沫、牙关紧闭、双眼上翻伴意识丧失，醒后疲倦，咽中痰黏，咳嗽、咳痰、痰白质黏，夹有血丝，头晕头痛，口中异味，口苦，夜眠不佳，情绪容易激动，大便不畅，3 天 1 次，干燥呈球状，小便可。舌淡暗，苔腻，脉弦滑数。既往史：支气管扩张、脑梗死、高血压，目前服用苯妥英钠、苯巴比妥药物控制。查体：轮椅推入，形体肥胖，神清，言语欠清，反应迟钝，智力减退，伸舌稍右偏，右侧肢体较左侧肢体稍细小，右上肢不能伸直，右侧肢体肌力Ⅳ级，肌张力增高，腱反射稍亢进，病理征（±），其余结果未见明显异常。辅助检查：脑电图可见棘 – 慢复合波；头颅 CT 示多发性脑梗死。

诊断：癫痫 – 痰热闭阻，气滞血瘀证。

方药：

石决明 30g	天麻 10g	钩藤 15g	菊花 12g

夏枯草 12g	橘络 8g	川贝母 8g	陈皮 10g
冬瓜子 15g	茯苓 12g	瓜蒌子 30g	天竺黄 10g
法半夏 10g	丝瓜络 10g	炒枳壳 12g	石菖蒲 10g
白茅根 30g	柏子仁 15g	郁金 10g	鸡血藤 15g
制远志 10g	桑寄生 30g	黄芪 15g	当归 10g

14 剂，颗粒，水冲服，日 2 次。

2014 年 10 月 10 日二诊，患者诉咳血、癫痫减轻，咳血偶有发作，咽中痰黏较前减轻，服药期间癫痫未发作，情绪急躁好转，大便较前通畅，每日 1 次，小便可，双下肢略肿。舌淡，苔腻，脉弦滑数。前方去远志，冬瓜子改为冬瓜皮，黄芪改为 20g。14 剂，水煎服，日 2 次。

2014 年 11 月 7 日三诊，患者诉因挂号不方便，遂抄上方服用 1 个月，咳血、癫痫一直未发作，咽中痰黏较前减轻，情绪平稳，大便每天 1 次，呈条状，小便可。舌淡，苔腻，脉弦滑数。前方去鸡血藤，加酸枣仁 20g、黄芪 30g。14 剂，水煎服，日 2 次。

2015 年 1 月 16 日四诊，患者家属诉因挂号不方便，遂抄上方服用 2 个月，咳血、癫痫一直未发作，情绪平稳，记忆力较前好转，大便每日 1 次，呈条状，小便可。舌淡，苔腻略黄，脉弦滑数。上方去石决明，黄芪改为黄芩 10g。14 剂，水煎服，日 2 次。

半年后，门诊遇见患者家属，诉患者服药期间，状态一直良好，可以自行活动。

按：癫痫是一种以突然仆倒、昏不知人、口吐涎沫、两目上视、四肢抽搐、发过即醒、醒后一如常人为主要临床特征的疾病。本病可发生于任何年龄，但临床中多见于儿童、成人外伤后、年老患者脑血管意外及肿瘤后，容易反复发作，部分患者可出现精神及智力的影响。本例患者即为脑血管意外后引发的癫痫发作。中医认为，癫痫的病因病机总体不外乎风、火、痰、瘀四大病理因素，其中痰是重要发病机制。正如《丹溪心法·痫》所言："非无痰涎壅塞，迷闷孔窍。"

本例患者平素情绪急躁易怒，伴有长期饮食失调，形成脾虚痰聚之证，临床表现为咽中痰黏、咳嗽咳痰；若逢情绪失调则肝失条达而横逆，痰随气逆，上冲于元神之府或蒙蔽心窍，可致神明失守；气郁化火或痰湿蕴久生热，火热上扰清空则发为头晕头痛；气机不畅或痰湿停聚，肠腑气机不通，可见便秘；气滞日久可及血分，或痰湿内阻气机影响血分，出现舌淡暗之征；发病日久，病程迁延反复，耗伤正气，导致正气受损，气血亏虚。本病属虚实夹杂之证，其虚在脾肺气虚、心气失养，实在肝郁化火、气滞血瘀、痰热内闭。治疗应以痰、火、瘀三个方面为要，尤重痰证，以平肝清热、涤痰开窍为法，兼以益气活血，但不可过用活血药，以防支气管扩张引发大咯血危及生命。初诊时，治疗重用化痰涤痰之品，方中天麻、钩藤、石决明平肝息风，菊花、夏枯草清泻肝火，橘络、陈皮、半夏、茯苓、川贝母、天竺黄、瓜蒌子、冬瓜子、石菖蒲等清热化痰，部分药物兼具化痰不助热、开窍入血分之特性，配伍郁金、枳壳、白茅根、鸡血藤、当归行气活血、凉血养血，辅以黄芪、柏子仁、远志扶正、养心安神。全方紧扣平肝化痰之核心。二诊时，见下肢水肿，遂将化痰力强之冬瓜子易为利水消肿之冬瓜皮。三诊、四诊时，逐步减少活血之品，适当增加养心气药物，来达到祛邪扶正之目的。

❾ 医案二

基本信息：李某，男，49 岁，2016 年 6 月 17 日就诊。

主诉：反复发作性意识丧失 15 年，加重 1 年。

现病史：患者 15 年前因头部受伤后间断出现意识丧失，动作暂停，双目上视，口吐白沫，醒后乏力明显，间断于神经内科就诊，诊断为癫痫，使用苯巴比妥、苯妥英钠等药物治疗，效果不佳。1 年前患者癫痫发作频繁，曾因发作时于街边摔倒头部受伤，遂请求中医治疗。症见：癫痫发作频繁，平均 1 周发作 1 次，每次发作可见口吐白沫、牙关紧闭、双眼上翻伴意识丧失，醒后疲倦，记忆力减退，咽中痰黏，咳吐不畅，头晕头痛，不喜言笑，情绪容易波动，郁闷，口干，大便每日 1 次，小便可。舌淡，苔厚腻，脉弦滑数。查体未见明显异常。辅助检查：脑电图可见棘 - 慢复合波。

诊断：癫痫 - 痰气阻络，清窍失养证。

方药：

浙贝母 10g	法半夏 10g	陈皮 10g	天麻 10g
钩藤 10g	远志 10g	茯神 10g	丹参 20g
麦冬 15g	焦神曲 15g	焦麦芽 15g	鸡内金 10g

北柴胡 10g	当归 10g	白芍 10g	茯苓 10g
白术 10g	竹茹 10g	石菖蒲 10g	郁金 10g
橘络 10g			

14 剂，水煎服，日 2 次。

2016 年 7 月 1 日二诊，患者诉癫痫 2 周发作 1 次，仅有短暂意识丧失，头晕头痛减轻，情绪较前平稳，记忆力减退，咽中痰黏，咳吐不畅，大便每日 1 次，小便可。舌淡，苔厚腻，脉弦滑数。前方加胆南星 10g、天竺黄 10g。14 剂，水煎服，日 2 次。

2016 年 7 月 15 日三诊，患者这 2 周癫痫未发作，头晕头痛消失，情绪明显好转，脸见笑容，咽中仍有痰黏。舌淡，苔腻，较前变薄，脉弦滑数。前方去钩藤，加川芎 10g，白芍改为赤芍。14 剂，水煎服，日 2 次。

2016 年 7 月 29 日四诊，患者癫痫 1 个月未发作，偶有针刺样头痛，口干，咽中仍有痰黏，乏力，气短，夜眠不佳，偶有烧心。舌淡，苔腻，脉弦滑数。调整方药如下：

浙贝母 10g	法半夏 10g	陈皮 10g	天麻 10g
远志 10g	茯神 10g	丹参 20g	川芎 10g
麦冬 15g	焦神曲 15g	焦麦芽 15g	鸡内金 10g
当归 10g	赤芍 10g	茯苓 10g	竹茹 10g
石菖蒲 10g	郁金 10g	柏子仁 15g	太子参 15g
橘络 10g	胆南星 10g	天竺黄 10g	

14 剂，水煎服，日 2 次。

2016 年 8 月 12 日五诊，患者癫痫未发作，睡眠略好转，未见烧心，咽中仍有痰黏不畅，乏力，气短。舌淡，苔薄白，脉弦滑数。上方去麦冬，调整丹参为 30g。14 剂，水煎服，日 2 次。

国庆节后患者家属告知，患者癫痫未发作，照方拿 1 个月的药，回辽宁老家工作。

按： 患者因外伤伤及脑部，最易形成瘀血，气血不畅则神明失养，加之平素情绪容易波动，肝失条达，脾失健运，痰浊内生，痰气相结，侵犯心脑而发为本病。中医认为，本病发病时以开窍醒神、豁痰为主，平时则以益气养心、扶正补虚以治其本，此为治疗本病之大法。初诊时，患者临床症状符合痰气交阻之证，治疗以行气活血、化痰解郁、开窍醒神为基本大法，选用定痫丸合逍遥散加减，方中天麻、钩藤、石菖蒲平肝息风开窍，白术、茯苓健脾化湿以绝生痰之源，远志、茯神安神定志，浙贝母、陈皮、竹茹、橘络、半夏、茯苓化痰，丹参、郁金活血清心开窍，麦冬养阴生津，逍遥散疏肝健脾，焦神曲、焦麦芽、鸡内金健脾消积，全方共奏行气活血、化痰解郁、开窍醒神之效。二诊时，药已见效，遂加重化痰开窍之品。三诊、四诊、五诊时，考虑患者脑窍瘀血的病因，加川芎、赤芍、丹参等活血药物；因病情反复发作，正气受损，加用太子参、柏子仁以益气养心扶正。

本病具有反复发作、迁延难愈的特点，部分老年患者可进展为精神行为异常，严重者可因痰阻气道引发窒息等危急证候。治疗时，当辨证论治：若发作频繁，应着重关注痰浊为患，以开窍醒神豁痰为主；病情兼夹时，注意痰、火、瘀相兼为害，用药尽量选用一药多效、双效，气血同调或痰热、痰瘀同治之品；对于病程较长或反复发作时，症状缓解后应注重扶正补虚。

四、眩晕

❾ 医案一

基本信息：吴某，女，82岁，2011年4月11日就诊。

主诉：间断性头晕头痛10年，加重3天。

现病史：患者10年前无明显诱因出现头晕头痛、耳鸣，无恶心呕吐、视物模糊等不适症状，曾于北京某医院就诊，诊断为颈椎病、高血压，采用阿司匹林肠溶片、依那普利降压治疗，药后症状时有反复。近3天，患者头痛头晕明显加重，伴有视物模糊，于门诊行头颅CT检查，结果提示多发性脑梗死，采用脑心通治疗，效果不佳，遂转至中医门诊治疗。既往史：高血压、颈椎病、冠心病、心房颤动、颈动脉粥样硬化、高脂血症，长期服用依那普利、单硝酸异山梨酯、酒石酸美托洛尔、阿托伐他汀钙、阿司匹林。症见：头晕，活动后及情绪波动时加重，头胀痛，视物模糊，无恶心呕吐、意识丧失，血压偏高，波动在150～160/55～60mmHg，乏力气短，时有心悸，夜眠不安，食欲不振，畏寒肢冷，腰酸疼，偶有小便失禁，大便每日1次。舌红，苔中黄，脉弦细。查体未见明显异常。辅助检查：头颅CT示多发性脑梗死、脑白质变性；颈椎 X 线示 C_{3-6} 椎体前缘骨质增生，伴韧带钙化；颈动脉彩超示颈动脉粥样硬化伴软化灶。

诊断：眩晕－肝肾阴虚，肝阳上亢，气阴不足证。

方药：

生黄芪 20g	生石决明 30g	菊花 12g	天麻 10g
钩藤 15g	熟地黄 12g	山茱萸 6g	山药 15g
茯苓 12g	牡丹皮 12g	枸杞子 12g	柏子仁 15g
陈皮 10g	焦神曲 15g	焦麦芽 15g	川牛膝 12g

7 剂，水煎服，日 2 次。

2011 年 4 月 18 日二诊：头痛大减，头晕时作，活动后明显，血压控制平稳，心悸，气短，腰痛减轻，尿量增多，无小便失禁，食欲略好转，大便正常，每日 1 次。舌红，苔白腻，脉弦细。调整方药如下：

生黄芪 20g	太子参 15g	北沙参 30g	茯苓 12g
白术 10g	当归 10g	熟地黄 15g	山茱萸 6g
山药 15g	牡丹皮 12g	枸杞子 12g	菊花 12g
焦神曲 15g	焦麦芽 15g	陈皮 10g	柏子仁 15g
五味子 6g			

7 剂，水煎服，日 2 次。

2011 年 4 月 25 日三诊：头痛头晕未作，血压控制平稳，心悸偶作，神疲乏力，无小便失禁，纳便可。舌红，苔白腻，脉弦细。前方去太子参，加党参 15g。14 剂，水煎服，日 2 次。

2011 年 5 月 10 日四诊：诸症好转，纳便可。舌红，苔白腻，脉弦。前方改党参为 20g。14 剂，水煎服，日 2 次。

按：患者年高体衰，五脏精气不足，肝肾阴亏虚，故见腰痛、小便失禁；水不涵木，肝阳上亢，肝风内动，则发为头胀痛、眩晕；气阴不足，不能充养头面，故见眩晕、视物模糊。初诊时，患者属虚实夹杂之证，虚为肝肾心脾精气不足，实为肝阳上亢，治疗应以滋补肝肾为主，佐以补气，方选天麻钩藤饮、六味地黄丸加减。二诊时，患者头痛大减，后续治疗重点改为益气养阴、滋补肝肾。

高龄患者眩晕，在临床上以虚证为多见，正如张景岳谓"虚者居其八九"，如肝肾阴虚、气血不足。但由于老年人脏腑功能偏弱，脾胃虚，容易造成痰饮水湿；气虚推动无力，易形成血瘀等病理产物。故眩晕发病时，虚实可以互相影响，形成虚实夹杂之证。治疗时应根据临床实际情况，急则治标，缓则治本。

9 医案二

基本信息： 张某，女，74岁，2011年12月2日就诊。

主诉： 间断性头晕头痛伴右上肢麻木3年，加重2周。

现病史： 患者3年前因与爱人争吵后出现头晕、头胀痛、右上肢麻木，无恶心呕吐、视物模糊、意识丧失等不适症状，曾于北京某医院测血压，结果为180/110mmHg，于急诊行头颅CT检查，结果未见明显异常，诊断为高血压，采用盐酸乌拉地尔降压治疗，待血压平稳后返家，后间断于门诊使用阿司匹林肠溶片、氯沙坦降压治疗，症状时有反复。2周前，患者因家庭琐事，导致头痛头晕加重，颜面有热感，右侧肢体麻木，四肢发凉，于门诊行头颅CT检查。结果提示轻度脑萎缩，建议继续控制血压，加用心脑欣丸治疗，效果不佳，遂转至中医门诊治疗。症见：头晕头痛明显，头皮及颜面发热，右上肢麻木，口干口苦，手足不温，夜眠不安，心情烦躁，纳谷不香，大便成形，每日1次，小便正常。舌红，苔黄腻，脉弦数。既往史：高血压、高脂血症，服用氯沙坦控制血压，血压控制平稳。查体：血压150/90mmHg，颜面潮红，余未见明显异常。辅助检查：头颅CT示轻度脑萎缩；心电图示窦性心动过速，轻度ST-T改变。

诊断： 眩晕-肝阳上亢证。

方药：

生石决明30g	决明子15g	天麻10g	钩藤15g
菊花15g	夏枯草12g	石菖蒲12g	郁金12g
赤芍12g	川楝子12g	延胡索10g	牡丹皮12g
麦冬15g	石斛15g	鸡内金15g	川牛膝12g

7剂，水煎服，日2次。

2011年12月9日二诊：口干口苦减轻，头痛仍间断发作，右上肢麻木，畏寒，大便偏干。舌红，苔黄稍厚，脉弦。前方加陈皮10g、瓜蒌30g。

10 剂，水煎服，日 2 次。

2011 年 12 月 19 日三诊：头痛较前减轻，肢体麻木缓解不明显，时疲乏无力，纳便调。舌红，苔薄白，脉弦。上方去陈皮、瓜蒌、鸡内金，加北沙参 30g、当归 10g、鸡血藤 15g、丝瓜络 12g。14 剂，水煎服，日 2 次。

2012 年 1 月 6 日四诊：症状较前均有好转，纳便调，继用前方 14 剂，水煎服，日 2 次。

按： 患者为老年女性，因肝失条达，肝气郁结，气郁化火，风阳易动，上扰头目，故发为眩晕、头痛、颜面有热感；肝气郁滞，可见四肢冷；气滞日久，经络不畅，可见肢体麻木；肝木克土，中虚不运，可见舌黄腻。治法宜平肝潜阳，方选天麻钩藤饮加减，佐以滋阴之品，待肝阳得潜后，加用滋阴养血、活血通络药物，如北沙参、麦冬、当归、鸡血藤、丝瓜络。正如《临证指南医案·眩晕》所言："经云诸风掉眩，皆属于肝。头为六阳之首，耳目口鼻，皆系清空之窍。所患眩晕者，非外来之邪，乃肝胆之风阳上冒耳，甚则有昏厥跌仆之虞。其症有夹痰、夹火、中虚、下虚，治胆、治胃、治肝之分。"

❾ 医案三

基本信息： 刘某，男，63 岁，2011 年 9 月 26 日就诊。

主诉： 间断性眩晕半年。

现病史： 患者半年前无明显诱因出现头晕时轻时重，劳累后明显加重，口干，眼干，时有耳鸣，夜间明显，无视物旋转，自行间断使用镇脑宁、养血清脑颗粒治疗，效果不佳，遂来求诊。症见：头晕时轻时重，劳累后明显加重，口干，眼干，头胀痛，耳鸣如鹊鸟叫，心烦喜怒，喜太息，偶有腰酸痛，久站立后明显，汗出多，食欲可，小便热黄，无尿频、急痛感，大便成形，每日 1 次。舌红，苔黄偏干，脉沉弦。既往史：高血压，长期服用缬沙坦治疗，血压控制平稳。查体未见明显异常。辅助检查：头颅 CT 未见明显异常；颈动脉彩超示双侧颈动脉斑块。

诊断： 眩晕－肝气郁滞，阴虚火旺证。

方药：

柴胡 10g	当归 10g	白芍 12g	茯苓 12g
炒白术 10g	牡丹皮 12g	地骨皮 12g	浮小麦 30g
北沙参 30g	麦冬 15g	石斛 15g	菊花 12g
盐知母 10g	盐黄柏 10g	五味子 10g	煅牡蛎 20g
白茅根 30g			

14 剂，水煎服，日 2 次。

2019 年 10 月 14 日二诊：眩晕减轻，腰痛未发作，头痛如前，耳鸣稍减，烦躁易急，胸闷不舒，小便热黄，食欲可，大便成形，每日 1 次。舌红，苔薄黄偏干，脉沉弦。前方加石菖蒲 12g。14 剂，水煎服，日 2 次。

2011 年 11 月 7 日三诊：眩晕、头痛减轻，劳累后可加重，耳鸣如蝉响，心烦，腰酸，食欲可，小便热黄，无尿频、急痛感，食欲可，大便成形，每日 1 次。舌红，苔薄黄，脉沉弦。调整方药如下：

北沙参 30g	熟地黄 15g	山茱萸 6g	山药 15g
茯苓 12g	牡丹皮 12g	枸杞子 12g	泽泻 10g
石斛 15g	菊花 12g	盐知母 10g	盐黄柏 10g
白蒺藜 15g	女贞子 15g	陈皮 10g	

7 剂，水煎服，日 2 次。

2011 年 11 月 14 日四诊：眩晕较前缓解，头痛偶作，耳鸣时停时作，腰酸，食欲可，大便成形，每日 1 次。舌红，苔薄白，脉沉弦。上方加麦冬 15g、天冬 12g。7 剂，水煎服，日 2 次。

2011 年 11 月 21 日五诊：眩晕、头痛未作，耳鸣间断发作，腰酸，食欲可，小便正常，大便成形，每日 1 次。舌红，苔薄白，脉沉。效不更方，继用前方 14 剂，水煎服，日 2 次。嘱患者服药后，改服六味地黄丸 1 周。

按： 患者为老年男性，阴精渐亏，肝肾亏虚，故头晕、耳鸣、腰痛，且劳累后明显；情绪易激动，使肝失条达，气郁化火，上扰头目，故见头胀痛、喜太息。治法宜疏肝解郁、滋阴清热，方选加味逍遥散佐加滋阴药物。三诊时，患者肝郁气滞缓解，但肝肾阴精不足之象显现，治疗以滋阴填精清热为法，方选知柏地黄丸加减。

☯ 医案四

基本信息：赵某，女，58岁，2011年8月21日就诊。

主诉：间断性头晕头胀1个月。

现病史：患者1个月前与家人争吵后出现头晕头胀，耳鸣，时有恶心，无呕吐、反酸、视物模糊、意识丧失等不适症状，查血压140/90mmHg，未予特殊处理，休息后自行缓解。近日，患者头晕头胀明显，遂于中医门诊治疗。症状：头昏沉、头胀，情绪急躁时加重，时有恶心，无呕吐，腰酸胀，两膝无力，两耳有发热感，口苦，纳食可，大便溏，每日3次，小便正常。舌红，苔白，脉弦。既往体健。查体未见明显异常。

诊断：眩晕－肝阳上亢，脾虚湿盛证。

方药：

生石决明30g	菊花12g	天麻10g	钩藤15g
石菖蒲12g	郁金12g	茯苓12g	陈皮10g
焦神曲15g	焦麦芽15g	冬瓜皮15g	赤芍12g
白扁豆20g	竹茹12g	白茅根30g	川牛膝12g

7剂，水煎服，日2次。

2011年8月28日二诊：头昏沉、口苦、恶心较前好转，胃脘胀满，两膝酸软，纳可，大便稀溏，每日2次。舌红，苔白，脉弦，尺脉偏沉。上方去竹茹、白茅根，加山药15g、山茱萸6g、泽泻10g、白芍10g。7剂，水煎服，日2次。

2011年9月4日三诊：头昏沉、口苦、腰酸痛较前好转，恶心症状消失，大便略成形，每日1次，胃脘胀满稍减轻，纳食可，小便正常。舌红，苔白，脉弦沉。继用前方14剂，水煎服，日2次。

2011年9月18日四诊：头昏蒙症状消失，腰酸好转，大便正常，每日1次，胃脘胀满时作，纳食可，小便正常。舌红，苔薄白，脉弦。上方去赤芍，加焦神曲15g、焦麦芽15g。14剂，水煎服，日2次。

按：患者为中老年女性，肝失条达，气郁化火，循肝胆经络上扰，故出现头晕胀、两耳有发热感、口苦等症状；肝木克土，脾胃虚弱，故见胃胀、便溏等不适。治疗宜平肝潜阳、健脾化湿。

9 医案五

基本信息： 刘某，女，90 岁，2011 年 8 月 26 日就诊。

主诉： 间断性头晕伴记忆力减退半年。

现病史： 患者半年前无明显诱因出现头晕、记忆力减退、耳鸣时轻时重，无视物旋转、视物黑蒙，夜不安眠，自行服用脑心通后症状未缓解，遂于中医门诊治疗。症见：眩晕，耳鸣，记忆力减退，下肢乏力，胃脘灼热感，胀痛，口干，大便干，食欲可，小便正常，夜间睡眠差。舌红，苔中黄厚，左脉弦，右脉细微。既往史：脑梗死、脑白质变性、肥厚性心肌病、慢性心功能不全、高脂血症、颈椎病、颈动脉粥样硬化、老年膝骨关节炎。查体未见明显异常。

诊断： 眩晕 – 肾精不足，气阴两虚证。

方药：

熟地黄 15g	山茱萸 6g	山药 15g	牡丹皮 12g
茯苓 15g	枸杞子 12g	菊花 12g	炒酸枣仁 20g
盐知母 6g	盐黄柏 6g	陈皮 10g	焦神曲 15g
焦麦芽 15g	麦冬 15g	石斛 15g	首乌藤 30g

7 剂，水煎服，日 2 次。

2011 年 9 月 2 日二诊：眩晕、耳鸣、记忆力减退、口干、大便干症状减轻，腰酸痛、下肢乏力仍在，胃脘灼热感，胀痛，食欲可，小便正常，夜间睡眠差。舌红，苔中黄厚，左脉弦，右脉细微。上方改盐知母、黄柏各 10g，加北沙参 30g、炒白术 10g、柏子仁 15g、鸡内金 10g。14 剂，水煎服，日 2 次。

半年后患者家属就诊时，告知患者服药后眩晕症状消失，记忆力仍差，因服药期间患肺炎住院治疗而停药。

按： 患者为老年女性，年高肾精亏虚，髓海不足，无以充盈于脑，导致髓海空虚，故发为眩晕；肾精不足，虚火内生，故见胃脘灼热感、口干、大便干。治法宜滋阴降火、益气养阴，方选杞菊地黄丸加味治疗。

🌀 医案六

基本信息：雷某，女，66 岁，2015 年 3 月 22 日就诊。

主诉：头晕 1 个月。

现病史：患者 1 个月前无明显诱因出现头晕时轻时重，伴双目干涩，时有耳鸣，无视物旋转，烦躁易急，偶有心慌，口干口苦，夜不安眠，家中自测血压为 160/90mmHg，规律口服苯磺酸氨氯地平片治疗，血压控制欠佳，遂来求诊。既往史：高血压。症状：头晕时轻时重，颠顶晕胀，伴双目干涩，时有耳鸣，无视物旋转，烦躁易急，偶有心慌，口干口苦，夜不安眠。舌淡红，苔白干，脉弦细。查体：血压 164/96mmHg，面红，余未见明显异常。

诊断：眩晕 – 肝阳上亢，肝阴不足证。

方药：

石决明 30g	天麻 10g	钩藤 15g	菊花 12g
郁金 12g	石菖蒲 10g	陈皮 10g	制远志 10g
茯神 15g	炒白术 10g	夏枯草 12g	炒蒺藜 12g
麦冬 15g	石斛 15g	焦神曲 15g	焦麦芽 15g
醋鸡内金 12g	炒枣仁 20g	赤芍 12g	川牛膝 12g

7 剂，水煎服，日 2 次。

2015 年 3 月 29 日二诊：患者诉头晕已轻，耳鸣减少，双目干涩缓解，已不急躁，无心慌，口苦口干减轻，夜眠渐增，自测血压波动在 140～150/80～90mmHg。舌淡红，苔薄白，脉弦细。上方去赤芍，加柏子仁 15g。7 剂，水煎服，日 2 次。

按：患者为老年女性，阴虚阳亢，肝阳上冲头目，郁滞胸中，致心神不宁；阴虚不能潜阳，则阳热更加浮越于上。治疗当以养阴平肝为法，方选天麻钩藤饮。

五、中风

基本信息：王某，女，55 岁，2015 年 6 月 29 日就诊。

主诉：突发右下肢不能活动 2 小时。

现病史：患者 2 小时前站立时突发右下肢不能活动，伴知觉减退，随地而坐，无头晕头痛，无发热、呕吐，无意识障碍，约半小时后右下肢知觉逐渐恢复，搀扶能够站立，但行走仍不便，遂由 120 急救送往北京友谊医院，行头颅 CT 检查，结果提示腔隙性脑梗死，给予长春西汀、醒脑静等药物治疗，其间患者家属要求中医治疗，遂于中医门诊由家属代诉开方。家属代诉症状：目前仍右下肢活动不利，知觉稍有减退，夜间可有下肢痉挛，喉中痰鸣，食欲尚可，饮水无呛咳，平日大便不成形，每日 2 次，略有急躁，小便可。舌红，苔白，脉弦细滑。既往史：高血压 6 年。辅助检查：头颅 CT 示腔隙性脑梗死。

诊断：中风，中经络 – 肝气郁滞，筋脉失养证。

方药：

柴胡 10g	当归 10g	白芍 12g	茯苓 12g
炒白术 10g	鸡血藤 12g	丝瓜络 12g	郁金 12g
石菖蒲 10g	陈皮 10g	藿香 10g	佩兰 10g
川贝母 8g	橘络 6g	法半夏 10g	川牛膝 12g
伸筋草 12g	木瓜 12g		

7 剂，水煎服，日 2 次，必要时鼻饲。

2015 年 7 月 6 日二诊：患者出院后诉右下肢活动尚可，力量稍弱，喉中痰鸣已经消失，食欲尚可，饮水无呛咳，大便成形，每日 1 次，小便可。舌红苔白，脉弦细。

按：患者为中年女性，素体脾虚痰湿，痰湿壅滞经脉，上蒙清窍，发为本病。《丹溪心法·中风》云："湿土生痰，痰生热，热生风也。"患者肝失条达，气机郁滞，血行不畅，痰瘀阻滞经脉。治疗宜疏肝解郁、化痰通络，方用逍遥散加减，并加大剂化痰通络之品，如鸡血藤、丝瓜络、橘络、川牛膝、伸筋草、木瓜等。邓老在治疗中风时强调辨证论治，注重气、火、痰、瘀、虚等病机，很少使用大剂量活血之品，避免伤及气血，引发脑出血等并发症。

⑨ 医案二

基本信息：宋某，女，64 岁，2016 年 7 月 8 日就诊。

主诉：间断性头晕伴行动不便半个月。

现病史：患者半个月前因与家人生气后出现头晕、耳鸣、视物模糊，无意识丧失、口舌偏斜，无呛咳，行走不稳，遂至北京友谊医院急诊就诊，行头颅 CT 检查，结果提示腔隙性脑梗死，静脉给予长春西汀注射液治疗半个月，效果不理想，为求中西医结合治疗，遂于中医门诊就诊。症见：头晕，偶有面热感，左侧肢体活动不利，视物模糊，耳鸣，乏力，纳谷不香，食后腹胀，大便略干，3～5 日 1 次，小便正常，双下肢轻肿。舌淡红，苔薄白，脉弦细。既往史：陈旧性脑梗死、慢性便秘。辅助检查：半个月前外院头颅 CT 示腔隙性脑梗死。

诊断：中风，中经络 – 肝阳化风，脾虚气滞证。

方药：

生黄芪 15g	太子参 15g	茯苓 10g	炒白术 10g
酒苁蓉 15g	冬瓜皮 30g	天麻 10g	钩藤 12g
菊花 12g	当归 10g	厚朴 10g	枳实 10g
火麻仁 15g	郁李仁 15g	瓜蒌 30g	焦神曲 30g
焦麦芽 30g	鸡内金 10g		

7 剂，水煎服，日 2 次。

2016 年 7 月 15 日二诊：患者乏力倦怠、肢体活动不利、下肢肿较前减轻，胃脘胀满基本已解，头晕胀仍在，纳食可，大便略干，2 日 1 次。上方去太子参、酒苁蓉、瓜蒌，加石决明 30g、夏枯草 10g、麦冬 15g、石斛 15g、玄参 15g，冬瓜皮调整为 20g。14 剂，水煎服，日 2 次。患者未再复诊，后因他病就诊，告知二诊后头晕、肢体活动不利已解。

按：患者为老年女性，五脏亏虚。《素问·阴阳应象大论》曰："年四十，而阴气自半也，起居衰矣。"患者肝肾阴精不足，阴虚化火动风，故见头晕胀；年老体弱，气虚则运血无力，血流不畅，而致脑脉瘀滞不通。本例患者属虚实夹杂之证，以虚为主。治疗以益气健脾通络为主，佐以平肝，待气虚症状缓解后，再加强滋阴平肝之力。

在治疗本例患者时，邓老善于抓主要矛盾，对所用药品种类、偏性及药量都有精准地把握。初诊时，因患者脾虚症状明显，故尽量避免使用生石决明等平肝重镇之品；复诊时，乏力倦怠明显减轻，胃脘胀满明显缓解，而仍有头晕、耳鸣，此时考虑气虚缓解，但肝阳上亢，故减少健脾益气之品，增加清肝柔肝养阴之品。

第六节　肾系病证

一、淋证

❾ 医案一

基本信息：张某，女，70岁，2015年9月11日就诊。

主诉：尿频半年。

现病史：患者半年来反复出现尿频，伴小便酸涩，夜尿频，量少，小腹不适，多次于天坛医院就诊，诊断为泌尿系感染，给予口服抗生素治疗后好转，但稍有不慎即反复发作。近日，患者旧疾复发，又因今日受凉后出现咽中干痒不适，大便略干，1～2日1次，遂于中医门诊治疗。症见：尿频，小便酸涩，夜尿频，量少，小腹不适，偶有腰酸痛，咽中干痒不适，无发热、恶心、呕吐、尿血等症状，大便略干，1～2日1次。舌红，苔微黄，脉弦细。

既往史：冠心病，右肾切除术后。查体未见明显异常。辅助检查：尿常规示白细胞10～15个/HP，红细胞3～5个/HP。

诊断：热淋 - 湿热下注证。

方药：

茯苓 12g	车前子 12g	萹蓄 10g	石韦 10g

滑石 15g	金银花 15g	连翘 12g	牡丹皮 12g
麦冬 15g	石斛 15g	黄芩 10g	白茅根 30g
生甘草 6g	瓜蒌 30g	鸡内金 12g	薄荷 6g
杏仁 10g	乌药 10g		

7 剂，水煎服，日 2 次。

2015 年 9 月 18 日二诊：服药后尿频、尿痛、尿少症状缓解，大便略干，每日 1 次。舌脉同前。前方去车前子，加生蒲黄 10g、生地黄 10g。7 剂，水煎服，日 2 次。

按：患者为老年女性，年高体弱，肾精不足，肾虚日久，湿热秽浊邪毒易侵入膀胱，遂引起淋证的反复发作，正如"诸淋者，由肾虚而膀胱热故也"。初诊时，患者湿热明显合并外感，治疗以清热利湿通淋为主，佐以养阴疏风清热，加用乌药既能增强膀胱气化之功，又可佐制大剂寒凉之品伤及阳气，全方祛邪而不伤正，利湿而不伤阴，清热而不伐伤阳气。

☯ 医案二

基本信息：石某，女，78 岁，2015 年 8 月 21 日就诊。

主诉：小便热伴中下腹不适 2 年，加重 1 周。

现病史：患者 2 年前无明显诱因出现小便热、小便后小腹不适、发热、腰酸痛、恶心，无呕吐、恶寒等症状，于本院急诊就诊，行尿常规检查，结果提示红细胞、白细胞阳性，血常规示中性粒细胞百分比 82%，诊断为泌尿系感染，给予左氧氟沙星治疗后好转。此后，患者每因劳累则出现小便热、小便后小腹拘急不适，反复发作，近 1 周症状加重，小便频急、涩痛、热黄，无发热、恶心、呕吐不适，为求进一步诊治，遂于中医门诊治疗。症见：小便频急、涩痛、热黄，无发热、恶心、呕吐不适，小便后小腹拘急，夜尿频，口干，大便干。舌暗淡，苔微黄，脉弦细。既往史：高血压、腔隙性脑梗死，服用硝苯地平控制血压，血压尚平稳。查体未见明显异常。辅助检查：尿常规示白细胞 5～10 个 /HP，红细胞 0～2 个 /HP。血常规未见异常。

诊断：热淋病 – 湿热内蕴，气阴两虚证。

方药：

黄芩 10g	滑石 20g	萹蓄 10g	生薏苡仁 15g
茯苓 12g	炒白术 10g	车前子 12g	乌药 10g
白茅根 30g	生甘草 6g	麦冬 15g	石斛 15g
北沙参 30g	知母 10g	黄柏 10g	石韦 10g

7 剂，水煎服，日 2 次。

2015 年 8 月 28 日二诊：患者诉服药后小便频急涩痛、小便热黄、口干症状明显减轻，小便后小腹拘急仍在，大便干，2 日 1 次。舌暗淡，苔微黄，脉弦细。上方去生薏苡仁，加瓜蒌 30g、小茴香 3g、生蒲黄 10g。7 剂，水煎服，日 2 次。

按：淋证有虚有实，初病多实，久病多虚，亦可虚实并见。本例患者接近耄耋之年，肾精不足，湿热之邪侵袭膀胱，膀胱气化功能失调，故发为淋病，症见溲热、夜尿频、小腹拘急感。治法以清热利湿、益气养阴为法。

⑨ 医案三

基本信息：张某，男，35 岁，2016 年 5 月 30 日就诊。

主诉：尿急、尿痛 1 周。

现病史：患者 1 周前因进食辛辣炙烤之品，出现小便短赤、尿急、尿痛、尿道灼热、舌尖生疮等症状，自服牛黄解毒片无效，遂来求诊。症见：小便短赤，尿急、尿痛，尿道灼热，伴口干喜饮，小腹胀满，咽中不适，大便正常，每日 1 次。舌红，可见溃疡，苔黄津少，脉弦滑。既往体健。查体未见明显异常。辅助检查：尿常规示白细胞 10～15 个 /HP，红细胞 0～2 个 /HP。

诊断：淋证 - 湿热内蕴证。

方药：

炒栀子 10g	浙贝母 10g	牡丹皮 10g	金银花 20g
连翘 12g	薄荷 6g	赤芍 12g	白茅根 30g
生薏苡仁 15g	赤小豆 30g	黄芩 10g	淡竹叶 6g
滑石粉 20g	蒲公英 30g	鸡内金 15g	生甘草 6g
竹茹 10g	生地黄 15g	陈皮 10g	焦神曲 30g

焦麦芽 30g

7 剂，水煎服，日 2 次。

2016 年 6 月 6 日二诊：患者尿急、尿痛稍有减轻，尿道灼热缓解，舌尖仍有疮疡，大便稀溏，每日 1~2 次。舌红，苔黄，脉弦滑。上方去浙贝母、薄荷、栀子，加茯苓 12g、车前子 15g。7 剂，水煎服，日 2 次。

2016 年 6 月 13 日三诊：患者尿急、尿痛减轻，灼热感消退，舌尖疮疡、疼痛较前缓解且缩小，夜眠不实。舌红，苔白，脉弦滑。上方加酸枣仁 20g、远志 10g。7 剂，水煎服，日 2 次。

2016 年 6 月 20 日四诊：患者诉尿急、尿痛基本已解，舌尖疮疡愈合，口干缓解，时有腹胀，夜眠可，大便成形，便软，每日 1 次。舌红，苔白，脉弦滑。上方去赤小豆、蒲公英、竹茹、酸枣仁。7 剂，水煎服，日 2 次。

按：《诸病源候论》认为"热淋者，三焦有热，气搏于肾，流入于胞而成淋也，其状小便赤涩"。该病例为青年男性，因进食辛辣炙烤之品，使湿热内蕴，下注小肠，故出现尿频、尿急、尿道热痛；心与小肠相表里，舌为心之苗，热邪上蒸，则舌尖生疮；舌象脉象均为湿热内蕴之象。初诊时，治疗方中金银花、连翘、栀子、白茅根、淡竹叶、黄芩、滑石、蒲公英、竹茹清热解毒、清心利小便，牡丹皮、赤芍、生地黄凉血解毒，浙贝母、生薏苡仁、赤小豆淡渗利湿、化痰散结，焦神曲、焦麦芽、鸡内金、陈皮运脾和胃、以助湿化。二诊时，患者热势稍轻，但出现大便稀溏症状，遂去栀子、浙贝母、竹茹，加茯苓以淡渗利湿。三诊时，患者热势进一步减轻，但夜眠不安伴夜尿频，遂给予酸枣仁、远志养心安神，眠安则夜尿自然消失。四诊时，患者病情基本无大碍，稍有腹胀，以前方为基础，去赤小豆、蒲公英、竹茹、酸枣仁，巩固治疗。

二、癃闭

医案一

基本信息：郭某，男，59 岁，2018 年 6 月 29 日就诊。

主诉：小便不畅伴小腹坠胀 1 年，加重 1 个月。

现病史：患者 1 年前因与家人争吵后出现小便频、小便滞涩难解、小腹坠胀、时有小腹向腰骶部放射痛等症状，1个月前症状加重，遂于中医门诊就诊。症见：小便滞涩难解，小便频，小腹坠胀，时有小腹向腰骶部放射痛，伴胁肋及脘腹胀满，胸闷，喜太息，汗出，易急躁，耳鸣，大便干燥，2～3日1次，食欲可，夜眠尚可。舌红，苔黄津少，脉弦细。既往史：前列腺炎。查体未见明显异常。辅助检查：腹部彩超示前列腺钙化灶。

诊断：癃闭-肝郁气滞证。

方药：

柴胡 10g	当归 12g	酒白芍 12g	茯苓 12g
白术 10g	郁金 12g	石菖蒲 10g	陈皮 10g
川楝子 12g	延胡索 10g	香附 10g	乌药 10g
橘核 10g	酸枣仁 20g	远志 10g	合欢皮 12g
枳壳 12g	厚朴 10g	紫苏梗 10g	焦神曲 30g
焦麦芽 30g	鸡内金 15g		

7剂，水煎服，日2次。

2018年7月6日二诊：患者诉小便较前稍顺畅，小便频、小腹坠胀减轻，腰骶放射痛缓解，胁肋胀满好转，口干明显，烦躁易急，夜眠欠安，大便干燥，2～3日1次。舌红，苔黄，少津，脉弦细。上方加麦冬15g、石斛15g。7剂，水煎服，日2次。

2018年7月13日三诊：患者诉小便较前顺畅，小腹坠胀疼痛均进一步减轻，烦躁减轻，但大便仍干燥，1～2日1次。舌红，苔微黄，脉弦细。上方去橘核，加瓜蒌30g、竹茹12g。14剂，水煎服，日2次。

2018年7月27日四诊：患者诉小便较前顺畅，小腹坠胀、放射痛时有反复，小腹喜暖畏凉，大便1～2日1次，排便顺畅。舌红，苔薄白，脉弦细。上方加盐橘核10g、砂仁6g。7剂，水煎服，日2次。

按：《类证治裁·闭癃遗溺》云："闭者，小便不通。癃者，小便不利。"该患者为中老年男性，平素心情不畅，肝气不舒，气机郁滞，膀胱气化失司，发为本病。治疗当以疏肝理气、开窍泄浊为法，方用逍遥散疏肝理气，加用郁金、石菖蒲、远志、合欢皮疏肝解郁开窍，川楝子、延胡索、香附、乌药、橘核温下元、行气止痛，酸枣仁养心安神，枳壳、厚朴、紫苏梗理气和中，焦神曲、焦麦芽、鸡内金运脾和胃。治疗核心在于调理气机，以恢复膀胱气化功能；此外，治疗此种疾病还需特别注重心理疏导。

☯ 医案二

基本信息：张某，男，26 岁，2015 年 4 月 20 日就诊。

主诉：小腹胀痛伴排尿不畅 1 个月。

现病史：患者 1 个月前因进食辛辣刺激并熬夜后出现小腹酸胀，时有小腹痛，排尿涩滞不畅，梦遗，无尿热、尿痛、发热、恶心、呕吐等不适，曾至健宫医院就诊，查前列腺液可见白细胞，诊断为前列腺炎，给予抗生素治疗，症状无明显缓解，遂于中医门诊就诊。症见：小腹酸胀，时有小腹痛，排尿涩滞不畅，无尿热、尿痛、发热、恶心、呕吐等不适，梦遗，脘腹胀满，时有反酸，不思纳谷，大便黏滞。舌红，苔黄，脉滑。既往体健。查体未见明显异常。

诊断：癃闭 – 湿热内蕴，气机不利证。

方药：

黄连 6g	吴茱萸 3g	郁金 12g	牡丹皮 12g
麦冬 15g	木香 10g	陈皮 10g	紫苏梗 10g
枳壳 12g	厚朴 10g	莱菔子 12g	焦神曲 30g
焦麦芽 30g	鸡内金 15g	砂仁 6g	川楝子 12g
延胡索 10g	法半夏 10g	竹茹 12g	柴胡 10g
酒白芍 12g	炙甘草 6g	香附 10g	乌药 10g
茯苓 12g	泽泻 10g	生薏苡仁 15g	

7 剂，水煎服，日 2 次。

2015 年 4 月 27 日二诊：患者诉服药后小腹酸胀、小腹痛、排尿涩滞不畅、梦遗症状减轻，大便成形，每日 1 次。舌红，苔黄，脉滑。药已获效，继用前方 14 剂，水煎服，日 2 次。

按：癃闭的主要病机为膀胱气化不利，水道不通；病因较多，如气滞、湿热、瘀血、肾虚等。青年患者多为实证，老年患者多为虚证或虚实夹杂之证。治疗应结合临床实际，需注重恢复膀胱气化功能。本例患者为青年男性，因辛辣饮食及熬夜导致湿热内生，湿热下注，膀胱气化失司，水道不利，故见小便涩滞不畅；湿热扰动精室，则见梦遗；湿热阻滞，脾胃气机升降失司，则见反酸、大便黏滞不爽。治疗以清热行气化湿为法，因患者湿热症状不重，故采用"气化则湿化"的思路，以疏理肝脾气机为先。方中黄连、吴茱萸为左金丸，意在清肝降逆制酸；柴胡、白芍、枳壳、炙甘草为四逆散，意在疏肝理气；牡丹皮、郁金、竹茹清热；法半夏、厚朴、木香、紫苏梗、莱菔子、川楝子、延胡索行气宽中和胃；香附、乌药、砂仁温下元而促气化；茯苓、泽泻、生薏苡仁淡渗利湿。

第七节　气血津液病证

一、郁病

医案一

基本信息：王某，女，60 岁，2015 年 3 月 13 日就诊。

主诉：心烦坐立不安 2 年。

现病史：患者 2 年前无明显诱因出现心烦急躁、坐卧不宁，时时欲悲伤，就诊于某医院心理科，考虑为焦虑抑郁状态，给予劳拉西泮片治疗，经治疗后症状稳定，近日受情绪刺激后病情加重，遂于中医门诊治疗。症见：心烦，气急，坐立不安，口干夜间明显，时有哭泣悲伤，腹胀满，食欲不振，有厌世观念，不能与家人正常交流，夜眠差，进食少，小便黄，大便不畅，2 日 1 次，进入诊室后，焦躁不安。舌红瘦，苔白满干燥，脉沉弦。既往史：高血压。

诊断：郁证 - 肝郁气滞证。

方药：

木香 10g	砂仁 6g	陈皮 10g	枳壳 12g
茯苓 12g	白术 12g	紫苏梗 10g	香附 10g
姜厚朴 10g	合欢皮 12g	天竺黄 10g	竹茹 12g
郁金 12g	酒白芍 12g	牡丹皮 12g	丹参 15g
麦冬 15g	北沙参 30g	石斛 15g	百合 15g
藿香 12g	焦神曲 15g	焦麦芽 15g	

7剂，水煎服，日2次。

2015年3月20日二诊：患者诉服药后腹胀满、口干略好转，汗出多，心情烦躁郁闷，食欲不振。舌脉同前。前方去百合，加石菖蒲10g、浮小麦30g。14剂，水煎服，日2次。

2015年4月10日三诊：患者诉服药后腹胀满、口干、汗多、夜眠差、心烦症状略好转，食欲不振，口中黏腻不爽，大便不畅，小便黄。舌红，苔白，脉沉弦滑。前方去北沙参、麦冬、石斛，加瓜蒌30g、法半夏9g、莱菔子15g、栀子10g。14剂，水煎服，日2次。

2015年4月24日四诊：患者诉服药后腹胀满好转，大便较前通畅，每日1次，食欲好转，心烦汗出好转，夜眠差，口中黏腻不爽，尿频、尿急、尿痛。舌红，苔白，脉滑数。尿常规示白细胞（++）、细菌7650/μL、红细胞（++）、尿蛋白（++）。调整方药如下：

藿香10g	佩兰10g	茯苓12g	生薏苡仁15g
滑石30g	生甘草5g	白茅根30g	金银花15g
连翘12g	紫苏梗10g	陈皮10g	枳壳10g
厚朴10g	莱菔子15g	萹蓄10g	车前子15g
焦神曲15g	焦麦芽15g	鸡内金15g	

9剂，水煎服，日2次。

2015年5月4日五诊：患者诉服药后尿频、尿急、尿痛症状消失，食欲不振，心烦，汗出多，腹胀满，大便较前通畅，每日1次，夜眠差，口中黏腻不爽。舌红，苔白，脉滑数。调整方药如下：

藿香10g	佩兰10g	茯苓12g	生薏苡仁15g
紫苏梗10g	陈皮10g	枳壳10g	石菖蒲10g
厚朴10g	莱菔子15g	郁金10g	合欢皮10g
焦神曲15g	焦麦芽15g	鸡内金15g	炒栀子6g
丹参15g	法半夏9g	牡丹皮10g	炒白芍10g

9剂，水煎服，日2次。

2015年5月15日六诊：患者诉服药后心烦急躁、汗出多、腹胀满症状好转，口苦，无口干，大便每日1次，夜眠差。舌暗红，苔白，脉滑数。前方去生薏苡仁、紫苏梗、莱菔子、法半夏，加莲子心3g、竹茹10g、天竺黄10g、黄芩10g。14剂，水煎服，日2次。

2015 年 5 月 29 日七诊：患者诉服药后心烦急躁好转，能够与家人正常交流，腹胀满，夜眠差，食欲不振，进食冷食后胃胀明显。舌暗红，苔白，脉滑略数。上方去栀子、莲子心，加砂仁 6g、酸枣仁 30g、木香 10g。14 剂，水煎服，日 2 次。

2015 年 6 月 12 日八诊：患者诉服药后心烦急躁好转，能够克制自己的情绪，劳拉西泮片已经减半量，夜眠、食欲好转。舌暗红，苔白，脉滑略数。前方去佩兰、天竺黄。14 剂，水煎服，日 2 次。

2015 年 6 月 26 日九诊：患者诉服药后情绪平稳，无烦躁等不适，腹胀满、食欲好转，偶有头晕，大小便正常。舌暗红，苔薄白，脉弦数有力。因患者想外出旅游，不便服用中药汤剂，遂嘱其后续可采用中成药加味逍遥丸巩固治疗。

方药：

藿香 10g	茯苓 12g	陈皮 10g	枳壳 10g
石菖蒲 10g	厚朴 10g	郁金 10g	合欢皮 10g
焦神曲 15g	焦麦芽 15g	鸡内金 15g	天麻 10g
丹参 15g	钩藤 10g	牡丹皮 10g	炒白芍 10g
石决明 30g	竹茹 10g	菊花 10g	

14 剂，水煎服，日 2 次。

按： 患者为老年女性，因长期情志失调，肝失条达，疏泄失常，气机不畅，故见心烦急躁、坐立不安；日久化火伤阴，则见口干、舌红瘦、苔干燥；肝失疏泄，脾胃升降失司，运化水谷功能失调，故见腹胀满、食欲不振、大便不畅、舌苔满布。初诊时，患者气郁化火伤阴，脾胃失于运化，痰湿浊邪内蕴，治疗宜理气和胃、清热滋阴，方选香砂六君子加减。治疗难点在于理气不能助热伤阴，滋阴不可碍气，需兼顾气分与血分。方中选用理气药物，并配合郁金、牡丹皮及滋阴之品，使理气不致温燥，气化则火可散、湿可化；稍佐牡丹皮、竹茹、天竺黄以清热；茯苓、藿香利湿化浊；郁金、牡丹皮、香附、丹参气血同调；滋阴药物选用北沙参、麦冬、石斛、百合等清补之品，以防加重气滞、湿阻及胃气壅滞。全方气血同调，补而不滞，清而不伤正。三诊时，患者阴伤症状减轻，遂加重清热化痰药物。四诊时，患者湿热下注膀胱明显，治疗以清热利湿为主。五诊时，继续针对湿热内阻，以清热化湿理气为法缓解临床症状。六诊时，脾运得健，但火热内盛，遂加强清心肝经热邪。七诊、八诊时，热邪已清，治疗以理气为主。九诊时，患者症状均明显好转，但肝郁脾虚、湿邪未除，遂以平肝健脾化湿为法善后。

☯ 医案二

基本信息：刘某，女，30 岁，2015 年 6 月 12 日就诊。

主诉：心烦伴食欲不振 1 年。

现病史：患者 1 年前因在工作中受挫折，出现心烦口苦、食欲不振，整日待在家中，兴趣不高，于北京某医院心理科就诊，诊断为抑郁症，建议使用西药治疗，患者拒绝，后间断服用中药治疗，效果不佳，为求进一步治疗，遂求诊于我院中医门诊。症见：心烦，胸闷，喜悲伤，食欲不振，偶有嗳气，夜眠差，大便不畅，略黏腻，末次月经为 2015 年 5 月 15 日，月经色黑、量少。舌淡，苔薄白，脉弦数。既往史：反流性食管炎、胆汁反流性胃炎。

诊断：郁病 – 肝郁气滞证。

方药：

北柴胡 10g	当归 10g	白芍 10g	茯苓 10g
白术 10g	陈皮 10g	紫苏梗 10g	合欢皮 10g
荷叶 10g	焦神曲 15g	焦麦芽 15g	鸡内金 10g

7 剂，水煎服，日 2 次。

2015 年 6 月 19 日二诊：患者诉今日为月经第 3 天，月经色黑、量少，偶有小腹痛，心烦，胸闷，喜太息，汗出多，食欲不振，夜眠不佳，大便不畅，咽中异物感，大便略黏腻。舌淡，苔薄白，脉弦数。调整方药如下：

北柴胡 10g	当归 10g	白芍 10g	茯苓 10g
白术 10g	陈皮 10g	紫苏梗 10g	合欢皮 10g
荷叶 10g	焦神曲 15g	焦麦芽 15g	鸡内金 10g
香附 10g	郁金 10g	枳壳 10g	竹茹 10g
浙贝母 10g	姜厚朴 10g	石菖蒲 10g	牡丹皮 10g
炒枣仁 15g	远志 10g		

7 剂，水煎服，日 2 次。

2015 年 6 月 26 日三诊：患者服药后行经时小腹痛消失，汗出仍多，心烦，胸闷，心情略好转，食欲不振，排气多，咽中异物感，大便略黏腻。舌淡，苔薄白，脉弦滑。前方加瓜蒌30g。7剂，水煎服，日2次。

2015年6月26日四诊：患者近几日生气后出现头晕目眩，偶有头痛，食欲不振，烦躁易激动，咽中异物感，心烦，胸闷，口苦，大便黏腻不爽。舌红，苔薄白，脉弦滑。调整方药如下：

天麻 10g	钩藤 10g	石决明 30g	天竺黄 10g
陈皮 10g	枳壳 10g	石菖蒲 10g	郁金 10g
黄芩 10g	菊花 10g	浙贝母 10g	牡丹皮 10g
茯苓 10g	焦神曲 15g	焦麦芽 15g	鸡内金 15g
莱菔子 10g			

7剂，水煎服，日2次。

2015年7月3日五诊：患者服药后头晕目眩、头痛好转，心烦苦闷，时时太息。舌淡红，苔薄白，脉弦滑。调整方药如下：

当归 15g	白芍 10g	陈皮 10g	紫苏梗 10g
合欢皮 10g	荷叶 10g	香附 10g	郁金 10g
枳壳 10g	竹茹 10g	浙贝母 10g	姜厚朴 10g
石菖蒲 10g	炒枣仁 15g	焦神曲 15g	焦麦芽 15g
鸡内金 10g			

7剂，水煎服，日2次。

2015年7月10日六诊：患者服药后诸症好转，月经将至，服用6月12日处方加益母草10g。7剂，水煎服，日2次。

2015年7月17日七诊：本次行经无腹痛等不适，月经量、颜色均正常，心情较前明显好转，食欲尚可，可随家人外出活动，无胸闷、烦躁等不适。舌淡，苔薄白，脉弦略滑。调整方药如下：

北柴胡 10g	当归 15g	白芍 10g	茯苓 10g
白术 10g	陈皮 10g	紫苏梗 10g	合欢皮 10g
香附 10g	郁金 10g	枳壳 10g	浙贝母 10g
姜厚朴 10g	石菖蒲 10g	炒枣仁 15g	焦神曲 15g
焦麦芽 15g	鸡内金 10g		

7剂，水煎服，日2次。

2015年7月24日八诊：患者心情较前明显好转，食欲可，夜眠佳，无明显不适。舌淡，苔薄白，脉弦略滑。继以前方 14 剂，水煎服，日 2 次。

2015 年 8 月 7 日九诊：患者无明显不适，能够控制自己的情绪。舌淡，苔薄白，脉弦缓。前方去香附、郁金、枳壳、厚朴。14 剂，水煎服，日 2 次。以加味逍遥丸、逍遥颗粒间断服用，善后治疗。

按：愤懑郁怒等精神因素可致肝失条达，气机不畅，肝气郁结；气郁日久化火，形成火郁；气为血帅，气行则血行，气滞则血瘀，故气郁日久可形成血瘀。正如《古今医统大全·郁证门》所言："郁为七情不舒，遂成郁结，既郁之久，变病多端。"治疗以疏肝解郁、行气活血为法，但月经期间应避免使用影响月经药物；此外，在本病治疗过程中，需注意痰、气、火、血等病理产物的影响。

二、消渴

❾ 医案一

基本信息：苏某，男，50 岁，2015 年 6 月 5 日就诊。

主诉：多食、消瘦伴口干 5 年，腰酸 2 周。

现病史：患者 5 年前因食欲旺盛、消瘦，伴口干、口渴多饮，无心慌、出汗、恶心呕吐等不适，于北京人民医院就诊，查空腹血糖为 14mmol/L，诊断为糖尿病，使用阿卡波糖控制血糖，血糖时有波动。近两周，患者多食易饥、口干渴、体重减轻 3kg，遂于中医门诊治疗。症见：口干，消谷善饥，汗多，手足心热，夜眠差，大便正常，腰酸，小便泡沫多。舌红，苔白根黄腻，脉弦数。既往史：高脂血症 2 年。辅助检查：空腹血糖波动在 8～10mmol/L，餐后血糖在 10～14mmol/L；尿常规示尿蛋白（++）。

诊断：消渴 - 阴虚内热证。

方药：

北沙参 30g	麦冬 15g	石斛 15g	天花粉 10g
山药 15g	熟地黄 15g	山茱萸 6g	枸杞子 15g
酒女贞子 15g	天冬 15g	玉竹 10g	酒黄精 12g
牡丹皮 12g	茯神 12g	百合 12g	炒枣仁 20g

| 制远志 10g | 醋五味子 10g | 知母 10g | 黄柏 10g |
| 墨旱莲 15g | 地骨皮 12g | | |

7剂，水煎服，日2次。

2015年6月12日二诊：患者口干渴、消谷善饥、夜眠好转，仍有腰酸，血糖变化不大。前方加鸡血藤15g。14剂，水煎服，日2次。

2015年6月26日三诊：患者不适症状消失，空腹血糖波动在6～8mmol/L，餐后血糖在8～10mmol/L，较前下降。继用前方14剂，水煎服，日2次。

按：本例患者以多饮、多食为主症，辨病属消渴范畴。消渴的基本病机为阴津亏损，燥热偏胜，以阴虚为本，燥热偏胜为标，二者互为因果。阴津不足，津液不能上荣，故见口干；胃为水谷之海，腐熟水谷，脾为后天之本，为胃行其津液，脾胃受燥热所伤，胃火炽盛，故见多食善饥；阴虚生内热，虚火内生，故手足心热；阴津被扰，不能自藏而外泄，故汗出。治法以滋阴清热为大法，方药选用六味地黄丸加减。

❾ 医案二

基本信息：凌某，女，64岁，2014年5月12日就诊。

主诉：乏力伴下肢麻木1年。

现病史：患者1年前劳累后出现乏力、心慌、腰酸痛、双下肢麻木，无出汗、下肢冷等不适，于北京某医院就诊，行双下肢动静脉彩超检查，结果未见异常，诊断为糖尿病末梢神经病变，间断使用甲钴胺治疗，效果不佳，遂于中医门诊求治。症见：双腿沉重，乏力，头晕，耳鸣，咽中有痰，夜眠差，下肢麻木、自觉发凉，纳谷不香，二便正常，无口干、口渴不适。舌淡，苔白厚腻，脉细、关脉弦。既往史：糖尿病3年，使用精蛋白生物合成人胰岛素注射液（预混30R）、阿卡波糖控制血糖，空腹血糖波动在9～13mmol/L，餐后血糖在10～16mmol/L。查体：形体略胖，余无明显异常。

诊断：消渴－气血亏虚，痰瘀阻络证。

方药：

| 黄芪 20g | 当归 12g | 桑寄生 30g | 续断 12g |
| 石菖蒲 10g | 郁金 10g | 远志 10g | 陈皮 10g |

川贝母 6g	茯苓 12g	橘络 10g	天麻 10g
钩藤 10g	丝瓜络 10g	鸡血藤 15g	川牛膝 12g

7剂，水煎服，日2次。

2014年5月26日二诊：初诊药后患者曾抄方1次，诉头晕、耳鸣、咽中有痰、下肢麻木略好转，仍有乏力、夜眠差、下肢沉重、腰酸胀，纳谷不香，空腹血糖下降至6～10mmol/L，餐后血糖较前变化不大。舌苔白腻较前略减轻。前方调整黄芪为30g、当归15g，去天麻、钩藤，加太子参20g、赤芍15g、木瓜15g、焦神曲15g、焦麦芽15g、法半夏9g。14剂，水煎服，日2次。

2014年6月9日三诊：患者诉不适症状明显减轻。继用上方14剂，水煎服，日2次。

10月份患者因咳嗽就诊，告知6月份药物自行服用28剂后，乏力伴下肢麻木症状完全消失，在未调整胰岛素用量情况下，空腹血糖波动在5～8mmol/L，餐后血糖在6～8mmol/L。

按：患者为老年女性，脏腑功能减退，气血不足，筋脉失养，故见下肢沉重麻木怕冷、乏力；气不足不能布津，而成痰湿，故见咽喉痰黏不畅；阴血不足，阴不敛阳，肝阳上亢，故见头晕。气虚致痰瘀阻滞经络，治疗以补气化痰通络为法。

三、汗证

医案一

基本信息：王某，男，38岁，2016年3月11日就诊。

主诉：汗多3周。

现病史：患者3周前因感冒后服用退热药，出现大汗淋漓，全身汗出不能自止，咽喉疼痛，偶有咳嗽，无痰，鼻塞，无发热，无汗，关节疼痛，自行服用玉屏风颗粒后咽喉疼痛加重，全身汗出未减少，遂于中医门诊治疗。症见：全身汗出，白天夜间均可出现，偶有咳嗽，咽喉疼痛，鼻塞，无发热恶寒、关节疼痛、咳痰等不适。舌红，苔薄白，脉浮数。查体：咽后壁红肿，扁桃体略增大。

诊断：汗病－风热犯表证。

方药：

金银花 12g	连翘 12g	桑叶 10g	菊花 10g
薄荷 5g	白茅根 20g	板蓝根 10g	前胡 10g
桔梗 10g	杏仁 10g	浙贝母 10g	生姜 3g
荆芥 10g	牛蒡子 10g	蜜桑白皮 10g	蜜枇杷叶 10g

7剂，水煎服，日2次。

2006年3月18日二诊：患者服药后咽喉疼痛、咳嗽、全身汗出症状好转，偶有鼻塞，关节疼痛。舌淡红，苔薄白，脉浮略数。前方去牛蒡子，加辛夷10g、忍冬藤10g。7剂，水煎服，日2次。

2016年3月25日三诊：患者服药后咽喉疼痛、全身汗出、关节疼痛症状消失，偶有轻微咳嗽，无咳痰。舌红苔薄白，脉弦。调整方药如下：

桑叶 10g	菊花 10g	桔梗 10g	杏仁 10g
前胡 10g	浙贝母 10g	薄荷 5g	生姜 5g
荆芥 10g			

7剂，颗粒，水冲服，日2次。

按：患者外感风热之邪，使用感冒药物发汗后，热未随汗解，风热之邪停留肌表，腠理不固，故见大汗出、咽喉疼痛。治疗以疏风清热为法，使肌表之邪得祛，腠理自然固密，汗液自收。

医案二

基本信息：钱某，女，72岁，2016年4月8日就诊。

主诉：全身汗出伴心悸半年。

现病史：患者半年前无明显诱因出现汗出增多，心慌，乏力，动则气短，无胸闷憋气、心前区疼痛等不适，于某医院急诊行心电图检查，结果提示窦性心律不齐、ST-T改变，心脏超声示二尖瓣、三尖瓣少许反流，心梗三项未见异常，诊断为冠心病，服用单硝酸异山梨酯、酒石酸美托洛尔治疗，心慌症状好转，但仍有全身汗出症状，遂于中医门诊治疗。症见：全身汗出，动则内衣全湿，上午要换 3 次衣服，夜间仍汗出，心情烦躁，头晕头痛，口苦，心悸，乏力，动则气短，怕热，无恶寒，夜眠因汗出受影响，食欲不振，大便每日 1 次，小便正常。舌淡，苔薄白，脉弦、关脉旺。既往史：高血压、冠心病、慢性胃炎、胃食管反流病、颈椎病、腰椎间盘突出症，服用单硝酸异山梨酯、酒石酸美托洛尔治疗中。查体：心率 56 次 / 分，余未见明显异常。

诊断： 汗病 – 气阴两虚，肝阳上亢证。

方药：

太子参 15g	北沙参 15g	麦冬 15g	石斛 15g
酸枣仁 15g	柏子仁 15g	浮小麦 30g	五味子 6g
天麻 10g	钩藤 10g	石决明 30g	菊花 10g
竹茹 10g	焦神曲 15g	焦麦芽 15g	鸡内金 10g

7 剂，水煎服，日 2 次。

2016 年 4 月 15 日二诊：患者服药后全身汗出、头晕、乏力症状减轻，上午换 1 次衣服即可，心悸，食欲不振，大便每日 1 次，小便正常。舌淡，苔薄白，脉弦。前方加生黄芪 15g。7 剂，水煎服，日 2 次。

2016 年 4 月 22 日三诊：患者服药后汗出症状缓解，头晕头痛、烦躁症状消失。舌脉同前。上方去天麻、钩藤、石决明、菊花、竹茹，加当归 10g、陈皮 10g、山药 15g、白术 12g、白芍 10g、茯苓 15g，调整太子参为 30g、北沙参 30g、生黄芪 30g。7 剂，水煎服，日 2 次。

2016 年 4 月 29 日四诊：患者服药后，无明显汗出，心悸、乏力症状明显缓解。继用前方 14 剂，水煎服，日 2 次。

按： 患者年高体衰，汗为心之液，心气不足不能固摄汗液，故见汗出多；气虚则见乏力、动则气短；因汗多而心情烦乱，导致肝郁化火，出现头痛头晕。此证属虚实夹杂，治疗应兼顾虚实，实则平肝，虚则益气养阴。三诊时，患者肝热症状已解除，遂增加益气健脾养心之药，症状得以缓解。

❾ 医案三

基本信息： 李某，男，46 岁，2015 年 3 月 6 日就诊。

主诉：全身汗出 1 年，加重 1 周。

现病史：患者 1 年前无明显诱因出现全身汗出，夏天汗出明显增多，全身黏腻不爽，口干口苦，大便黏滞，2 日 1 次，略干燥，口中异味，未予重视。近 1 周，患者因过节大量饮酒出现汗出明显增多，汗出湿衣，夜间头汗明显，晨起需要更换枕巾，遂于中医门诊治疗。症见：全身汗出，白天夜间均多，汗出湿衣，全身黏腻不爽，口中黏腻，眼睛干涩，头面出油，小便黄，大便黏滞，2 日 1 次，食欲旺盛，夜眠可。舌红，苔黄腻，脉弦滑数。既往史：高脂血症、脂肪肝。

诊断：汗病－湿热内蕴证。

方药：

藿香 10g	茯苓 10g	陈皮 10g	白术 10g
厚朴 10g	白豆蔻 5g	茵陈 20g	滑石 30g
石菖蒲 10g	郁金 10g	黄芩 10g	黄连 5g
莱菔子 15g	芒硝 5g	瓜蒌 30g	焦神曲 15g
焦麦芽 15g	鸡内金 10g	通草 10g	白茅根 30g

7 剂，颗粒，水冲服，日 2 次。

2015 年 3 月 13 日二诊：患者服药后大便通畅，不成形，每日 2 次，全身汗出较前减少，余症状同前。舌红，苔黄腻，脉弦滑数。前方去芒硝、瓜蒌、莱菔子，加栀子 10g。14 剂，颗粒，水冲服，日 2 次。

2015 年 3 月 27 日三诊：患者服药后全身汗出减少，口苦口黏减轻，大便成形，每日 1 次。舌红，舌苔较前变薄，脉弦滑。前方去白茅根，加牡丹皮 10g、生薏苡仁 15g。14 剂，颗粒，水冲服，日 2 次。

2015 年 4 月 10 日四诊：患者服药后诸症好转，仅剩头汗略多，饭后明显。舌淡红，苔薄白略腻，脉弦滑。继用前方 14 剂，颗粒，水冲服，日 2 次。

按：患者平素嗜酒，体内湿热停滞，邪热郁蒸，津液外泄而致汗出增多，治疗以清热化湿为法。

🌀 医案四

基本信息：赵某，男性，62 岁，2015 年 3 月 27 日就诊。

主诉： 夜间盗汗、咳嗽4周。

现病史： 患者4周前因肺炎后出现夜间盗汗，汗出明显，咳嗽，干咳无痰，偶有胸闷，口干口渴，查结核抗体，结果显示结核菌素试验阴性，肺部CT示肺部纹理增多，与1个月前住院时所做胸部CT相比较，显示炎症明显吸收，自行服用玉屏风颗粒，症状无明显减轻，遂于门诊中医治疗。症见：夜间盗汗，干咳无痰，偶有胸闷痛，口干口苦，眼睛干涩，胃脘胀满，大便略干，小便正常。舌红少苔，脉弦细数。既往史：高血压、糖尿病、高脂血症、脂肪肝、慢性萎缩性胃炎、腰椎骨质增生、膝骨关节炎。

诊断： 汗病 – 气阴两虚，余热未清证。

方药：

生石膏30g	知母10g	麦冬15g	北沙参30g
石斛15g	生甘草6g	桔梗10g	杏仁10g
川贝母5g	蜜桑白皮10g	蜜枇杷叶10g	陈皮10g
枳壳10g	紫苏梗10g	郁金10g	

7剂，颗粒，水冲服，日2次。

2015年4月17日二诊：患者诉服药后汗出略减少，咳嗽、胸闷减轻，口干口苦症状减轻，夜眠差，大便2日1次，略干，小便正常。舌红，少苔，脉弦细数。前方减少生石膏量为20g，加百合30g。7剂，颗粒，水冲服，日2次。

2015年4月24日三诊：患者说服药后，汗出明显减少，偶有胸闷，无咳嗽，口干口苦，夜明明显好转，大便每日1次，小便正常。舌淡红，苔薄白，脉弦细数。调整方药如下：

百合30g	生地黄10g	熟地黄10g	玄参10g
北沙参30g	麦冬10g	五味子5g	石斛15g
陈皮10g	枳壳10g	紫苏梗10g	郁金10g
地骨皮10g	焦神曲15g	焦麦芽15g	鸡内金10g

7剂，颗粒，水冲服，日2次。

按： 患者因热邪犯肺，致火热炽盛，气阴耗伤。经过治疗后，余热未清，气阴已伤，气虚不能固摄，热盛逼津外泄，故见汗多。治疗以清热养阴、宣肺为法。经过治疗后，热邪减轻，遂转以养阴固肺为治。

四、发热

⑨ 医案一

基本信息： 梁某，女，76 岁，2015 年 3 月 23 日就诊。

主诉： 间断性发热 14 天。

现病史： 患者 20 天前因饮食不节出现上腹部疼痛，伴恶心，呕吐胃内容物 3 次，未见呕血，大便不成形，每日 4 次，体温 38.8℃，于我院急诊就诊，查血常规示白细胞计数 12.0×10^9/L、中性粒细胞百分比 84%，便常规可见白细胞，尿常规示酮体（++），诊断为急性胃肠炎、酮症，予抗炎、补液及纠酮支持治疗 5 天后，腹泻症状好转。近 2 周来，患者体温波动于 37～38℃，伴腹痛，痛时有便意，并觉腹冷、腹胀，兼有干咳、口干、乏力，大便不成形，每日 2 次，小便正常，食欲不振，夜眠尚可。舌红，苔白有瘀点，脉弦细弱。既往史：高血压、冠心病。辅助检查：B 超示左侧腹股沟淋巴结肿大。

诊断： 发热 – 脾胃不和证。

方药：

法半夏 10g	炒白术 15g	茯苓 15g	陈皮 10g
焦神曲 15g	焦麦芽 15g	醋鸡内金 15g	砂仁 6g
白芍 10g	木香 10g	姜厚朴 10g	醋香附 10g
乌药 10g	炒枳壳 10g	盐橘核 10g	川楝子 12g
醋延胡索 10g	川贝母 8g	蜜枇杷叶 10g	紫苏梗 10g
太子参 12g	生姜 5g	炙甘草 6g	

7 剂，水煎服，日 2 次。

2015 年 3 月 30 日二诊： 患者经治疗后发热、腹痛症状消失，咳嗽好转，大便略成形，每日 2 次。舌脉同前。前方去掉橘核、醋延胡索、川楝子，继用和胃化痰止咳之品治疗。14 剂，水煎服，日 2 次。

2015 年 4 月 13 日三诊： 患者经治疗后症状均较前减轻，仍有乏力、口干。舌红，苔白，脉弦细弱。采用益气养阴和胃法治疗。调整方药如下：

太子参 15g	北沙参 15g	茯苓 15g	陈皮 10g
炒白术 15g	焦神曲 15g	焦麦芽 15g	醋鸡内金 15g
砂仁 6g	白芍 10g	木香 10g	乌药 10g
醋香附 10g	紫苏梗 8g	生黄芪 15g	炙甘草 10g

14 剂，水煎服，日 2 次。

按：患者为老年女性，脏腑功能减退，饮食自倍，肠胃乃伤，脾胃虚弱，运化失司，湿邪内生，故见腹泻；湿邪日久郁而化热，故见发热；脾阳不足，中脏虚寒，故见腹冷；脾胃不和，湿邪内阻，阳气不能温煦，不通则痛，故见腹痛、腹胀；脾失健运，痰浊内生，上干于肺，阻塞气道，肺气上逆，故作咳；气血生化乏源，故见乏力；脾不能升津液，故见口干。治疗以健脾和胃为法，方选香砂六君子汤加减。

医案二

基本信息：齐某，女，28 岁，2018 年 3 月 30 日就诊。

主诉：发热 3 年，加重 1 周。

现病史：患者 3 年前因饮食不节出现发热，体温 38.4℃，无恶寒，腹痛，大便每日 4 次，无脓血便，无恶心呕吐等不适，于北京某医院急诊就诊，查血常规示白细胞计数 $10.6×10^9$/L、红细胞计数 $4.27×10^{12}$/L、中性粒细胞百分比 86%、血红蛋白 114g/L、血小板计数 $143×10^9$/L，尿常规示酮体（++），便常规示白细胞（++）、红细胞（+），诊断为急性胃肠炎，采用抗炎、补液治疗，症状好转。3 年来，患者间断发热，体温平均波动于 37.2～37.6℃，先后就诊于北京友谊医院、北京协和医院，查风湿免疫结果为阴性，但疾病诊断未清，间断对症用药，效果不佳。1 周前，患者与朋友聚餐后出现呕吐胃内容物 1 次，无腹痛、腹泻、发热等不适，第 2 天出现发热症状，最高温度为 38℃，无恶心呕吐、腹痛等不适，未服用药物，监测体温下降至 37.3℃，于中医门诊治疗。症见：发热，平均体温为 37.3℃，未超过 37.8℃，无恶寒发热、恶心呕吐、头痛、鼻塞、流涕等不适，食欲不振，烦躁易急，大便略不成形，每日 1 次，末次月经为 3 月 23 日至 3 月 29 日。舌淡，苔白腻，脉弦数。既往史：月经不调、经行腹泻。

诊断：发热 – 脾虚湿热证。

方药：

北柴胡 10g	酒白芍 10g	茯苓 10g	醋香附 10g
紫苏梗 10g	合欢皮 10g	竹茹 10g	法半夏 9g
陈皮 10g	焦神曲 15g	焦麦芽 15g	醋鸡内金 10g
炒莱菔子 10g	麸炒枳壳 10g	藿香 10g	滑石 20g
生薏苡仁 15g	青蒿 10g		

7 剂，颗粒，水冲服，日 2 次。

2018 年 4 月 13 日二诊：患者诉服药后体温正常，大便不成形，每日 1 次，偶有腹痛。舌淡，苔白腻，脉弦数。上方去莱菔子、柴胡，加小茴香 5g。7 剂，颗粒，水冲服，日 2 次。

2018 年 4 月 20 日三诊：患者诉服药后体温未见异常增高，大便成形，每日 1 次。舌淡，苔白腻，脉弦数。上方加白术 10g、砂仁 6g。7 剂，颗粒，水冲服，日 2 次。

2018 年 4 月 27 日四诊：患者诉 3 天前跟同学聚会后未出现恶心呕吐、体温升高，无明显不适。舌淡，苔薄白，脉弦数。上方去青蒿。7 剂，颗粒，水冲服，日 2 次。

按：患者素体脾弱，因饮食不节，导致水湿内停，郁而化热，进而引起发热；土虚木乘，故见肝郁烦躁之症。治疗以健脾祛湿为法，佐以疏肝，方中藿香、青蒿意在化湿疏透。

医案三

基本信息：朱某，女，58 岁，2014 年 6 月 13 日就诊。

主诉：间断性低热 2 个月。

现病史：患者 2 个月前无明显诱因出现发热，体温 37.4℃，无鼻塞、流涕、咳嗽、咳痰、恶寒等不适，于北京某医院就诊，查血常规、胸片、自身免疫系列均未见异常，遂诊断不清，曾服用感冒清热颗粒、金花清感颗粒、布洛芬缓释胶囊药物治疗，但汗出后仍有低热，效果不佳，遂于中医门诊求治。症见：发热，体温 37.4℃，无鼻塞、流涕、咳嗽、咳痰、恶寒、出汗等不适，后背略紧，食欲可，二便正常。舌淡，苔薄白，脉细，右寸略浮。既往体健。

诊断：发热－风热袭肺证。

方药：

金银花 15g	连翘 12g	桑叶 10g	菊花 10g
薄荷 5g	芦根 30g	白茅根 20g	荆芥 10g
紫苏叶 10g	生姜 5g		

7 剂，颗粒，水冲服，日 2 次。

2014 年 6 月 20 日二诊：患者服药后测体温正常，偶有咳嗽，无痰，无胸闷胸痛等不适。舌淡，苔薄白，脉细。上方加桔梗 10g、杏仁 10g。7 剂，颗粒，水冲服，日 2 次。

按：本例患者除低热外，无明显不适症状，发病原因不详。根据患者脉象右寸略浮，考虑为外邪袭肺，虽邪气不重，但正气不足，导致肌表失和而发热，遂用疏风清热药物治疗，发热症状得以解除。

☯ 医案四

基本信息：周某，男，58 岁，2014 年 5 月 12 日就诊。

主诉：间断性低热 1 年。

现病史：患者 1 年前无明显诱因出现发热，体温波动于 37～38℃，口干口渴，乏力气短，胸闷憋气，汗出多，偶有下肢肿，无鼻塞、流涕、咳嗽、咳痰、头痛、身痛、恶心呕吐等症状，查血常规未见异常，肿瘤标志物未见异常，风湿及自身免疫系列均未见异常，间断于多家医院就诊，反复使用抗生素治疗，效果不佳，遂转至中医门诊。症见：发热，体温 37～38℃，口干口渴，乏力气短，胸闷憋气，汗出多，活动后明显，偶有下肢肿，无鼻塞、流涕、咳嗽、咳痰、头痛、身痛、恶心呕吐，大便略干燥，小便正常。舌淡，苔薄白，脉弦细。既往史：高血压 5 年、高脂血症 10 年、痛风 3 年、慢性支气管扩张 10 年、1 年前右肺因磨玻璃样改变行右肺叶部分切除术。查体：双肺可闻及干鸣音，余未见明显异常。

诊断：发热－气虚发热证。

方药：

炙黄芪 15g	太子参 15g	茯苓 15g	白术 10g
陈皮 10g	当归 10g	柴胡 3g	北沙参 15g
麦冬 15g	石斛 15g	冬瓜皮 30g	焦神曲 15g
焦麦芽 15g	瓜蒌 30g	鸡内金 15g	

7 剂，颗粒，水冲服，日 2 次。

2014 年 5 月 19 日二诊：患者诉服药后发热症状仍在，乏力气短略有好转，汗出多，大便略干燥。舌淡，苔薄白，脉弦细。前方加厚朴 10g、升麻 10g，调整炙黄芪为 30g、太子参 30g、北沙参 30g、浮小麦 30g。7 剂，颗粒，水冲服，日 2 次。

2014 年 5 月 26 日三诊：患者诉服药后发热症状仍在，胸闷憋气、乏力气短明显好转，汗出减少，大便尚可，每日 1 次。舌淡，苔薄白，脉弦细。前方加百合 30g，调整太子参为潞党参 30g。7 剂，颗粒，水冲服，日 2 次。

2014 年 6 月 9 日四诊：患者诉服药后发热略较前减低，温度在 37～37.5℃，胸闷憋气、乏力气短症状消失，下肢肿未出现，大便尚可，每日 1 次。舌淡，苔薄白，脉弦。前方调整炙黄芪为 45g。14 剂，颗粒，水冲服，日 2 次。

2014 年 6 月 23 日五诊：患者诉服药后发热症状消失，诸症皆除，大便尚可，每日 1 次。舌淡，苔薄白，脉弦。继用前方 14 剂，颗粒，水冲服，日 2 次。

按：患者长期久病，导致正气不足，加之近 1 年来行手术治疗，肺气不足，脾肺气虚，阴火内生，故见发热，治疗以健脾益气为法。正如《医学入门·发热》所言："内伤劳役发热，脉虚而弱，倦怠无力，不恶寒，乃胃中真阳下陷，内生虚热，宜补中益气汤。"

❾ 医案五

基本信息：李某，女，30 岁，2014 年 6 月 30 日就诊。

主诉：间断性低热 1 年。

现病史：患者 1 年前产后出现发热，体温 37～38℃，情绪稍有不畅即感到身体潮热、汗出，伴见心烦意乱、坐卧不宁、胸胁胀满、睡眠不宁、口干口苦、大便干结，无鼻塞、流涕、咳嗽、咳痰、头痛、身痛、恶心呕吐，曾于多家医院就诊，反复查血常规均未见异常，诊断不清，未特殊用药，哺乳结束后，遂于中医门诊治疗。症见：间断性出现发热症状，体温波动于37.5～38℃，心情烦躁易急，胸胁胀满，乳房针刺样疼痛，夜眠不安，口干口苦，乏力气短，大便干结，3日1次，小便黄，食欲不振。舌质红，苔薄黄，脉弦细稍数。既往体健。查体未见明显异常。

诊断：发热 – 气郁发热证。

方药：

牡丹皮 10g	柴胡 10g	当归 12g	白芍 10g
北沙参 15g	麦冬 15g	石斛 15g	竹茹 10g
丝瓜络 10g	香附 10g	郁金 10g	枳壳 10g
瓜蒌 30g	黄芩 10g	厚朴 10g	焦神曲 15g

7剂，颗粒，水冲服，日2次。

2014年7月7日二诊：患者诉服药后仍有发热症状，心情烦躁、乏力气短、口干略有好转，偶有头晕胀感，大便略干燥，2日1次。舌淡，苔薄白，脉弦细数。前方加莲子心 3g、天麻 10g、钩藤 10g、生石决明 30g、川牛膝 10g、夏枯草 10g，调整北沙参为 30g。7剂，颗粒，水冲服，日2次。

2014年7月14日三诊：患者诉服药后发热、头晕头痛症状消失，心情烦躁、乏力气短好转，大便略干燥，每日1次。舌脉同前。前方去莲子心、天麻、钩藤、石决明，加鸡血藤 15g。7剂，颗粒，水冲服，日2次。

按：妇人以肝、血为先天。患者新产后阴精不足，血不养肝，肝失柔和，易致肝气郁滞，气郁日久化火而发热，其发病机理正如《丹溪心法·火》所云："凡气有余便是火。"因发热与情志密切相关，故亦称"五志之火"。治疗以清热疏肝、滋阴为法，肝阳偏亢者，可酌加平肝之品。

五、瘿病

❾ 医案

基本信息：孙某，女，54岁，2016年5月6日就诊。

主诉：颈周胀痛 3 年，加重 1 周。

现病史：患者 3 年前因生气后出现颈周胀痛，伴咽部堵塞感，无吞咽困难、乏力、气短、心慌等不适，于当地医院就诊，实验室检查示游离三碘甲状腺原氨酸（FT3）及游离甲状腺素（FT4）水平降低、促甲状腺激素（TSH）水平升高、甲状腺球蛋白抗体（TgAb）及甲状腺过氧化物酶抗体（TPOAb）阳性，诊断为桥本氏甲状腺炎，予左甲状腺素钠片治疗，多次复查结果无明显变化、症状无明显改善，近 1 周上述症状加重，遂于中医门诊求治。症见：颈周胀痛，伴咽部堵塞感，平素情绪容易波动，无吞咽困难，无发热、乏力等不适，食欲不振，胃脘胀，夜眠尚可，小便正常，大便黏滞不爽，需开塞露辅助而下，1～2 日 1 次。舌红苔白，脉弦细。既往史：桥本氏甲状腺炎。

查体：颈部略肿大。辅助检查：FT3、FT4 水平下降，TSH 水平升高，TgAb、TPOAb 阳性；甲状腺彩超示弥漫性甲状腺肿。

诊断：瘿病 – 痰气交阻证。

方药：

北柴胡 10g	全当归 10g	酒白芍 12g	云茯苓 10g
炒白术 10g	焦神曲 30g	焦麦芽 30g	鸡内金 15g
广陈皮 10g	炒枳壳 10g	广郁金 10g	夏枯草 12g
净连翘 12g	浙贝母 10g	姜厚朴 10g	丝瓜络 12g
紫苏梗 10g	全瓜蒌 30g	赤芍药 10g	石菖蒲 10g
莱菔子 10g			

7 剂，水煎服，日 2 次。

2016 年 5 月 13 日二诊：上方服药 1 个月后来诊。颈周胀痛减轻，咽部堵塞感好转，大便略干，每日 1 次。舌红，苔微黄，脉弦细。上方加金银花 15g。7 剂，水煎服，日 2 次。

2016 年 6 月 17 日三诊：上方服药 1 个月后来诊。颈周胀痛基本已解，咽部堵塞感明显缓解，口干，双目干涩，大便较前痛快，每日 1 次。舌红，苔薄白津少，脉弦细。上方去茯苓、白术、莱菔子，加石决明 30g、天麻 10g、钩藤 10g、菊花 10g、麦冬 15g、石斛 15g。7 剂，水煎服，日 2 次。

9 月份家属告知，患者服用 6 月份药物 1 个月后，复查显示 FT4、FT3 水平下降，TSH 正常，TgAb、TPOAb 阴性，甲状腺彩超示甲状腺较前明显缩小。以加味逍遥丸、逍遥丸善后治疗。

按：瘿病是中年女性的常见病、多发病。本例患者为中年女性，因长期情绪郁结而发病。足厥阴肝经"布胁肋，循喉咙之后，上入颃颡，连目系，上出额，与督脉会与颠"，故本病与肝气密切相关。长期情绪不畅，致气机郁滞、肝气失于条达，肝木克土，脾胃运化水谷精微异常。气机郁滞则津液凝聚成痰，痰气互结，壅滞颈前，发为瘿病；气滞则血行不畅，痰气瘀阻，故瘿肿质硬或见结节。治疗以疏肝理气、化痰散结为法，方选逍遥散加通络散结之品，如枳壳、郁金、陈皮、夏枯草、连翘、金银花以行气清热散结，石菖蒲、浙贝母、丝瓜络以行气化痰散结，赤芍、郁金以活血化瘀散结。三诊时，患者阴虚症状明显，结合本病病机，加用滋阴平肝之品。

六、癌病

🌓 医案一

基本信息：郑某，女，57 岁，2014 年 4 月 7 日就诊。

主诉：间断性咳嗽、咳痰 3 个月。

现病史：患者 3 个月前肺腺癌术后出现咳嗽，咳痰，痰多，色黄，质黏不易出，间断发热，体温 37.5℃，无胸痛、咳血、胸闷、喘憋等不适，间断就诊，使用化疗药物、抗生素、化痰药物治疗，效果不佳，遂于中医门诊治疗。症见：轮椅推入诊室，咳嗽明显，咳痰，痰少，色黄，不易咳出，无咳血，口干渴，乏力，口腔溃疡，体温波动于 37.5～38.2℃，无恶寒、身痛等不适，偶有脱发，舌头痛，食欲可，大便略干，1～2 日 1 次。舌红，苔白，脉弦滑。既往史：肝脓肿病史 15 年、乳腺结节病史 8 年、子宫肌瘤切除术后病史 3 年、肺腺癌切除术后 3 个月、培美曲塞、顺铂化疗药物治疗过程中。辅助检查：胸部 CT（3 个月前）示右肺中段磨玻璃密度影；术后病理示腺癌。

诊断：肺癌 - 热毒内盛，痰热蕴肺证。

方药：

金银花 15g	连翘 12g	蜜桑白皮 12g	枇杷叶 12g
炒杏仁 10g	川贝母 10g	橘络 6g	陈皮 10g
郁金 12g	牡丹皮 12g	石菖蒲 10g	夏枯草 12g

茯苓 12g   丝瓜络 12g   焦神曲 30g   焦麦芽 30g

鸡内金 15g   瓜蒌 30g

7 剂，水煎服，日 2 次。

2014 年 4 月 14 日二诊：经治疗后咳嗽、口腔溃疡、舌痛症状好转，仍有口干、口渴，本周体温正常，大便干，2 日 1 次。舌脉同前。前方加用天花粉 15g、玄参 15g、麦冬 15g、石斛 15g、败酱草 15g、知母 10g。14 剂，水煎服，日 2 次。

2014 年 4 月 21 日三诊：经治疗后症状均较前减轻，咳嗽、咳痰偶有发作，大便成形，每日 1 次，体温持续正常，仍有乏力、口干。舌淡，苔薄白，脉弦细。复查胸部 CT 未见肿大淋巴结。前方去掉玄参，加用北沙参 30g、太子参 15g、当归 10g。14 剂，水煎服，日 2 次。

患者回老家后服用此方治疗半年，其间偶有咳嗽、发热发作。1 年后随访，患者症状明显缓解，仅有轻微咳嗽，可以正常生活，复查胸部 CT 与前比较未见转移。

按：患者为中年女性，素体虚弱，邪毒乘虚而入，毒邪壅遏肺气，肺气宣降失司，肺气郁滞不宣，进而血瘀不行，毒瘀互结，久之成肿块，发为本病。毒邪滞于肺，宣降失司，气机不利，津液失于输布，聚湿为痰，痰阻气道，故见咳嗽、咳痰；毒邪耗伤人体正气，正气不足，故见咳痰无力；痰瘀阻塞，日久化热，心火亢盛，灼伤脉络，故见口腔溃疡；热毒充斥于里，正气不足，故见低热。治疗以清热解毒、宣肺理气化痰为法。方中金银花、连翘清热解毒、消痈散结，枇杷叶、桑白皮、杏仁、川贝母清肺化痰、止咳平喘，陈皮理气健脾、燥湿化痰，郁金活血行气止痛，牡丹皮清热凉血、活血散瘀，茯苓、石菖蒲健脾和胃，瓜蒌、丝瓜络清热化痰、通络散结，焦神曲、焦麦芽、鸡内金和胃。全方清热宣肺化痰。症状好转后，当顾护正气，加用益气养阴解毒之品，经调治诸症减轻。

❾ 医案二

基本信息：沈某，女，68 岁，2014 年 5 月 12 日就诊。

主诉：间断性脓血便 1 年，伴恶心、消瘦 1 月余。

现病史：患者 1 年前无明显诱因出现便血，量少色红，于北京某医院行结肠镜检查，结果示乙状结肠癌，病理示低分化腺癌，行手术及化疗治疗（具体药物不详），经过 3 个疗程后，患者出现乏力、恶心呕吐，不能耐受，遂暂停化疗方案，采用补液支持对症治疗，但消化道症状仍然不能缓解，于中医门诊求治。症见：大便稀溏，每日 3 次，偶可见鲜血便，乏力，畏寒，轮椅推入诊室，精神差，纳眠差，恶心欲吐，消瘦明显。舌淡胖，苔白，脉沉细。既往史：高血压、糖尿病、冠心病。辅助检查：结肠镜示乙状结肠癌；病理示低分化腺癌；腹部增强 CT 示左侧结肠局部粘连、子宫直肠陷凹局限性积液、腹膜后可见淋巴结转移；生化示白蛋白 26.8g/L；血常规示白细胞计数 $3.8×10^9$/L，中性粒细胞百分比 68%，血红蛋白 78g/L，血小板计数 $106×10^9$/L；肿瘤标志物示癌胚抗原（CEA）14.06ng/mL，糖类抗原 125（CA125）492.6U/mL，糖类抗原 19-9（CA19-9）106.4U/mL；便常规示红细胞（++）。

诊断：结肠癌 – 脾胃虚弱证。

方药：

炙黄芪 15g	党参 15g	茯苓 15g	白术 10g
山药 15g	当归 10g	白芍 10g	陈皮 10g
枳壳 10g	炒薏苡仁 15g	仙鹤草 15g	法半夏 9g
木香 10g	柴胡 3g	焦神曲 15g	焦麦芽 15g
鸡内金 10g	炮姜炭 10g	炙甘草 10g	

14 剂，颗粒，水冲服，日 2 次。

2014 年 5 月 26 日二诊：患者服药后大便成形，每日 2 次，偶有鲜血便，恶心呕吐较前减轻。舌脉同前。前方加生姜 6g，调整黄芪为 30g、党参 30g。14 剂，颗粒，水冲服，日 2 次。

2014 年 6 月 9 日三诊：患者服药后乏力、食欲不振、恶心呕吐症状好转，大便成形，每日 1 次，未见鲜血便。舌淡，苔薄白，脉沉弦。前方去炒薏苡仁，加阿胶 15g^{烊化}。14 剂，颗粒，水冲服，日 2 次。

2014 年 6 月 23 日四诊：患者服药后乏力症状改善，精神转佳，可在家人陪同下步行前往门诊，食欲恢复正常，大便每日 1 次，体重较前增长 2.5kg，心情较前明显好转。舌淡，苔薄白，脉沉。复查便常规未见白细胞和红细胞，血常规示白细胞计数 $6.6×10^9$/L、血红蛋白 94g/L、血小板计数 $109×10^9$/L。上方去柴胡，加女贞子 15g、旱莲草 15g、枸杞子 15g、肉桂 3g。14 剂，颗粒，水冲服，日2次。

2014年7月7日五诊：患者诉服药后无明显不适，体力较前明显增长，乏力、肢冷、畏寒症状减轻，可下楼活动。舌淡，苔薄白，脉弦。继用上方14剂，颗粒，水冲服，日2次。

按：大肠癌的发病以正气虚损为内因，邪毒入侵为外因。正气虚损，易招致邪毒入侵，更伤正气，且正气既虚，无力抗邪，致邪气留恋，气、瘀、毒留滞大肠，日久则积生于内，发为大肠癌。本例患者经过手术及化疗药物治疗后，正气大亏，脾胃升降失司，脾不能升清，胃不能降浊，故见大便稀溏、恶心欲吐；气血不足，故见消瘦、夜眠差。治疗以益气健脾养血为法。初诊时，以归脾汤合补中益气汤加减治疗，在治理时需注意精血关系，同时稍佐温阳之品以鼓舞气血生长。

大肠癌早期以湿热瘀血搏结于肠腑为主，以清热解毒止血为基本治法；中期，患者经过手术、放疗、化疗后，正气大虚，治疗以益气健脾养血为主；待正气来复之后，尚可继续使用化疗药物或扶正维持。

☯ 医案三

基本信息：顾某，男，63岁，2016年10月14日就诊。

主诉：右上腹胀满伴厌油腻、恶心呕吐半年，乏力1个月。

现病史：患者半年前无明显诱因出现右上腹胀满，厌油腻，恶心呕吐，食欲不振，小便赤黄，于北京某医院行腹部CT检查，考虑肝癌，行肝动脉化疗栓塞术后恶心呕吐、厌油腻症状好转。近1个月，患者右上腹隐痛胀痛、恶心呕吐明显，平均每日呕吐10余次，呕吐黄绿色胆汁，消瘦明显，大便呈稀糊状，每日2次，住院查CT考虑肝内肿瘤复发，采用保肝、降酶、退黄治疗，症状缓解不明显，遂请中医协同治疗。症见：右上腹隐痛胀痛、恶心呕吐明显，乏力，每日平均呕吐3次，口苦，口黏，消瘦明显，目略黄，大便呈稀糊状，每日2次。舌淡，苔黄腻，脉细弦。既往史：慢性肝炎病史40余年。辅助检查：乙肝五项示乙肝表面抗原、乙肝e抗原、乙肝核心抗体阳性；腹部CT平扫示肝硬化伴腹水、肝脏右后叶团块状低密度影，增强扫描示肝脏右后叶病变动脉期呈不均匀强化；血常规示白细胞计数 $7.3×10^9$/L，红细胞计数 3.16×10^{12}/L，血红蛋白 78g/L，中性粒细胞百分比 73.9%；血凝四项示凝血酶原时间 16.30s，D-二聚体 2.41mg/L；肿瘤标志物示甲胎蛋白、癌胚抗原、糖类抗原 125、糖类抗原 15-3、糖类抗原 19-9 均升高；生化全项示谷丙转氨酶 401.4U/L，谷草转氨酶 513.0U/L，谷氨酰转肽酶 529.0U/L，白蛋白 33.9g/L，总胆红素 56.5μmol/L，直接胆红素 29.2μmol/L。

诊断：肝癌-湿热内蕴，肝郁脾虚证。

方药：

柴胡 10g	白芍 10g	枳壳 10g	炙甘草 5g
茵陈 30g	茯苓 15g	法半夏 9g	陈皮 10g
竹茹 10g	生姜 3g	滑石 30g	石菖蒲 10g
郁金 10g	赤芍 10g	金钱草 30g	生薏苡仁 15g
藿香 10g	黄芩 10g	焦神曲 15g	焦麦芽 15g
鸡内金 10g	醋延胡索 10g	白术 10g	

3 剂，颗粒，水冲服，少量频服。

2016 年 10 月 21 日二诊：患者服药后右上腹胀痛、恶心、厌油腻较前略好转，能进食少量食物，乏力，口苦，口黏，大便不成形，每日 2 次，近期低热，体温持续在 37.3℃。舌淡，苔黄腻，脉弦滑数。前方去柴胡、白芍、炙甘草，加金银花 15g、栀子 10g、酒大黄 3g。10 剂，颗粒，水冲服，少量频服。

2016 年 11 月 4 日三诊：患者服药后体温正常，恶心、厌油腻较前好转，大便每日 3 次，小便色黄，能进食食物，无恶心呕吐，口苦，口黏。舌淡，苔黄腻，脉弦滑数。辅助检查：生化全项示谷丙转氨酶 361.2U/L，谷草转氨酶 446.5U/L，谷氨酰转肽酶 463.4U/L，白蛋白 31.4g/L，总胆红素 53.4μmol/L；血常规示白细胞计数 7.5×10^9/L，红细胞计数 3.24×10^{12}/L，血红蛋白 84g/L，中性粒细胞百分比 76.4%。前方去生姜、法半夏，加连翘 12g、丹参 10g。14 剂，颗粒，水冲服，少量频服。

2016 年 11 月 18 日四诊：患者服药后恶心、厌油腻、口苦、口黏明显好转，大便不成形，每日 3 次，目黄明显减轻，腹胀。舌淡，苔黄腻，脉弦滑数。辅助检查：生化全项示谷丙转氨酶 143.3U/L，谷草转氨酶 215.7U/L，谷氨酰转肽酶 278.1U/L，白蛋白 32.5g/L，总胆红素 21.3μmol/L。调整方药如下：

茵陈 30g	茯苓 15g	青蒿 10g	陈皮 10g
滑石 30g	石菖蒲 10g	郁金 10g	赤芍 10g
金钱草 30g	生薏苡仁 15g	藿香 10g	黄芩 10g
丹参 12g	佩兰 10g	厚朴 6g	连翘 10g
焦神曲 15g	焦麦芽 15g	鸡内金 10g	白术 10g

14 剂，颗粒，水冲服，日 2 次。

2016 年 12 月 2 日五诊：患者服药后恶心呕吐症状消失，大便成形，每日 2 次，腹胀症状消除，乏力。舌淡，苔薄白，略腻，脉弦滑。调整方药如下：

柴胡 10g	白芍 10g	当归 10g	炙甘草 5g
茯苓 15g	陈皮 10g	白术 10g	太子参 10g
郁金 10g	茵陈 30g	生薏苡仁 15g	藿香 10g
焦神曲 15g	焦麦芽 15g	鸡内金 10g	醋延胡索 10g
木香 6g			

14 剂，颗粒，水冲服，日 2 次。

半年后随访，患者继用上方调整 1 个月，症状好转，转氨酶指标接近正常。2017 年 4 月，患者饮酒后突发消化道大出血死亡。

按：患者既往有乙型肝炎病史。目前中医多认为慢性乙型肝炎的病因为湿热疫毒之邪内侵，因湿热缠绵黏滞，易伤气阴，致气血失和，使湿热瘀血阻滞肝络，发为肝癌。本病以气阴不足、湿热内蕴为基本病机，治疗时应权衡扶正与祛邪的关系。本例患者初诊时湿热征象明显，正虚表现尚不显著，故治疗以清热化湿为主；经过治疗后症状好转，随访期间根据病情变化，酌加健脾、活血之品，但清化湿热之法应贯穿治疗始终。

❾ 医案四

基本信息：陈某，男，75 岁，2016 年 3 月 4 日就诊。

主诉：间断性右胁肋疼痛 8 年，加重伴便秘 4 年。

现病史：患者 8 年前因饮酒及进食油腻食物后出现发热、恶寒、右胁肋部疼痛、恶心呕吐等症状，呕吐胃内容物 2 次，无呕血及黑便，于北京某医院急诊就诊，查血常规及肝功能指标异常，腹部彩超示胆囊炎、胆囊多发结石及肝内异常低回声，腹部 CT 示肝内占位性病变，考虑小肝癌，采用禁食、补液及抗感染治疗，并行胆囊切除术和肝癌切除术，经治疗后症状好转出院。近年来，患者复查显示肝癌未复发。近 4 年来，患者因反复右胁肋疼痛及大便不畅（每日 3 次），多次于北京某医院就诊，诊断为肠梗阻，采用禁食、补液、抗感染及通便治疗，症状缓解后于家中使用开塞露辅助排便。近日，患者右胁肋疼痛加重，大便不畅，每周排便 1 次，偶有排气，食欲不振，恶心呕吐，平均每日呕吐胃内容物 1 次。查胆红素为正常值的 7 倍，腹部 CT 示肝内占位病灶，建议患者行肝动脉化疗栓塞术，患者拒绝，遂于中医门诊求治。症见：胁肋胀痛，食欲不振，胃胀，嗳气，排便、排气困难，需要开塞露辅助，大便成形，2 日 1 次，小便黄，近 1 年体重减轻 5kg 多，乏力，口干口苦，夜寐多梦。舌红暗，苔根部黄厚，边有剥脱，脉弦沉略软。既往史：高血压、冠心病、腔隙性脑梗死、肝癌切除术、胆囊炎、胆囊切除病史。查体：轮椅推入门诊，神清，精神差，目黄，无贫血貌，双肺呼吸音粗，未闻及干湿啰音，心率 50 次 / 分，心律齐，腹平软，无压痛及反跳痛，肝脾肋下未触及，移动性浊音阴性，肠鸣音 3 次 / 分，双下肢轻度浮肿。辅助检查：生化示谷丙转氨酶 107.6U/L，谷草转氨酶 158.0U/L，钾 3.35mmol/L，白蛋白 29.7g/L，总胆红素 137.1μmol/L。

诊断：胁痛 – 气阴不足证。

方药：

北沙参 30g	麦冬 15g	石斛 15g	太子参 20g
生黄芪 20g	柴胡 10g	白芍 10g	郁金 10g
姜厚朴 10g	焦神曲 15g	焦麦芽 15g	醋鸡内金 10g
炒枳壳 10g	醋香附 10g	紫苏梗 10g	炒白术 15g
茯苓 10g	陈皮 10g	炙甘草 6g	

7 剂，水煎服，日 2 次。

2016 年 3 月 11 日二诊：患者诉排便、排气困难略减轻，余症状同前。舌红暗，苔根部黄厚，边有剥脱，脉弦沉略软。上方加山药 15g。7 剂，水煎服，日 2 次。

2016 年 3 月 18 日三诊：患者诉口干口渴、食欲不振略减轻，胁肋胀痛，排便略好转，2 日 1 次，间断使用开塞露，胃胀，嗳气，小便黄，乏力，口苦，夜寐多梦。舌红暗，苔根部黄厚，边有剥脱较前略有津液，脉弦沉略软。上方改太子参为 30g、生黄芪 30g、瓜蒌 30g。7 剂，水煎服，日 2 次。

2016 年 3 月 25 日四诊：患者诉口干、口苦、口渴略好转，大便成形，2 日 1 次，排便仍费力，可不用开塞露，食欲略好转，胁肋胀痛，偶有隐痛，胃胀，小便黄。舌红暗，苔根部黄厚，舌苔剥脱好转，脉沉弦。上方加醋延胡索 12g。7 剂，水煎服，日 2 次。

2016 年 4 月 1 日五诊：患者诉乏力、口干、口苦、口渴好转，大便成形，2 日 1 次，排便较前通畅，食欲好转，胁肋偶有隐痛，胃胀、小便黄，偶有心慌，夜眠差，双下肢略肿。舌红暗，苔根部黄厚，舌苔剥脱好转，脉沉弦。上方调黄芪为 40g，加酸枣仁 15g、柏子仁 15g、冬瓜皮 30g、大腹皮 15g。7 剂，水煎服，日 2 次。

2016 年 4 月 8 日六诊：患者诉乏力、心慌、腿肿、胁肋胀痛好转，大便成形，2 日 1 次，排便仍费力，食欲好转，饭量有所增加，胃胀，小便黄，偶有心慌，夜眠差，双下肢略肿。舌红暗，苔根部黄厚变薄，脉沉弦。上方加玄明粉 3g 兑服。7 剂，水煎服，日 2 次。

2016 年 4 月 15 日七诊：患者诉心慌、腿肿症状消失，乏力、胁肋胀痛、夜眠症状好转，能够步行进入门诊，大便偏软，每日 1 次，排便通畅，食欲好转，胃胀，小便黄。舌红暗，苔根部黄腻，脉沉弦。上方去酸枣仁、柏子仁、冬瓜皮、玄明粉、柴胡、紫苏梗，加当归 15g、金钱草 15g、茵陈 15g、丹参 15g。7 剂，水煎服，日 2 次。

2016 年 4 月 22 日八诊：患者诉乏力、胁肋胀痛、夜眠症状好转，大便偏软，每日 1 次，排便通畅，食欲好转，胃胀，小便黄。舌红暗，苔根部略腻，脉沉弦。上方去麦冬、石斛，加滑石 20g。7 剂，水煎服，日 2 次。

2016 年 4 月 29 日九诊：患者诉乏力、胁肋胀痛、夜眠症状明显好转，大便偏软，每日 1 次，排便通畅，小便黄，心情好转，化验结果较前好转。舌红暗，苔根部腻，脉沉弦。生化示谷丙转氨酶 84.3U/L，谷草转氨酶 96U/L，钾 3.55mmol/L，白蛋白 32.8g/L，总胆红素 92.1μmol/L。调整方药如下：

北沙参 30g	当归 10g	山药 15g	太子参 30g
生黄芪 30g	柴胡 10g	赤芍 10g	郁金 10g
姜厚朴 10g	焦神曲 15g	焦麦芽 15g	醋鸡内金 10g
炒枳壳 10g	醋香附 10g	紫苏梗 10g	炒白术 15g
茯苓 10g	丹参 15g	陈皮 10g	浙贝母 10g

炙甘草 6g　　　　茵陈 30g

7 剂，水煎服，日 2 次。

2016 年 5 月 6 日十诊：患者诉胁肋隐痛，偶然牵涉下腹部疼痛，排便通畅，每日 1 次，小便黄。舌红暗，苔根部腻，脉沉弦。前方去紫苏梗、陈皮，加醋延胡索 10g。7 剂，水煎服，日 2 次。

2016 年 5 月 13 日十一诊：患者诉胁肋隐痛、下腹牵涉痛好转，口干口苦，排便通畅，每日 1 次，小便黄。舌红暗，苔根部腻，脉沉弦。继用前方 7 剂，水煎服，日 2 次。

2016 年 5 月 20 日十二诊：患者诉胁肋隐痛，偶有针刺感，二便正常。舌红暗，苔根部黄腻，脉沉弦。上方去太子参，加党参 30g。14 剂，水煎服，日 2 次。

按：患者为老年男性，平素嗜食肥甘厚腻之品及饮酒，导致脾胃亏虚，脾胃亏虚则水湿痰饮停聚，肝经气血不畅，形成肝癌。正如《医宗必读·积聚》所言："积之成也，正气不足，而后邪气踞之。"患者行手术治疗后，气阴耗伤，腑气不通，加之反复呕吐、禁食，进一步损伤脾胃，导致正气亏虚，邪气乘虚而入，引起肝癌复发。毒邪内蕴，耗伤正气，加重气阴不足，故见胁肋胀痛、口干口苦、大便不畅等症状；气血化源不足，则见体重减轻。初诊时，患者正虚明显，故以益气养阴柔肝、理气止痛为法进行治疗。五诊后，患者正气恢复，遂加用利湿、润肠之品以清除邪气。根据病情变化，逐步增加清热化湿、活血化瘀之药，症状遂渐缓解。在本病的治疗过程中，需妥善处理"正"与"邪"以及"攻"与"清利"之间的关系，扶正与祛邪应相辅相成，适度为宜；同时，应注意清利之药不可过用，宜采用"大病缓图"之法，以免耗气伤正，导致正虚邪盛，加重病情。

❾ 医案五

基本信息：赵某，男，76 岁，2013 年 8 月 12 日就诊。

主诉：间断性咳嗽伴胸闷 1 年。

现病史：患者 1 年前无明显诱因出现咳嗽，咳痰，颜色黄，不易咳出，无发热、胸痛、咳血等不适，于某医院就诊，肺部 CT 示右肺占位伴肺不张，行手术治疗，病理示腺癌。因患者平素体质及经济条件偏差，未行放、化疗及靶向药物治疗，间断自行服用药物治疗，效果不佳，近期咳嗽、胸闷症状加重，遂于中医门诊求治。症见：咳嗽，咳痰，痰色黄量多，不易咳出，偶有带血，胸闷痛，乏力，食欲不振，大便干燥，3 日 1 次，夜眠不佳，小便量少，色黄。舌淡红，苔黄，脉弦滑数。既往史：高血压、糖尿病、冠心病、肺气肿、肺大疱、肺间质纤维化、慢性胃炎、胃食管反流病，长期吸烟史。

诊断：肺癌 – 痰热闭肺，气阴两虚证。

方药：

芦根 30g	生薏苡仁 15g	炒冬瓜子 30g	蜜桑白皮 10g
蜜枇杷叶 10g	黄芩 10g	瓜蒌 30g	北沙参 30g
麦冬 15g	石斛 15g	藕节炭 10g	桔梗 10g
杏仁 10g	浙贝母 10g	郁金 10g	枳壳 10g
焦神曲 15g	焦麦芽 15g	鸡内金 10g	金银花 20g
生姜 5g	砂仁 5g	太子参 10g	

7 剂，颗粒，水冲服，日 2 次。

2013 年 8 月 19 日二诊：患者诉服药后咳嗽、咳痰、痰色黄质黏较前略好转，较前容易咳出，乏力较前好转，痰中仍有带血，胸闷痛，食欲不振，大便较前通畅，2 日 1 次，小便量可。舌淡红，苔黄，脉弦滑数。前方加仙鹤草 30g、棕榈炭 10g、牡丹皮炭 10g。7 剂，颗粒，水冲服，日 2 次。

2013 年 8 月 26 日三诊：患者诉服药后咳嗽、咳痰较前好转，痰多，色黄，质黏，容易咳出，无痰中带血，乏力、食欲不振症状较前好转，大便每日 1 次。舌淡红，苔白腻，脉弦滑数。前方加法半夏 9g、陈皮 10g、生石膏 15g。14 剂，颗粒，水冲服，日 2 次。

2013 年 9 月 9 日四诊：患者诉服药后咳嗽、咳痰症状较前明显减轻，痰量减少，色白，质稀，容易咳出，胸闷痛症状好转，乏力动则气喘较前明显缓解，食欲不振症状好转，大便通畅，每日 1 次。舌淡苔薄白，脉弦滑。上方去生石膏，调整太子参为 30g。14 剂，颗粒剂，水冲服，日 2 次。

2013 年 9 月 16 日五诊：患者诉服药后，咳嗽咳痰症状减轻，痰量减少，色白，质稀，乏力，食欲不振，动则气喘，汗多，大便略不成形，每日 1 次。舌淡，苔薄白，脉沉。调整方药如下：

太子参 20g	茯苓 10g	炒白术 15g	炒山药 15g

陈皮 10g	法半夏 9g	木香 6g	砂仁 6g
瓜蒌皮 15g	黄芩 10g	仙鹤草 30g	牡丹皮炭 10g
棕榈炭 10g	金银花 20g	冬瓜子 30g	白茅根 30g
浙贝母 10g	连翘 10g	焦神曲 15g	焦麦芽 15g
鸡内金 10g			

14 剂，颗粒，水冲服，日 2 次。

2013 年 9 月 23 日六诊：患者诉服药后乏力、气短、咳嗽、咳痰症状减轻，痰质稀，量较前减少，色白，容易咳出，汗出多，活动后明显，食欲较前好转，大便每日 1 次，小便可，后背痛，夜间明显。舌淡，苔薄白，脉沉。上方调整太子参为 30g，加浮小麦 30g、丝瓜络 10g、桑寄生 30g、续断 15g。14 剂，颗粒，水冲服，日 2 次。

2013 年 10 月 14 日七诊：患者诉服药后精神状态好转，近日感冒后咳嗽、咳痰症状较前明显，痰色黄，量较前增多，无发热、胸痛、恶寒、鼻塞、流涕等不适，食欲尚可，体重较前增加，后背疼痛，二便正常。舌淡，苔薄白，脉弦滑，寸脉略浮。调整方药如下：

金银花 15g	连翘 12g	桑叶 12g	菊花 10g
丝瓜络 10g	桔梗 10g	杏仁 10g	蜜桑白皮 10g
蜜枇杷叶 10g	浙贝母 10g	黄芩 10g	瓜蒌 10g
陈皮 10g	茯苓 10g	白茅根 30g	棕榈炭 10g
败酱草 15g	薄荷 5g	生姜 5g	紫苏叶 10g

7 剂，颗粒，水冲服，日 2 次。

2013 年 10 月 21 日八诊：患者诉服药后感冒咳嗽症状减轻，痰色白，质稠，容易咳出，无咳血，无发热、胸痛、鼻塞、流涕等不适，二便正常。舌淡，苔薄白，脉弦滑。上方继用 7 剂，颗粒，水冲服，日 2 次。

2013 年 10 月 28 日九诊：患者诉目前无明显咳嗽、咳痰等不适，乏力，气短，二便正常。舌淡，苔薄白，脉滑弱。复查肺部 CT，家属诉较手术后无明显变化。调整方药如下：

太子参 20g	茯苓 10g	炒白术 15g	炒山药 15g
陈皮 10g	法半夏 9g	木香 6g	砂仁 6g
瓜蒌皮 15g	黄芩 10g	仙鹤草 30g	牡丹皮炭 10g
棕榈炭 10g	冬瓜子 30g	白茅根 30g	浙贝母 10g

连翘 10g　　　　　焦神曲 15g　　　　焦麦芽 15g　　　　鸡内金 10g

14 剂，颗粒，水冲服，日 2 次。

以本方为基础方，继续调理半年，患者症状好转，未再复诊。2015 年 10 月家属告知，患者于 2015 年 3 月因着凉后合并感染病故。

按：患者为老年男性，嗜烟日久，烟毒内侵，日久损伤肺脏，清代顾松园认为："烟为辛热之魁。"热邪犯肺，肺失宣降，水液输布失常，湿痰阻滞，痰湿与热相合，病久耗气伤津，日久入血伤络，而致痰热瘀血凝结，形成瘤块。痰热阻滞肺络，故见咳嗽、咳痰；痰热灼伤肺络，故见咳血；痰热内盛，气阴不足，故见纳少、乏力、大便干燥。结合患者舌脉，辨证为痰热闭肺、气阴两虚证。治疗以清热宣肺、益气养阴为法。方选《千金》苇茎汤加减，以化痰泄热、通瘀散结，方中芦根、薏苡仁、冬瓜仁、瓜蒌、浙贝母清热化痰散结，黄芩、金银花清热解毒，藕节炭凉血止血，气阴已伤故加太子参、北沙参、麦冬、石斛益气养阴，桔梗、枳壳、杏仁、郁金宣降肺气通络，砂仁、生姜佐以和胃。全方合用，消补兼施，紧扣病机，二诊时，患者咳痰等症状明显减轻。在治疗过程中，加强了止血药物的应用，加入仙鹤草，仙鹤草又称"脱力草"，具有抗癌、提升气力及止血的功效。邓老对癌症患者出现气虚出血症状时常用此药，疗效颇著。至第五诊时，以益气健脾、化痰为主，同时配合清热解毒、散结之品。患者感冒后，风热之邪与体内热毒相合，此时以清热疏风解毒为主，待感冒症状解除后，继用益气健脾、清热解毒化痰之法治疗。

肺癌的发病机制主要与正气虚损、邪毒乘虚侵袭肺脏有关。邪滞于肺，导致肺脏宣降失司，气机不利，津液输布失常，津聚为痰，瘀阻络脉，日久可随体质寒化或热化，寒热痰瘀毒相互胶结，逐渐形成肺部积块。肿块积滞日久，克伐正气，形成虚实夹杂的证候。因此，治疗本病需兼顾虚实两方面，根据患者虚实程度，合理选用扶正、攻邪之品。在治痰方面，除使用清热化痰、燥湿化痰药物外，还需注重调理脾肾。因脾主运化水湿，肾主水液蒸化，二者为水湿代谢的根本。治疗瘀血时应格外谨慎，因肺络受损易出现咳血症状，故使用活血通络药物时应避免破血动血之品，宜选用凉血活血止血药物，如郁金、牡丹皮炭；温经止血通络药物，如艾叶炭、炮姜炭、制香附；收涩止血药物，如十灰散；化瘀止血药物，如三七粉、生蒲黄、蒲黄炭、五灵脂、花蕊石等；滋阴凉血药物，如女贞子、旱莲草等。

第八节　肢体经络病证

一、痹证

⑨ 医案一

基本信息：王某，女，33 岁，2015 年 11 月 13 日就诊。

主诉：关节活动障碍伴疼痛 3 年。

现病史：患者 3 年前无明显诱因出现双侧腕关节疼痛，酸痛，固定不移，肿胀，活动后加重，曾于北京协和医院就诊，诊断为风湿性关节炎，间断使用布洛芬治疗，缓解不佳。症见：双侧膝、腕、踝关节疼痛，酸痛，固定不移，间断性出现关节肿胀，活动后加重，肢体关节活动不利，肌肉酸痛、重着，食欲不振、恶心、腹胀，大便略软，不成形，每日 2 次，月经期间痛经，有血块。舌红，苔白腻厚，脉濡缓。

诊断：痹病－风湿阻络证。

方药：

白芍 12g	陈皮 10g	藿香 10g	佩兰 10g
丝瓜络 12g	鸡血藤 12g	桑寄生 30g	续断 12g
木瓜 10g	桑枝 20g	羌活 6g	伸筋草 12g
当归 10g	川牛膝 12g	茯苓 12g	独活 6g
白术 10g	盐杜仲 10g		

7 剂，水煎服，日 2 次。

2015 年 11 月 20 日二诊：经治疗后，双侧膝、腕、踝关节疼痛好转，食欲不振、恶心、腹胀好转，大便不成形，每日 2 次，足踝部略有肿胀感。舌红，舌苔白腻较前好转。前方加生薏苡仁 15g、丹参 15g。14 剂，水煎服，日 2 次。

2015 年 12 月 4 日三诊：经治疗后，关节痛好转，恶心、食欲不振、腹胀消失，大便成形，每日 1 次，足踝部酸胀感仍在，偶有肩部关节酸麻，面部起包，月经将至。舌脉同前。前方去掉鸡血藤、生薏苡仁、丹参、丝瓜络，调整桑枝为 30g，加益母草 15g、乌药 5g。14 剂，水煎服，日 2 次。

患者间断就诊半年，症状明显缓解，随访半年，未再发作。

按：中医古籍对痹病记载较多。如《素问·痹论》曰："风寒湿三气杂至，合而为痹也。"《三因极一病证方论》曰："夫风寒湿三气杂至，合而为痹，虽曰合痹，其用自殊。风胜则为行痹，寒胜则为痛痹，湿胜则为着痹……大抵痹之为病，寒多则痛，风多则行，湿多则着。在骨则重而不举，在脉则血凝不流，在筋则屈而不伸，在肉则不仁，在皮则寒，逢寒则急，逢热则纵。"痹病多因正气不足，感受风寒湿邪，邪气滞留于皮肤、经脉、骨骼，导致气血运行不畅而发病。患者以肢体关节活动不利、肌肉酸痛重着为主症，辨证为着痹。湿邪阻滞气机，闭阻经络，故见肢体关节活动不利、肌肉酸痛重着；湿浊内蕴，阳气受阻，则见恶心、腹胀、大便不成形；湿浊停聚舌面，故舌苔白腻。治疗以除湿通络、祛风散寒为大法。方中白芍、当归养血和营；陈皮、白术健脾燥湿；藿香、佩兰芳香化湿；丝瓜络、鸡血藤、木瓜、桑枝、伸筋草舒筋活络、活血化湿；桑寄生、续断、杜仲祛风湿、强筋骨、通络；羌活、独活为风药，取其"风能胜湿"之意，但用量不宜过大，用时不宜过久，二者共奏祛风除湿止痛之效；牛膝、丹参通经活血；茯苓、薏苡仁利水渗湿。至第三诊时，患者月经将至，虽面部起包、有热象，但不宜过用寒凉药物清热，以免加重痛经；亦不宜过用通经活络之活血药，以免影响月经。故去掉活血通络之品，因月经贵在通畅，遂加益母草，使热随血下，兼顾调经与清热。

🌀 医案二

基本信息：梁某，女性，62 岁，2014 年 3 月 3 日就诊。

主诉：周身关节疼痛不适 30 余年。

现病史：患者诉 30 余年前因出汗后着凉出现肩关节疼痛，未予特殊处理，每年天气变化时疼痛加重，疼痛范围逐渐波及全身关节，间断服用中药治疗，疾病时有反复。近年疼痛加重、夜间明显，患者间断服用金乌骨痛胶囊治疗，效果不佳，遂于中医门诊治疗。症见：周身关节疼痛，久坐久站后加重，夜间明显，疼痛影响睡眠，膝关节处略有肿大变形，行走不利，口干、口渴，大便略干，2 日 1 次，小便正常。舌暗红，苔薄白，脉弦涩。

中医诊断：痹证－肝肾亏虚，瘀血阻络证。

方药：

生黄芪 30g	当归 15g	香附 10g	川芎 10g
生地黄 15g	赤芍 10g	杜仲 10g	川牛膝 20g
骨碎补 30g	桑寄生 30g	续断 15g	延胡索 10g
羌活 10g	山茱萸 10g	枸杞子 15g	淫羊藿 10g
瓜蒌 30g	麦冬 15g	石斛 30g	

7 剂，水煎服，日 2 次。

2014 年 3 月 10 日二诊：患者诉服药后关节疼痛、口干略有减轻，夜间疼痛减轻，大便每日 1 次，小便正常。舌暗红，苔薄白，脉弦涩。上方加鸡血藤 15g。14 剂，水煎服，日 2 次。

2014 年 3 月 24 日三诊：患者诉服药后关节疼痛明显减轻，夜间无疼痛发作，口干症状消失，夜间偶有小腿抽筋，大便成形，每日 1 次，小便正常。舌脉同前。前方去瓜蒌、麦冬、石斛，加木瓜 10g、伸筋草 15g、太子参 15g。14 剂，水煎服，日 2 次。

2014 年 4 月 7 日四诊：患者诉服药后关节疼痛明显减轻，仍有夜间小腿抽筋，大便成形，每日 1 次，小便正常。舌脉同前。前方调整太子参为 30g、淫羊藿 15g。14 剂，水煎服，日 2 次。

按：本例患者为老年女性，因感受寒湿之邪后，邪气流注肌肉、筋骨、关节，导致经络壅塞，气血运行不畅，肢体筋脉拘急而发病。痹病日久不愈，气血津液运行不畅逐渐加重，血脉瘀阻，深入骨骱，出现关节肿胀畸形。久病耗伤正气，加之年老肝肾不足，症状更为明显。辨证属肝肾亏虚、瘀血阻络，治宜补肾益气、活血通络。方中重用生黄芪，以求气足则血行之效。至二诊时，患者服药后关节疼痛减轻，表明药证相符，遂加用鸡血藤以养血活血。待阴虚症状好转后，增加养血荣筋、通络之品。

二、颤证

❾ 医案

基本信息：董某，男，53 岁，2014 年 4 月 21 日就诊。

主诉：头摇不能自制 1 年。

现病史：患者 1 年前无明显诱因出现头摇不能自制，烦躁易怒，头晕胀，曾于宣武医院就诊，考虑脑梗死、脑白质变性，使用营养神经、活血化瘀药物治疗，效果不佳。辅助检查：头颅 CT 示脑梗死、脑白质变性；颈动脉超声示双颈动脉斑块；经颅多普勒超声示颅内动脉段血流方向、血流速度、频谱图像及参数均见明显异常。诊断为双侧大脑中动脉、前后动脉血流速度减慢、活动频繁规律不整。症见：头摇不能自制，烦躁易怒，头晕胀，耳鸣，夜眠差，胸脘痞闷，口中黏苦，大便黏腻不畅，3 日 1 次。舌红苔腻，脉弦滑。

既往史：高血压 10 年、脑梗死 2 年。

诊断：颤证 – 肝阳上亢，气滞湿阻证。

方药：

天麻 10g	钩藤 12g	白术 12g	茯苓 12g
石菖蒲 10g	郁金 10g	远志 10g	陈皮 10g
石决明 30g	枳壳 10g	厚朴 10g	生薏苡仁 15g
桑寄生 30g	丝瓜络 12g	天竺黄 10g	橘络 6g
瓜蒌 30g	川牛膝 12g	菊花 10g	合欢皮 10g

14 剂，水煎服，日 2 次。

2014 年 4 月 28 日二诊：经治疗后烦躁易怒、耳鸣、胸脘痞闷、口中黏苦好转，仍有头摇、头晕胀、夜眠差，大便黏腻不畅，3～4 日 1 次。舌尖红，苔腻，脉弦滑数。前去生薏苡仁、桑寄生、川牛膝，加莱菔子 15g、黄芩 10g、桑枝 15g、法半夏 9g、焦槟榔 10g。14 剂，水煎服，日 2 次。

2014 年 5 月 5 日三诊：经治疗后头晕胀、烦躁易怒、耳鸣、夜眠差、大便黏腻明显好转，仍有头摇，可有停止，咽中痰黏。舌脉同前。继用前法，调整方药如下：

石决明 30g	天麻 10g	钩藤 12g	茯苓 12g
石菖蒲 10g	郁金 10g	远志 10g	陈皮 10g
枳壳 10g	厚朴 10g	丝瓜络 12g	天竺黄 10g
橘络 6g	瓜蒌 30g	贝母 12g	丹参 20g
合欢皮 10g	莱菔子 15g	黄芩 10g	法半夏 10g
焦槟榔 10g			

14 剂，水煎服，日 2 次。

2014 年 5 月 19 日四诊：经治疗后头晕胀、烦躁易怒、耳鸣消失，夜眠差，仍有头摇，咽中痰黏。舌脉同前。继用前法，前方加胆南星 6g。14 剂，水煎服，日 2 次。

以此治法为主，治疗近 5 个月，患者头摇、头晕胀、烦躁基本消失，精神状态明显好转。

按：患者为中年男性，素体肝肾亏虚，阴血不足，筋脉失养，故见头晕、头摇不能自制；肝肾阴亏，肝阳偏亢，虚火内扰，故见口苦、舌红、心烦易怒；心肝血虚，心神失养，故失眠多梦；肝阳太过制约脾土，脾之运化失职，痰湿内聚，故见胸脘痞闷、口黏；痰湿停聚于舌面，故见苔腻。辨证为肝阳上亢、气滞湿阻，治以平肝息风、舒筋止颤为法，方选天麻钩藤饮加减。方中天麻、钩藤、石决明、石菖蒲、菊花清热平肝息风；白术、茯苓、陈皮、薏苡仁健脾祛湿；郁金、枳壳行气活血；远志、合欢皮养心安神；厚朴、天竺黄、瓜蒌宽胸清热消痰；丝瓜络、橘络化痰活络；桑寄生、川牛膝滋补肝肾、活血祛瘀。治疗过程中，根据实际情况，适当加强清热平肝药物的应用，使痰热、肝火得以清除而获效。

三、腰痛

❾ 医案一

基本信息：王某，男，62 岁，2016 年 7 月 25 日就诊。

主诉：腰痛 1 周。

现病史：患者 1 周前因晨起健身后突然腰痛，疼痛剧烈，难以转侧，影响活动，自用伤湿止痛膏外贴治疗后腰部疼痛症状略好转，于骨科行腰椎 X 线检查，结果显示腰椎退行性变，使用氟比洛芬巴布膏外贴、金乌骨通胶囊口服治疗，效果不佳，遂于中医门诊求治。症见：腰疼难以辗转，转动则痛剧，大便略溏，每日 1 次。舌红，苔薄白，脉滑略数。既往史：脑梗死、脂肪肝、慢性胃炎、反流性食管炎、高血压。

诊断：腰痛 - 气血痹阻证。

方药：

当归 10g	酒白芍 12g	香附 10g	陈皮 10g
木瓜 12g	伸筋草 12g	鸡血藤 12g	丝瓜络 12g
桑寄生 30g	川续断 12g	川牛膝 12g	盐杜仲 10g
砂仁 6g	郁金 12g	丹参 12g	延胡索 10g
炙没药 6g	茯苓 12g		

7 剂，水煎服，日 2 次。

2016 年 8 月 1 日二诊：患者服药后疼痛大减，腰部可以活动，转动过大时，可有腰部刺痛，大便略溏，每日 1 次。舌红，苔薄白，脉滑数。前方加白术 15g。7 剂，水煎服，日 2 次。

按：《素问·脉要精微论》载"腰者肾之府，转摇不能，肾将惫矣"。患者为老年男性，肾脏虚弱，气血运行失调，加之健身时腰部用力不当，闪挫而致脉络绌急，劳损腰府筋脉气血，发为腰痛、辗转不安；脾虚失运，气血津液运化失常，故见大便溏。治以补肾健脾、活血化瘀、理气止痛为法，方药选用身痛逐瘀汤加减。方中当归、白芍、香附活血化瘀、益气止痛；丹参、延胡索、没药活血通络，加强化瘀之力；木瓜、伸筋草、鸡血藤、丝瓜络舒筋活络止痛；桑寄生、川续断、杜仲、牛膝补肝肾、强筋骨、活血通络；陈皮、砂仁理气健脾。

❾ 医案二

基本信息：皮某，女，34 岁，2014 年 9 月 29 日就诊。

主诉：腰部疼痛 3 年。

现病史：患者 3 年前产后出现腰部疼痛，久坐久站后明显，不能弯腰提重物，曾于某医院查腰椎 MRI 未见明显异常，间断服用药物治疗，效果不佳。近日患者由于工作压力大，劳累后出现腰痛明显加重，遂于中医门诊治疗。症见：腰部疼痛，喜温喜按，弯腰后明显加重，乏力气短，活动日久后明显，脱发，月经不调，经期腹痛明显，月经量少，色暗，有血块，大便溏，每日 1 次，小便正常，夜间睡眠不佳。舌红，舌体胖，苔薄白，脉滑略数。末次月经为 2014 年 9 月 20 日，经期 5 天。既往史：慢性胃炎、卵巢囊肿。

诊断：腰痛 – 脾肾不足证。

方药：

炙黄芪 20g	太子参 20g	茯苓 12g	白芍 12g
麸炒白术 10g	阿胶 12g	桑寄生 30g	续断 12g
紫苏梗 10g	陈皮 10g	砂仁 6g	远志 10g
炙甘草 3g	杜仲 10g	熟地黄 15g	当归 10g
酒女贞子 12g	山药 15g	菟丝子 10g	枸杞子 15g
酒山茱萸 6g	香附 10g	莲子肉 15g	白扁豆 30g

14 剂，水煎服，日 2 次。

2014 年 10 月 13 日二诊：患者服药后腰部疼痛、乏力气短症状改善，夜间睡眠不佳，汗出略多。舌脉同前。前方去香附，加五味子 10g。14 剂，水煎服，日 2 次。

2014 年 10 月 27 日三诊：患者服药后腰部疼痛、乏力气短症状改善，月经于 2014 年 10 月 18 日来潮，月经量较前增多，经色暗，无血块，经期腹痛症状减轻。舌脉同前。上方调整黄芪为 30g、太子参 30g，去紫苏梗、砂仁，加香附 10g、没药 6g。14 剂，水煎服，日 2 次。

按：患者产后气血不足，脾肾亏虚，气血运行失调，腰府失养，发为腰痛，劳累后加重；肾精不足，脾虚运化失常，气血生化乏源，故见乏力；血虚不能荣养毛发，故见脱发；气血运行失常，日久成瘀，不通则痛，故见痛经。治以补益脾肾为法，方药选用左归丸合四君子汤加减。方中炙黄芪、太子参、茯苓、麸炒白术健脾补气，资气血生化之源；莲子肉、白扁豆健脾和中；紫苏梗、陈皮理气健脾、行气宽中；桑寄生、续断、杜仲强壮腰肾；熟地黄、当归、酒女贞子、山药、菟丝子、枸杞子、酒山茱萸补益肝肾、温肾壮腰；远志宁心安神。正如《证治汇补·腰痛》所言："治惟补肾为先，而后随邪之所见者以施治。标急则治标，本急则治本。初痛宜疏邪滞，理经隧。久痛宜补真元，养血气。"

医案三

基本信息：张某，男，58 岁，2012 年 7 月 16 日就诊。

主诉： 反复腰痛 1 年，加重 1 周。

现病史： 患者 1 年前因手提重物时损伤腰部，疼痛明显，酸软无力，转动困难，自行服用药物治疗（具体不详），症状好转后未予进一步治疗。1 年来，患者每次因情绪不佳和雨天受凉后腰痛则加重，曾于某医院查风湿三项、血沉均未见异常，腰椎间盘 CT 示腰椎退行性改变，L2～L3 椎间盘轻度膨出。1 周前，患者因情绪波动后出现腰部疼痛加重，转侧不利，遂于门诊中医治疗。既往史：慢性胃炎、反流性食管炎（LA–B 级）。症见：腰部疼痛，活动不利，情绪不佳和雨天着凉后加重，喜温喜按，活动后好转，胃胀，嗳气，偶有反酸烧心，偶有胁肋胀痛，大便不成形，每日 2 次，小便可。舌淡，苔白腻，脉弦滑。

诊断： 腰痛 – 气滞湿阻证。

方药：

柴胡 10g	当归 10g	白芍 10g	茯苓 10g
白术 10g	陈皮 10g	枳壳 10g	香附 10g
桑寄生 30g	川续断 15g	怀牛膝 10g	盐杜仲 10g
狗脊 10g	薏苡仁 15g	白扁豆 30g	没药 6g
黄连 6g	吴茱萸 3g	藿香 10g	生姜 6g

7 剂，水煎服，日 2 次。

2012 年 7 月 23 日二诊：患者诉服药后腰部疼痛略好转，胃胀、嗳气、反酸烧心症状减轻，大便不成形，每日 2 次。舌脉同前。上方去黄连、吴茱萸，将川芎、茯苓调整为 15g。7 剂，水煎服，日 2 次。

2012 年 7 月 30 日三诊：患者诉服药后腰痛症状减轻，活动较前好转，偶有隐痛不适，胃胀、反酸烧心症状消失，大便不成形，每日 1 次。舌淡，苔白略腻，脉弦滑细。上方去柴胡、枳壳，加鸡血藤 15g、丝瓜络 10g、透骨草 15g。7 剂，水煎服，日 2 次。

2012 年 8 月 6 日四诊：患者诉服药后腰痛症状明显减轻，大便成形，每日 1 次。舌淡，苔薄白，脉弦滑。继用上方 14 剂，水煎服，日 2 次。

按： 大部分人认为腰为肾之府，腰痛多与肾相关，涉及的经脉包括督脉、足太阳膀胱经、带脉及足少阴肾经。文献中也有较多关于气郁导致腰痛的记载。如《灵枢·经脉》云："肝足厥阴之脉……是动则病腰痛不可以俯仰。"《景岳全书·腰痛》曰："腰痛证……郁怒而痛者，气之滞也。"肝通过经络与腰府相连，且肝主筋，肝郁气滞可致气血运行不畅，气滞血瘀，壅滞经络，从而引发腰痛，此即"气郁腰痛"的理论依据。

本例患者为中老年男性，肾精渐亏，加之腰部用力不当，致脉络绌急，腰府筋脉气血劳损而发为腰痛。患者本有气血壅滞，因情绪不佳致肝失疏泄，或感受寒凉，使气血运行不畅而进一步加重腰痛。肝失疏泄则见胁肋胀痛；肝木克土，脾胃升降失司，则见胃胀、嗳气、反酸、大便不成形。辨证属气滞湿阻、肾虚瘀血。治疗以行气化湿为主，佐以补肾通络。经过治疗后，患者症状消失。

🌀 医案四

基本信息：李某，女，42岁，2015年3月13日就诊。

主诉：腰痛6个月，加重2周。

现病史：患者6个月前因劳累出现腰部疼痛，隐隐不适，久坐久站后明显加重，喜温喜按，自诉服用六味地黄丸后症状略好转，未予重视。2周前，患者因工作长期伏案办公，出现腰部疼痛，酸软无力，隐隐疼痛，晨起后下肢麻木，于某医院行腰椎X线检查，结果提示腰椎退行性改变，采用理疗后症状缓解不明显，遂于门诊中医治疗。症见：腰部酸软，疼痛，久坐久站及劳累后明显加重，喜温喜按，面色无华，气短乏力，胸闷憋气，食欲不振，夜眠差，大便不成形，每日3次，小便可，末次月经为2015年3月5—8日，月经量少，色淡，下腹坠痛。舌淡，苔薄白，脉沉细。

诊断：腰痛－肝肾亏虚，气血不足证。

方药：

炙黄芪15g	太子参15g	茯苓12g	白术12g
当归12g	白扁豆30g	陈皮10g	莲子10g
山药10g	醋延胡索10g	桑寄生30g	川续断15g
骨碎补15g	补骨脂5g	怀牛膝15g	盐杜仲10g
菟丝子10g	枸杞子15g	金毛狗脊10g	

7剂，水煎服，日2次。

2015年3月20日二诊：患者诉服药后乏力气短较前改善，余症状同前，夜眠差。舌脉同前，上方改炙黄芪、太子参为25g，茯苓、白术、山药为15g，加酸枣仁15g、柏子仁15g。7剂，水煎服，日2次。

2015年3月27日三诊：患者诉服药后夜眠好转，腰部酸软、疼痛症状略减轻，大便不成形，每日3次，小便可，手足怕凉。舌脉同前。前方去补骨脂，加桂枝10g。7剂，水煎服，日2次。

2015年4月3日四诊：患者诉服药后腰部酸痛症状减轻，大便不成形，每日2次，口干口苦，胸部胀。舌淡红，苔薄白，脉细滑。调整方药如下：

柴胡10g	当归10g	白芍10g	茯苓15g
白术15g	陈皮10g	合欢皮10g	益母草10g
竹茹10g	麦冬15g	石斛15g	

7剂，水煎服，日2次。

2015年4月10日五诊：患者诉服药后腰部疼痛减轻，口干口苦症状消失，大便不成形，每日2次，月经为2015年4月4—9日，月经量可，色暗红，质稀，下腹坠痛。舌淡，苔薄白，脉弦细。调整方药如下：

炙黄芪20g	党参20g	茯神15g	白术15g
白扁豆30g	砂仁10g	莲子10g	山茱萸10g
山药30g	醋延胡索10g	桑寄生30g	川续断15g
怀牛膝15g	盐杜仲15g	牡丹皮10g	熟地黄10g
菟丝子10g	枸杞子15g	金毛狗脊10g	淫羊藿15g

14剂，水煎服，日2次。

2015年4月24日六诊：患者诉服药后腰部疼痛明显减轻，可以自由活动，偶尔隐痛，站立后加重，大便成形，每日1次。舌淡，苔薄白，脉弦细。继用前方14剂，水煎服，日2次。以此方为基础，治疗1个月后症状痊愈。

按：腰为肾之府，乃肾之精气所溉。本例患者因劳累太过，以致肾精亏虚，气血不足，不能濡养腰府经脉而发生腰痛，劳累后加重。气血不足可见面色无华、气短乏力、夜眠差、月经量少等症。治疗以补肾填精、益气养血为法。月经前避免使用壅滞之品，宜用理气和血药物，待月经过后，再行前法治疗。

外 科

第一节 乳癖

医案一

基本信息： 朱某，女，35 岁，2011 年 3 月 28 日就诊。

主诉： 乳房疼痛及包块 1 年。

现病史： 患者 1 年前自觉乳腺肿胀疼痛，可触及结节，就诊于乳腺科，行乳腺彩超检查，结果提示双侧乳腺可探及多个肿块，较大者约 2.5cm×2.0cm，考虑纤维乳腺瘤可能性大，后给予小金片、乳癖消等药物治疗，自觉症状无明显减轻，建议手术治疗，患者拒绝，遂于中医门诊求治。症见：乳房包块，疼痛时作，月经期及生气后加重，烦躁易急，胸中满闷，喜太息，口干，纳便可，月经来潮 4 日，就诊时月经尚未结束。舌红，苔白厚腻，脉弦滑。既往史：胃食管反流。查体：左乳左下象限及右乳右下象限可触及多个肿大结节，较大者约 2.0cm×1.5cm，压痛，活动度可，与周围组织无粘连。

诊断： 乳癖 – 气郁化火，经络不畅证。

方药：

藿香 12g	柴胡 10g	当归 10g	白芍 12g
陈皮 10g	郁金 12g	川楝子 12g	延胡索 10g
夏枯草 12g	连翘 12g	浙贝母 10g	牡丹皮 12g
鸡内金 15g	香附 10g	丝瓜络 12g	

10 剂，水煎服，日 2 次。

2011 年 4 月 8 日二诊：左乳痛减轻，右乳痛偶有发作，包块变软，情绪稍平，视物模糊，饮食、二便正常。舌红，苔白，脉弦细。前方去藿香、白芍、牡丹皮，加金银花 15g、赤芍 12g、紫苏梗 10g。10 剂，水煎服，日 2 次。

2011 年 4 月 15 日三诊：诸症缓解，效不更方。继以此法调整治疗 4 个月后，患者自诉乳房疼痛及包块明显减轻，部分包块未触及。彩超示乳腺导管扩张，未见肿块。

按： 患者为中年女性，多因情志不畅，肝郁气滞，肝木克土，脾失健运，运化失调，痰浊内生，气血瘀滞，肝郁痰凝，瘀血阻于乳络，故致乳房肿块伴疼痛；气郁日久而化热，故发为急躁易怒、口干；郁热日久而灼津成痰，故见舌红苔白腻、脉弦滑。治法以疏肝解郁、清热化痰散结为主，方用逍遥蒌贝散加减。方中柴胡、香附疏肝解郁；郁金、川楝子、延胡索、牡丹皮行气止痛、活血化瘀；当归、白芍养血柔肝；金银花、连翘清热泻火；夏枯草、浙贝母化痰散结消肿；陈皮理气健脾、行气宽中；鸡内金和胃；丝瓜络舒筋活络，以助夏枯草、浙贝母散结消肿。

❾ 医案二

基本信息： 张某，女，50 岁，2011 年 4 月 1 日就诊。

主诉： 间断性左侧乳房胀痛 2 年。

现病史： 患者 2 年前因情绪波动后出现左侧乳腺肿胀疼痛，可触及结节，患者极度恐惧乳腺癌遂就诊于乳腺科，行乳腺彩超检查，结果提示双侧乳腺及腋窝可探及多个肿块，较大者约 2.0cm×2.0cm，间断服用小金丸、乳癖消等药物治疗，自觉症状无明显减轻，遂于中医门诊求治。症见：左乳胀痛明显，头痛目胀时有发作，视物模糊，烦躁易怒，口干口苦，大便成形，每日 1 次，小便可。舌红，苔黄略腻，脉弦滑。查体：左乳左下象限及左侧腋窝可触及乳腺导管及多个肿大结节，较大者约 1.5cm×1.0cm，质软，压痛，活动度可，与周围组织无粘连。

诊断： 乳癖 – 气郁化火证。

方药：

生石决明 30g	黄芩 10g	决明子 15g	菊花 12g
夏枯草 12g	天麻 10g	钩藤 15g	石菖蒲 12g

| 郁金 12g | 麦冬 15g | 石斛 15g | 白蒺藜 12g |
| 丝瓜络 12g | 首乌藤 30g | 川牛膝 12g | |

14 剂，水煎服，日 2 次。

2011 年 4 月 15 日二诊：乳房胀痛减轻，头晕缓解，时伴头痛，视物模糊，腰及足后跟酸痛，心烦，眠少，饮食、二便正常。前方去黄芩、夏枯草、白蒺藜、丝瓜络，加桑寄生 30g、合欢皮 12g、酸枣仁 20g。14 剂，水煎服，日 2 次。

2011 年 4 月 29 日三诊：乳房胀痛已解，头晕未作，偶有头痛，心情舒畅，眠增，纳便调。前方去桑寄生。14 剂，水煎服，日 2 次。

按：患者为中老年女性，脏腑功能衰弱，肝肾阴亏尤甚。肝阴不足，阴不敛阳，致肝阳上亢、肝阳化风，故见头晕、头目胀痛、乳房胀痛；阳亢则热，灼津伤血，使口、目不得濡养，故口干口苦、视物模糊；火热易扰心神，故心烦易怒、失眠；肝肾亏虚，气血运行失调，故发为腰痛、足跟痛。治以平肝息风、清热散结为法，方用天麻钩藤饮加减。方中石决明、天麻、钩藤、白蒺藜平肝息风；黄芩清热泻火；石斛、麦冬滋阴清热；牛膝引血下行；郁金活血行气；夏枯草清热散结；丝瓜络通经活络，以助夏枯草散结消肿；首乌藤、合欢皮、石菖蒲、酸枣仁安神定志；桑寄生滋补肝肾。经过治疗后症状消失。

❾ 医案三

基本信息：云某，女，35 岁，职员，2014 年 3 月 14 日就诊。

主诉：双侧乳房胀痛 3 个月。

现病史：患者 3 个月前因情绪波动后，乳房胀痛明显，可触及条索状物，于某医院外科就诊，B 超示双侧乳房小叶增生、双侧腋下淋巴结未见明显肿大，考虑乳腺增生，使用乳癖消治疗，效果不佳。患者 3 个月月经未至，遂于该院妇科就诊，妇科 B 超示子宫内膜增厚，建议刮宫，患者因平时月经正常，未行刮宫治疗，遂于中医门诊求治。症见：双侧乳房胀痛，可触及条索状物，可有隐痛、刺痛感，严重时不能触碰，月经将至时双侧乳房可出现胀痛加重，月经结束胀痛感即减轻，胃胀，嗳气，食欲尚可，近 3 个月月经未至，夜眠可，二便调。舌质暗，苔薄，脉细滑。既往史：脂肪肝、糜烂性胃炎。

诊断：乳癖 - 气郁化火，瘀血阻滞证。

方药：

柴胡 10g	郁金 10g	炒白术 10g	茯苓 10g
熟地黄 10g	当归 15g	川芎 15g	白芍 15g
制香附 15g	路路通 5g	丝瓜络 10g	紫苏梗 10g
竹茹 10g			

14 剂，水煎服，日 2 次。

2014 年 3 月 28 日二诊：患者用药 7 天后月经即来，月经第 1 天疼痛明显，色暗红，有血块，量较大，月经第 3 天后疼痛减轻，血块消失，月经结束后乳房胀痛减轻，今日月经已经结束 3 天，胃胀，嗳气。舌脉同前。上方去川芎，加陈皮 10g、枳壳 10g、合欢皮 10g，调整当归、白芍为 10g。14 剂，水煎服，日 2 次。

2014 年 4 月 11 日三诊：患者诉服药后乳房胀痛已经完全消失，无明显条索状物，情绪较前平稳。舌脉同前，继用前方 14 剂。

按：陈实功认为"乳癖多由思虑伤脾，怒恼伤肝，郁结而成也"。该患者为办公文员，平素工作压力大，精神紧张，易致肝气郁结，气机阻滞，血运不畅发为乳癖。月经前期情绪易于波动，肝气更失条达，瘀血凝滞结聚于乳络，不通则痛，故见双乳胀痛，经期尤甚；冲为血海，主月事，而隶于肝，肝气不疏，则冲脉失其所主，故见月经 3 个月未至。治以疏肝解郁、软坚散结、通络止痛为法，方用逍遥散合四物汤加减，达到疏肝解郁、活血通络目的，同时加用香附、路路通、丝瓜络辅助活血通络。经过治疗，症状缓解。

第二节　湿疮

医案一

基本信息：皮某，女，33 岁，2016 年 5 月 9 日就诊。

主诉：间断性皮肤瘙痒 1 年。

现病史：患者 1 年前无明显诱因出现耳后皮肤瘙痒，皮肤出现红疹，抓破后可流水，抓破后皮肤瘙痒减轻，面积逐渐扩大，波及后背，于某医院皮肤科就诊，诊断为湿疹，采用丁酸氢化可的松软膏治疗，症状时好时坏。患者近日吃辛辣食物后，症状加重，夜间不能入睡，皮肤瘙痒明显，遂于中医门诊治疗。症见：颈背部皮肤瘙痒，夜间明显加重，影响睡眠，抓破后皮肤流水瘙痒减轻，局部皮肤可见红色丘疹，皮肤纹理受损，口苦口黏，大便每日1次，小便色黄，尿频急，夜间因皮肤瘙痒睡眠差，末次月经为2016年5月3—8日，月经量多色红，无腹痛。舌暗红，苔薄黄，脉弦细。

诊断：湿疹－湿热阻滞证。

方药：

薄荷6g	茯苓12g	黄芩10g	陈皮10g
焦神曲15g	焦麦芽15g	金银花15g	连翘12g
荷叶10g	白鲜皮12g	地肤子12g	盐车前子10g
生甘草3g	防风10g	炒苦杏仁10g	川贝母6g
紫苏梗10g	当归10g	苦参10g	鸡血藤10g
生薏苡仁15g	白芍10g		

7剂，水煎服，日2次。

2016年5月16日二诊：患者诉服药后皮肤瘙痒减轻，夜间可入睡，余症状同前。前方加滑石20g。14剂，水煎服，日2次。

2016年5月30日三诊：患者诉服药后皮肤瘙痒消失，皮肤红疹未见，口苦口黏症状减轻，大便成形，每日1次，小便正常。舌暗红，苔薄白，脉弦细滑。14剂，水煎服，日2次。

按：患者为年轻女性，因饮食不节、过食辛辣动风之品，伤及脾胃，脾失健运，致湿热内生，浸淫肌肤发为本病。湿热内盛充斥三焦，故见口苦口黏、小便色黄、尿频急；热迫血行，故见月经量多。结合患者舌脉，辨证为湿热内盛。治疗以清热化湿为法。方中金银花、连翘、白鲜皮、地肤子清热利湿解毒而走表；杏仁、薄荷宣肺以清热；荷叶升清降浊利湿；黄芩、车前子、生薏苡仁、苦参清热利湿而走里；当归、白芍、鸡血藤养血和血止痒，正所谓"治风先治血"；防风为风药，以助化湿。全方合用以达到清热化湿之效。

医案二

基本信息：李某，男，45岁，2016年6月6日就诊。

主诉： 间断性皮肤瘙痒 5 年。

现病史： 患者 5 年前大量饮酒后出现小腿皮肤红疹，瘙痒难忍，抓破后可流水，破后可见创面，愈合困难，抓破后皮肤瘙痒减轻，于某中医院皮肤科就诊，诊断为湿疹，予以中草药治疗，症状时好时坏。患者近日饮啤酒后症状加重，皮肤瘙痒明显，遂于中医门诊治疗。症见：双侧小腿皮肤瘙痒，夜间明显加重，影响睡眠，抓破后皮肤流水后瘙痒减轻，局部皮肤可见红色丘疹及破溃，部分表面覆血痂，自诉血痂处奇痒，忍不住抠破，口苦口黏，咽喉干燥，欲咳嗽，咳嗽无痰，大便黏腻异常，3 日 1 次。舌淡胖，边有齿痕，苔白略黄，脉弦数。既往史：脂肪肝、痛风。

诊断： 湿疹 – 湿热阻滞证。

方药：

茯苓 12g	荷叶 10g	黄芩 10g	白茅根 30g
牡丹皮 12g	炒栀子 10g	陈皮 10g	川贝母 8g
地肤子 12g	白鲜皮 12g	薄荷 6g	赤芍 12g
金银花 15g	连翘 12g	生甘草 3g	炒苦杏仁 10g
菊花 12g	盐车前子 10g	滑石 20g	当归 10g
生地黄 15g	泽泻 10g	前胡 10g	

7 剂，水煎服，日 2 次。

2016 年 6 月 13 日二诊：患者诉服药后皮肤瘙痒减轻，大便黏滞不爽，3 日 1 次。舌脉同前。上方去菊花，加厚朴 10g、莱菔子 15g，调整地肤子、白鲜皮为 15g、滑石 30g。14 剂，水煎服，日 2 次。

2016 年 6 月 27 日三诊：患者诉服药后皮肤瘙痒较前减轻，夜间可以入睡，大便黏滞不爽，3 日 1 次。舌脉同前。继用前方 14 剂，水煎服，日 2 次。

2016 年 7 月 11 日四诊：患者诉服药后皮肤瘙痒明显减轻，皮肤血痂处已经无明显瘙痒，口苦口黏症状减轻，咳嗽症状消失，大便黏腻，每日 1 次。舌淡胖，边有齿痕，苔白略黄，脉弦数。上方去车前子、泽泻、前胡，加川牛膝 10g、生薏苡仁 15g。14 剂，水煎服，日 2 次。

2016 年 7 月 25 日五诊：患者诉服药后皮肤瘙痒消失，局部皮肤破溃处已经愈合，余症状均较前减轻。继续以本方加减调整 2 个月，局部皮肤破溃愈合如初，瘙痒未再发作。

按： 患者平素喜欢饮酒，导致湿热内盛，浸淫肌肤发为本病。治以清热利湿为法，方选龙胆泻肝汤合六一散加减。方中黄芩、栀子、白鲜皮清热燥湿；车前子、泽泻、滑石、茯苓清热利湿；白茅根、牡丹皮、赤芍、生地黄清热凉血；陈皮、川贝母、前胡清热化痰；地肤子止痒；薄荷、金银花、连翘、菊花疏散风热、清热解毒；苦杏仁、前胡止咳；当归养血和血。全方清热利湿、和血祛风。经过治疗后症状好转。

❾　医案三

基本信息：闫某，女，62 岁，2014 年 10 月 13 日就诊。

主诉：间断性皮肤瘙痒 1 年。

现病史：患者 1 年前感冒后出现胳膊皮肤点状红疹、瘙痒，无疼痛，就诊于某医院皮肤科，考虑湿疹，间断使用曲安奈德益康唑乳膏治疗，症状时好时坏，未予重视。患者近日再次感冒后，症状加重，皮肤红疹较前明显增多，瘙痒明显，遂于中医门诊治疗。症见：胳膊皮肤可见点状红疹，抓痕明显，瘙痒，无疼痛，夜间加重，胃胀，嗳气，反酸烧心，鼻塞流涕，咳嗽无痰，咽喉疼痛，无恶寒、发热等不适，大便每日 1 次。舌淡，苔薄白，脉浮滑数。既往史：高血压、糖尿病、冠心病、高脂血症、慢性胃炎。

诊断：湿疹 – 湿热阻滞，风热犯肺证。

方药：

茯苓 12g	生薏苡仁 15g	荷叶 10g	黄芩 10g
滑石 20g	当归 10g	白茅根 30g	牡丹皮 12g
炒栀子 10g	陈皮 10g	浙贝母 10g	地肤子 12g
白鲜皮 12g	薄荷 6g	赤芍 12g	金银花 15g
连翘 12g	生地黄 12g	生甘草 3g	北柴胡 10g
麸炒白术 10g			

14 剂，水煎服，日 2 次。

2014 年 10 月 27 日二诊：患者诉服药后瘙痒症状减轻，口干口渴，鼻塞流涕，咽喉疼痛，咳嗽症状同前，大便成形略干燥，每日 1 次，小便可。舌淡，苔薄白，脉浮滑数。前方去柴胡、白术，加玄参 12g、杏仁 10g、蜜枇杷叶 12g。7 剂，水煎服，日 2 次。

2014年11月24日三诊：患者诉服药后瘙痒症状消失，皮肤丘疹可见，鼻塞流涕、咽喉疼痛症状减轻，口干口渴明显，大便成形略干燥，每日1次。舌淡，苔薄白，脉弦数。上方去生薏苡仁，加麦冬15g。14剂，水煎服，日2次。

2014年12月1日四诊：患者诉服药后皮肤瘙痒、丘疹症状消失，小便频急涩痛，大便成形，每日1次。舌脉同前。前方去麦冬、地黄、玄参、枇杷叶，加车前子10g、滑石20g。14剂，水煎服，日2次。

按：患者素有湿邪，1年前外感邪气，导致肺气郁闭，肺外合皮毛，肺气不得宣通，邪热不得外泄，壅遏肌表故见皮肤红疹、瘙痒。本次患者再次感受风热邪气后，导致肺气郁闭，湿热熏蒸肌表而发病。风热袭肺，可见咳嗽、鼻塞流涕、咽喉不利。结合患者舌脉，辨证为湿热阻滞、风热犯肺。治疗以清热宣肺、利湿解毒为法。方中牡丹皮、白茅根、赤芍、玄参清热凉血；茯苓、薏苡仁、滑石、车前子、白鲜皮、黄芩、地肤子清热利湿；陈皮、白术健脾祛湿；浙贝母清热化痰；薄荷、金银花、连翘、菊花疏风散热、清热解毒。全方合用，共同达到疏风清热、利湿解毒之功效，根据病情，可加用养阴、清热利湿药物。

湿疹的治疗相对复杂，主要与病因湿热之邪有关。中医认为，湿为阴邪，其性黏滞，湿热相合，湿郁热炽，热蒸湿动，如油入面，导致病情缠绵难愈。湿疹初期以湿热为主，后期可能出现气阴不足、阴血不足，表现为皮肤增厚、瘙痒难忍，部分患者在治疗过程中可能出现心理异常和气机调节失常。治疗过程中，应注意以下几方面：①湿热之邪，热以湿为依附，湿不去则热不清，湿去则热不能独存。因此，治疗应以祛湿为先，可采用疏风清热利湿、燥湿健脾、健脾化湿、活血除湿或养阴除湿等方法。若辨证准确，处方用药无误，通常能达到预期的止痒效果。②湿邪具有重浊、黏腻的特点，湿邪停滞日久可能化燥，慢性期皮肤出现干燥、粗糙、肥厚、角化等燥象，治疗时需结合治湿之法，同时注重和血。③治疗本病应重视肺脾，因肺脾与皮肤肌腠相合，调理肺脾有助于改善皮肤状况。④根据中医"治风先治血，血行风自灭"的理论，治疗本病应注重养血，血液充足则气血津液运行正常，皮肤得以滋养；同时清热凉血，急救阴津，使热退风息；行气活血，使气行血行，风息痒止，从而达到"血行风自灭"的效果。切记不可单用养血祛风药，应结合清热祛湿，否则易导致湿疹复发或加重。⑤清热利湿应贯穿疾病治疗的始终。初期以清热利湿为主；后期在滋阴、养血、健脾的同时，也应加用清热化湿药物。⑥在湿疹患者临床痊愈后，应根据体质，较长时间服用健脾养血、清热解毒利湿药物，以巩固疗效。

第三节　瘰疬痰核

❾ 医案

基本信息：马某，男，32 岁，2015 年 4 月 6 日就诊。

主诉：颈部淋巴结肿痛 3 个月。

现病史：患者 3 个月前因感冒着凉后，出现发热恶寒、咽喉疼痛、鼻塞流涕、颈部肿痛，服用感冒药后发热恶寒、鼻塞流涕、咽喉疼痛症状缓解，颈部肿痛症状缓解不佳，颈部可触及包块，彩超示淋巴结肿大，未予重视。近一周，患者因为情绪波动后，颈部肿痛症状加重，于某医院就诊，建议穿刺，患者拒绝，遂于中医门诊求治。症见：颈部淋巴结肿痛，可触及包块，移动度尚可，局部皮肤颜色无改变，情绪急躁易怒，平素牙龈出血，胃中灼热，口苦口干，口中有异味，大便溏薄，每日 3 次，着凉后可出现腹泻，睡眠、食欲正常。舌淡红，苔薄白，脉弦数。既往史：轻度抑郁症。

诊断：痰核 – 痰气交阻证。

方药：

茯苓 12g	炒白术 10g	法半夏 10g	陈皮 10g
姜厚朴 10g	紫苏梗 10g	夏枯草 12g	川贝母 8g
百合 12g	北柴胡 10g	当归 10g	白芍 12g
制远志 10g	郁金 12g	焦神曲 15g	焦麦芽 15g
制吴茱萸 3g	合欢皮 12g	山药 15g	炒白扁豆 30g
炒薏苡仁 15g	莲子肉 15g	黄连 6g	

7 剂，水煎服，日 2 次。

2015 年 4 月 13 日二诊：患者服药后淋巴结疼痛未发作，牙龈出血，胃中灼热感减轻，大便时有溏薄，睡眠轻浅，纳可，易急躁，服用盐酸舍曲林片。舌淡红，苔薄白，脉弦数。上方去百合、黄连、吴茱萸、法半夏，调整茯苓为 15g、白术 15g，加连翘 15g、川芎 10g、生牡蛎 15g。7 剂，水煎服，日 2 次。

2015 年 4 月 20 日三诊：患者服药后淋巴结肿痛未发作，包块触之较前减小，胃中灼热感减轻，大便成形，每日 2 次，无腹痛。舌淡红，苔薄白，脉弦数。上方去白芍，加赤芍 10g、丝瓜络 10g。14 剂，水煎服，日 2 次。

2015 年 5 月 4 日四诊：患者服药后颈部肿痛消失，颈部包块未触及，胃灼热感减轻，情绪较前平稳，大便成形，每日 1 次。舌淡红，苔薄白，脉弦细。上方去白扁豆、山药、莲子肉、炒薏苡仁。14 剂，水煎服，日 2 次。

按： 患者为青年男子，素有抑郁倾向，急躁易怒，肝气容易郁滞不疏，外感邪气后，肺气郁闭，邪热不能外达，肺不能布津而成痰，肝失疏泄，血运不畅，痰热瘀随经络阻滞于颈部，故见颈部淋巴结肿大；情绪不畅时，气滞血瘀更甚，导致颈部肿块疼痛；肝气郁滞日久，脾胃升降失司，故见大便不成形。治疗以清肝健脾、活血散结为法，方选半夏厚朴汤合柴胡疏肝散合左金丸加减。方中半夏、白术、陈皮燥湿祛痰；厚朴、紫苏梗下气除满、通宣郁气；茯苓、炒薏苡仁、山药、白扁豆健脾渗湿；夏枯草、川贝母散结消肿；柴胡、郁金疏肝行气；当归、白芍养血和营；远志、百合、合欢皮养心安神；左金丸清肝泻火、和胃降逆。全方清热而不伤脾，健脾而不助热，使气血得通，热邪得清，痰瘀得消，最终获效。

第四节 荨麻疹

医案一

基本信息： 李某，女，30 岁，2015 年 6 月 8 日就诊。

主诉： 间断性皮肤瘙痒伴肿块 2 个月。

现病史： 患者 2 个月前无明显诱因出现皮肤瘙痒，局部皮肤可见苍白色水肿，无红痛，皮肤过敏原测定为对粉尘、面粉过敏，于某医院就诊，诊断为荨麻疹，使用西替利嗪后症状缓解。2 周前，患者感冒后症状加重，鼻塞流涕，咳嗽，咳痰，咽喉痛，皮肤可见苍白色、粉红色水肿包块，皮肤瘙痒，服用连花清瘟胶囊后感冒症状好转，大便不成形，皮肤瘙痒症状未缓解，遂于中医门诊治疗。症见：皮肤瘙痒，可见苍白色、粉红色水肿包块，大小形状不一，大便不成形，每日 1 次，偶有胃胀，夜间入睡困难，末次月经为

2015 年 5 月 28 日至 6 月 3 日。舌淡红，苔薄白，脉滑细。

诊断：瘾疹 - 风湿热搏结。

方药：

白鲜皮 12g	地肤子 12g	茯苓 12g	生薏苡仁 15g
炒白扁豆 30g	赤小豆 30g	牡丹皮 12g	赤芍 12g
防风 10g	薄荷 6g	黄芩 10g	姜厚朴 10g
紫苏梗 10g	当归 10g	滑石 20g	金银花 15g
连翘 12g	白茅根 30g	生甘草 3g	

7 剂，水煎服，日 2 次。

2015 年 6 月 15 日二诊：患者服药后过敏性皮疹消退，2 天前因进食羊肉皮疹复起，夜不安眠，大便略溏，每日 1 次，纳可，偶有胃胀。舌淡红，苔薄白，脉滑细。上方加冬瓜皮 15g。7 剂，水煎服，日 2 次。

2015 年 6 月 22 日三诊：患者服药后皮肤瘙痒症状减轻，未见皮肤水肿包块，大便成形，每日 1 次，偶有胃胀。舌淡红，苔薄白，脉滑细。继用上方 14 剂，水煎服，日 2 次。

按：患者禀赋不足，脾胃运化失职，水湿不运，风热之邪客于肌肤，外不得透达，内不得疏泄，引动内湿聚于肌表，故见皮肤瘙痒，出现苍白色、粉红色水肿包块。治疗以疏风清热利湿为法。方中白鲜皮、地肤子、黄芩、滑石、白茅根清热利湿；茯苓、生薏苡仁、炒白扁豆、赤小豆健脾利湿，以杜湿源；牡丹皮、赤芍清热凉血；防风、薄荷祛风解表；姜厚朴、紫苏梗宽胸下气；当归补血；金银花、连翘清热解毒；生甘草护胃气而调诸药。

医案二

基本信息：杨某，男，33 岁，2015 年 1 月 12 日就诊。

主诉：间断性皮肤瘙痒伴肿块 1 个月。

现病史：患者 1 个月前无明显诱因出现皮肤瘙痒，局部皮肤可见苍白色水肿，大小形状不一，口角糜烂疼痛，自行服用牛黄清胃丸治疗，效果不佳，遂于中医门诊就诊。症见：皮肤瘙痒，可见苍白色、粉红色水肿包块，大小形状不一，口角糜烂，张嘴疼痛，大便正常，每日 1 次，小便可。舌淡红，苔白腻，脉滑细。

诊断：瘾疹–风湿热搏结。

方药：

地肤子 12g	白鲜皮 12g	防风 10g	薄荷 6g
广藿香 10g	黄芩 10g	滑石 20g	牡丹皮 12g
赤芍 12g	金银花 15g	连翘 12g	赤小豆 20g
陈皮 10g	焦神曲 15g	焦麦芽 15g	醋鸡内金 15g
生甘草 3g	白茅根 30g	茯苓 12g	

7 剂，水煎服，日 2 次。

2015 年 1 月 19 日二诊：患者服药后皮肤瘙痒症状减轻，四肢仍可见皮肤苍白色水肿。舌淡红，苔白腻，脉滑细。上方加生薏苡仁 15g。7 剂，水煎服，日 2 次。继用本方调整治疗 2 周后，症状消失。

按：患者为青年男性，肠胃湿热郁于肌肤，故见皮肤瘙痒；肠胃湿热之邪上蒸，故见口角糜烂、张嘴疼痛。结合患者舌脉，辨证为湿热内蕴，治疗以清热化湿为法。

第五节　带状疱疹

医案

基本信息：苏某，男，57 岁，2014 年 9 月 22 日就诊。

主诉：右侧胁肋部皮肤丘疹伴烧灼痛 3 天。

现病史：患者 3 天前无明显诱因出现右侧胁肋部皮肤红色丘疹，烧灼痛，逐渐加重，于北京某医院皮肤专科就诊，诊断为带状疱疹，使用阿昔洛韦、甲钴胺治疗。近 3 天，疼痛进行性加重，患者遂于门诊求中西医结合治疗。症见：右侧胁肋部皮肤片状红色丘疹，烧灼痛，灼热刺痛，局部色红可见渗出，食欲尚可，大便偏软，每日 1 次，小便色黄，心烦不安。舌边尖红，苔白腻，脉弦滑。既往喜饮酒。

诊断：蛇串疮–湿热壅滞证。

方药：

金银花 15g	连翘 12g	广藿香 10g	佩兰 10g
荷叶 10g	牡丹皮 12g	赤芍 12g	郁金 12g
生薏苡仁 15g	赤小豆 20g	黄芩 10g	川楝子 12g
醋延胡索 10g	白茅根 30g	生甘草 3g	滑石粉 20g
盐车前子 10g	浙贝母 10g		

7 剂，水煎服，日 2 次。

2014 年 9 月 29 日二诊：患者诉右侧胁肋部烧灼刺痛症状略有减轻，渗出减少，大便软，小便色黄。舌脉同前。前方调整牡丹皮为 15g、赤芍 15g、赤小豆 30g、滑石 30g，加茯苓 12g。14 剂，水煎服，日 2 次。

2014 年 10 月 13 日三诊：患者诉右侧胁肋部烧灼刺痛症状大减，偶有发作，可见皮肤结痂部分脱落，大便软，小便色黄。舌脉同前。继用前方 14 剂，水煎服，日 2 次。

按： 患者因长期饮酒，湿热之邪滞留于胃肠，壅滞于肌表，故见皮肤丘疹伴烧灼痛；火邪攻动亦可加重烧灼痛；湿热之邪阻滞脾胃气机，故见大便偏软、舌苔白腻。治疗以清热化湿止痛为法。方中金银花、连翘清热解毒；藿香、佩兰芳香化湿浊；荷叶、牡丹皮、赤芍、郁金、川楝子、延胡索清热凉血、散瘀止痛；黄芩、薏苡仁、赤小豆、白茅根、滑石粉、车前子清热利湿；浙贝母清热散结；甘草护胃气而调诸药。全方合用，共奏清热利湿、解毒活血、止痛之效。

第六节　红斑狼疮

医案

基本信息： 时某，女，50 岁，2014 年 11 月 14 日就诊。

主诉： 间断性肌肉关节痛 10 年。

现病史： 患者 10 年前无明显诱因出现面部肌肉、关节痛，尤其指关节疼痛明显，于北京协和医院就诊，诊断为系统性红斑狼疮，间断使用激素、雷公藤治疗，病情间断发作。近日，患者因劳累后出现肌肉关节疼痛、乏力、间断低热，体温波动于 37～38℃，于某医院就诊，考虑红斑狼疮活动期，建议使用激素治疗，患者拒绝，遂于中医门诊治疗。症见：肌肉关节疼痛，手指关节较重，晨起明显，活动后减轻，低热，体温 37.4℃，无恶寒、鼻塞流涕等不适，乏力气短，食欲不振，胃胀，嗳气，咽中有痰，小便可，大便偏软，每日 2 次。舌淡，苔薄白，脉弦细滑。既往史：慢性胃炎。

诊断：痹病 – 湿热阻滞，气血亏虚证。

方药：

生黄芪 20g	当归 10g	赤芍 10g	牡丹皮 12g
生地黄 12g	金银花 15g	连翘 12g	茯苓 12g
生薏苡仁 15g	夏枯草 10g	赤豆 20g	陈皮 10g
白茅根 20g	忍冬藤 15g	建神曲 15g	炒麦芽 15g
紫苏梗 10g	浙贝母 10g	竹茹 10g	

10 剂，水煎服，日 2 次。

2014 年 11 月 24 日二诊：患者诉服药后发热、胃胀、肌肉关节疼痛症状减轻，乏力气短同前，大便偏软，每日 3 次，咽中有痰。舌淡，苔薄白，脉弦细滑。上方调整黄芪剂量为 30g，当归、赤芍各 12g，赤小豆 30g、白茅根 30g，去茯苓、浙贝母、竹茹，加丝瓜络 12g、鸡内金 15g、川贝母 8g、白术 10g、冬瓜子 15g。14 剂，水煎服，日 2 次。

2014 年 12 月 8 日三诊：患者诉服药后乏力气短、发热、胃胀症状消失，咽中痰阻、肌肉关节疼痛较前减轻，大便成形，每日 2 次。舌淡，苔薄白，脉弦细滑。前方加青蒿 10g，调整白术为 20g，去冬瓜子、丝瓜络、川贝母。14 剂，水煎服，日 2 次。

2014 年 12 月 22 日四诊：患者诉服药后肌肉关节疼痛症状消失。舌脉同前。继用本法治疗 2 个月。

按：患者素体亏虚，水湿不化，郁久化热，湿热蕴结于经络，故见肌肉关节疼痛；湿热阻滞肌表，故见低热；长期久病气血暗耗，故见乏力气短、食欲不振。治以清热利湿、益气活血为法。方中黄芪、当归补气行血，气为血之帅，气行则血行；赤芍、牡丹皮、生地黄清热凉血；金银花、连翘、忍冬藤清热解毒通络；茯苓、薏苡仁、赤豆、冬瓜子健脾利湿；陈皮、白术健脾燥湿；夏枯草、浙贝母、竹茹清热化痰散结；建神曲、炒麦芽、鸡内金消食健脾和胃。全方合用，达到益气养血、清热利湿之效。在治疗中，可加强清热凉血通络之品，同时加用青蒿透热于外。

妇 科

第一节　更年期综合征

基本信息：周某，女，48岁，2011年4月1日就诊。

主诉：间断性烘热汗出3个月。

现病史：患者3个月前因劳累、情绪波动后出现颜面烘热、大汗淋漓、咽干口燥，于某医院就诊，诊断为更年期综合征，予以口服更年安治疗后症状减轻不明显，遂于中医门诊求治。症见：烘热汗出，汗退背凉，大汗淋漓，每天需要更换2次衣物，末次月经于2011年2月10日结束，至今未来潮，脘腹胀满，口干，咽中痰黏，夜眠不实，大便不畅，乏力气短，急躁易怒。舌红，苔白，脉弦滑。既往史：高血压、高脂血症、脂肪肝。

诊断：更年期综合征－肝气郁滞，肝肾亏虚证。

方药：

柴胡10g	当归10g	云茯苓12g	炒白术10g
陈皮10g	北沙参10g	炒白芍12g	地骨皮12g
浮小麦30g	炒酸枣仁20g	麦冬15g	黄芩10g
浙贝母10g	竹茹12g	首乌藤30g	

7剂，水煎服，日2次。

2011年4月8日二诊：患者烘热汗出症状减轻，咽中有痰，口干，视物模糊，胃脘胀满，眠不实，大便略黏腻不爽，小便色黄。舌红，苔薄白，脉弦细。前方去当归、地骨皮、酸枣仁、首乌藤、浮小麦、黄芩、竹茹，调整北沙参为 30g，加麦冬 10g、厚朴 10g、紫苏梗 10g、荷叶 10g、杏仁 10g、白茅根 30g、焦神曲 15g、焦麦芽 15g。7 剂，水煎服，日 2 次。

2011 年 4 月 15 日三诊：患者汗出减少，胃脘胀满，眠增，大便偏干。舌红，苔微黄，脉弦细。调整方药如下：

藿香 12g	柴胡 10g	白芍 12g	云苓 12g
炒白术 10g	陈皮 10g	焦神曲 15g	焦麦芽 15g
鸡内金 15g	紫苏梗 10g	砂仁 6g	麦冬 12g
石斛 12g	竹茹 12g	首乌藤 30g	瓜蒌 30g

14 剂，水煎服，日 2 次。

2011 年 4 月 29 日四诊：患者发热汗出症状消失，胃脘胀闷症状减轻，夜眠尚可，月经未来潮。舌脉同前。14 剂，水煎服，日 2 次。

按：患者为中年女性，肝肾阴精渐亏，加之平素性情易急躁，导致肝气郁滞，气郁日久易化火，故见急躁易怒；火邪熏灼，故见烘热汗出；肝木克土，脾胃升降失司，故见脘腹胀满、大便不畅；气阴不足，故见乏力气短。治以疏肝健脾、滋阴清热为法，方用逍遥散加减。二诊时，患者诸症均有好转，遂加用滋阴清热、理气之品，以增强理气和中、清热滋阴之效。经过治疗后症状消失。

医案二

基本信息：李某，女，51 岁，2014 年 11 月 24 日就诊。

主诉：潮热汗出 1 年。

现病史：患者 1 年前停经后出现潮热汗出，每次发热由胸部冲向头、颈、面部，面、颈、胸部潮红，伴头胀、眩晕，持续十多秒或几分钟不等，无意识及活动障碍，于北京某医院就诊，诊断为更年期综合征，口服更年安治疗，症状缓解不明显。近半年，患者症状加重，每日频繁发作。症见：头颈部潮热汗出，颜面为主，面、颈、胸部潮红，伴头胀、眩晕，持续十多秒或几分钟不等，伴有注意力不集中，记忆力下降，口干渴，食欲可，二便正常，夜眠欠佳。舌质红，少津，苔薄黄，脉弦细。既往身体健康，月经不规则 3 年。

诊断：更年期综合征 – 肝肾亏虚，阴虚火旺证。

方药：

牡丹皮 10g	地骨皮 10g	生地黄 12g	山茱萸 6g
山药 10g	麦冬 15g	五味子 6g	茯苓 10g
石斛 15g	天麻 10g	钩藤 10g	石决明 30g
女贞子 15g	旱莲草 15g	首乌藤 30g	川牛膝 10g

7 剂，水煎服，日 2 次。

2014 年 12 月 1 日二诊：头晕胀、口干症状减轻，头颈部潮热汗出，以颜面为主，仍有面、颈、胸部潮红症状。舌脉同前。前方去石决明，加浮小麦 30g、生牡蛎 15g，调整生地黄为 15g。7 剂，水煎服，日 2 次。

2014 年 12 月 8 日三诊：头晕胀、口干症状消失，头脑较前清楚，头颈部潮热汗出，以颜面为主，面、颈、胸部潮红症状减轻。舌质淡，苔薄黄，脉弦细。前方去天麻、钩藤，加黄精 10g、枸杞子 15g、知母 10g、黄柏 10g。14 剂，水煎服，日 2 次。

2014 年 12 月 22 日四诊：颜面潮热症状消失。舌脉同前。继用前方 14 剂，水煎服，日 2 次。嘱停药后，使用六味地黄丸及加味逍遥丸巩固治疗。

按：患者为中年女性，劳累过度，肝肾阴液暗耗，阴虚火旺，火邪炎上迫津外泄，故见潮热汗出、头晕胀。治法为滋阴平肝、清热敛汗，方选麦味地黄丸。方中生地黄、山茱萸、五味子补肾滋阴；泽泻、牡丹皮清实热；地骨皮清虚热；茯苓渗湿，引热从小便而出；女贞子、旱莲草补阴不腻，能清心安神。若症见烘热汗出明显，可加用牡蛎镇降安神、熟地黄滋阴填精。《本草从新》载熟地黄"滋肾水，封填骨髓，利血脉，补益真阴，聪耳明目，黑发乌须"。《得配本草》认为"和牡蛎，消阴火之痰"。若阴虚肝阳亢盛，可在滋阴基础上酌加天麻、钩藤、石决明以平肝潜阳；待肝阳平复后，改用知母、黄柏以滋阴清热。经过治疗，最终获效。

第二节　崩漏

医案一

基本信息：张某，女，47岁，2012年8月27日就诊。

主诉：间断性月经不调5个月。

现病史：患者5个月前无明显诱因出现月经淋漓不尽，周期尚可，月经时多时少，有血块，间断使用激素治疗，效果不佳，遂于中医门诊治疗。症见：月经淋漓不尽已1个月，量时多时少，有血块，伴腰痛、乏力，面色暗黄，烦躁，口干，夜眠不实，纳食不香，脘腹胀满，大便偏稀。舌淡红，苔白有瘀斑，脉细。既往史：高脂血症、脂肪肝。

诊断：崩漏－气血亏虚，冲任不固证。

方药：

生黄芪15g	太子参12g	茯苓12g	炒白术10g
当归10g	炒白芍12g	生地黄12g	熟地黄12g
生山药15g	莲子肉15g	醋龟甲15g	荷叶12g
阿胶珠15g	仙鹤草20g	盐杜仲12g	炙甘草6g

7剂，水煎服，日2次。

2012年9月3日二诊：月经量较前减少，颜色偏淡，腰痛、乏力、烦躁减轻，时有胃脘胀满，眠实，纳谷不香，大便偏稀。舌淡红，苔白有瘀斑，脉沉细。前方调整生黄芪为20g、太子参20g、仙鹤草30g，加白扁豆30g、砂仁3g。7剂，水煎服，日2次。

2012年9月10日三诊：月经量少，腰痛减轻，乏力，胃脘胀满已解。舌淡红，苔薄白有瘀斑，脉沉细。上方去白扁豆、砂仁，加桑寄生30g、续断15g、炮姜炭10g、艾叶炭10g。7剂，水煎服，日2次。

2012年9月17日四诊：月经已止，腰痛未作，疲乏无力，纳增，大便成形。舌红，苔白有瘀斑，脉沉细。上方调整生黄芪为30g，去荷叶，加荷叶炭10g、血余炭12g。7剂，水煎服，日2次。

按：患者为中年女性，绝经前后，素体脏腑亏虚，肝脾肾三脏尤甚。脾虚，中气虚弱则冲任不固，血失统摄，故经血淋漓不尽；脾主运化，脾虚则运化失职，水湿不化，故见纳食不香、脘腹胀满；水湿下注肠道，故见大便溏稀；气血化生不足，不能充达肌肉四肢，脏腑功能衰退，故见神疲乏力；绝经前后，肝肾阴亏，阴液不足，不能上荣脑窍，故见口干、烦躁、夜眠不安。治以补气摄血、固冲止崩为法，方以固本止崩汤加减。方中黄芪、太子参大补元气；白术、山药、莲子肉、茯苓益气健脾利湿以滋生气血之源；生地黄、熟地黄大补肝肾、滋阴养血；当归、白芍养血和营；龟甲、杜仲滋补肝肾；阿胶补血止血；仙鹤草止血。全方合用，共奏益气养血、固冲止漏之效。随访治疗时，根据患者情况，加强益气止血药物，最终获效。

☯ 医案二

基本信息：赵某，女，25岁，2016年1月8日就诊。

主诉：月经淋漓不尽1个月。

现病史：患者诉1个月前月经持续不断，量少色淡，月经前无腹痛、恶心呕吐、腹泻等不适，未予重视，近2天症状加重，遂于中医门诊治疗。症见：月经淋漓不尽，量少色淡，无明显血块，乏力气短，头晕头沉，腰酸腿软，纳食可，大便每日1次，小便正常。舌淡，苔薄白，脉弦细。既往史：2个月前曾行人工流产术1次。

诊断：崩漏 – 肝肾亏虚，气血不足，冲任不固证。

方药：

熟地黄 15g	当归 12g	酒白芍 10g	桑寄生 30g
续断 12g	盐杜仲 12g	炒白术 15g	山药 15g
地榆炭 15g	仙鹤草 30g	棕榈炭 12g	血余炭 12g
荷叶 12g	酒女贞子 15g	墨旱莲 15g	砂仁 6g
太子参 12g	北沙参 20g	茯苓 12g	炙甘草 10g
阿胶 15g			

7剂，水煎服，日2次。

2016年1月15日二诊：患者诉服药后月经出血量较前减少，乏力、气短、头晕头沉、腰酸腿软症状较前好转。舌脉同前。上方调整太子参用量为30g、生黄芪15g。4剂，水煎服，日2次。

2016年1月29日三诊：患者诉服药后月经出血已经停止，乏力气短、头晕症状明显减轻。继用前方14剂，水煎服，日2次。

按：患者因流产后导致气血受损，气血不足，冲任不固，不能制约经血，故月经淋漓不止；冲任失养，故月经色淡；气血不能充养于脑，则见头晕头沉；气血不足，则乏力气短；肝肾亏虚，腰膝失养，则见腰酸腿软。治以滋补肝肾、固冲止崩为法，方以八珍汤合二至丸合寿胎丸加减。方中八珍汤益气养血以固冲止漏；熟地黄、桑寄生、续断、杜仲滋补肝肾以固冲任二脉；地榆炭、仙鹤草、棕榈炭、血余炭、荷叶以止血；阿胶补血止血；女贞子、墨旱莲为二至丸，养阴益肾止血。经过此法治疗后，症状消失。

崩漏的治疗应根据病情的缓急轻重、出血的时间长短，遵循"急则治其标，缓则治其本"的原则。崩漏初期以失血为主，止血是治疗的首要任务。根据患者的寒热虚实不同，采用相应的止血方法，如固摄升提补气止血、补肾固冲止血、化瘀止血、暖宫止血等，不可一味使用收敛固涩之法。血止之后，治疗重点应转向健脾益气养血、补肾填精，以巩固疗效，促进机体恢复。同时，需重建月经周期，使崩漏得到根本性治疗。

第三节　痛经

医案一

基本信息：卢某，女，44岁，2015年7月20日就诊。

主诉：经行腹痛5年余。

现病史：患者5年前无明显诱因出现月经来潮前，腰腹部疼痛，腰部坠胀，月经第1~2天时腹痛不能忍受，需要热水袋温敷才能缓解，月经第3天后腹痛减轻，可有轻微腹泻，余无明显不适，月经过后可有腰部酸痛，间断用药治疗，效果不佳，遂于中医门诊治疗。症见：月经7月16日来潮，至今尚未完止，经前腹痛、腰部胀满、乳房胀痛，月经来潮后，腹痛略减轻，经量少，有血块，色暗红或咖啡色，偶有烦躁，乏力，口干口渴，大便略不成形，每日1次，小便尚可，食欲尚可。舌暗红，苔白，脉弦细。既往史：子宫内膜息肉。

诊断：痛经－脾肾亏虚，气血郁滞证。

方药：

柴胡 10g	白芍 12g	茯苓 12g	白术 10g
北沙参 30g	陈皮 10g	合欢皮 12g	远志 12g
麦冬 15g	石斛 15g	紫苏梗 10g	川贝母 8g
地骨皮 12g	酒女贞子 15g	墨旱莲 15g	当归 10g
炙甘草 6g	熟地黄 15g	川芎 3g	香附 10g

7剂，水煎服，日2次。

2015年7月27日二诊：患者诉服药后乏力、口干口渴症状略好转，腰部酸痛，久坐后明显，本次月经为7月16—22日。舌暗红，苔白，脉弦细。上方去地骨皮、紫苏梗、合欢皮，加山药15g、党参15g、当归15g、郁金10g、桑寄生30g、续断15g、盐杜仲15g。7剂，水煎服，日2次。

2015年8月3日三诊：患者诉服药后口干渴症状减轻，大便每日1次，乏力气短，腰部酸痛同前。舌暗红，苔白，脉弦细。上方去北柴胡、北沙参、麦冬、石斛、川贝母，调整当归为15g，加枸杞子15g、金毛狗脊10g。7剂，水煎服，日2次。

2015年8月10日四诊：患者诉服药后乏力气短、腰酸症状减轻，口干口苦，大便成形，每日1次。舌暗红，苔白，脉沉弦细。上方加菟丝子10g。7剂，水煎服，日2次。

2015年8月17日五诊：患者乏力、腰酸痛症状减轻，偶有烦躁，乳房胀痛，腹部略有疼痛。舌暗红，苔薄白，脉弦细。调整方药如下：

醋柴胡 10g	白芍 12g	茯苓 12g	白术 10g
太子参 30g	陈皮 10g	炙甘草 6g	当归 10g
桑寄生 30g	续断 15g	盐杜仲 15g	益母草 10g

7剂，水煎服，日2次。

2015年8月24日六诊：患者诉服药第2天月经至，无明显腹痛、腰部疼痛等不适，月经量、颜色正常，今日月经将停止，近日工作压力较大，夜眠差，偶有心悸。舌淡红，苔薄白，脉弦细。上方加山药15g、党参15g、枸杞子 15g、金毛狗脊 10g、酸枣仁 15g、柏子仁 15g。7 剂，水煎服，日 2 次。

2015 年 8 月 31 日七诊：患者诉月经于 8 月 25 日结束，月经后无明显腰部疼痛等不适，夜眠较前好转。舌脉同前。继用上方调整治疗 2 个月。

按：女子月经来潮与肝、脾、肾三脏关系密切。患者为中年女子，素体脏腑亏虚，肝失疏泄，气血运行不畅，脾虚无以化生气血，肾虚则精血不足，气血失和、血海空虚，故见月经量少；脾虚运化失职，湿浊内生，可见大便不成形；气血运行不畅，故经血中夹有血块。治以疏肝健脾、益肾调经为法，方药以逍遥散合八珍汤合二至丸加减。方中柴胡、香附疏肝解郁；白芍、当归养血柔肝；北沙参、白术、茯苓健脾益气，促进气血生化；陈皮、紫苏梗理气宽中；合欢皮、远志养心安神；麦冬、石斛、地骨皮滋阴清热；女贞子、墨旱莲补肝肾、益精血。全方合用，共奏健脾补肾、行气活血之效。二诊至五诊时，月经过后，患者腰部酸痛明显，遂加强益气养血、补肾通络之品。五诊时，月经将至，以理气和血为主。待月经过后，继续加用益气养血补肾之品。

☯ 医案二

基本信息：刘某，女，50 岁，2015 年 6 月 15 日就诊。

主诉：经行腰腹疼痛 1 年。

现病史：患者 1 年前无明显诱因出现月经时腰部酸痛，严重时不能站立，需要平躺，腰部喜温喜按，小腹拘急疼痛，口干口渴，乏力气短，曾于某医院就诊，行妇科彩超检查，结果显示子宫肌瘤（1.8cm×1.6cm）、卵巢未见异常，腰椎 CT 示腰椎间盘突出，考虑腰椎间盘突出，使用骨科药物治疗后效果不佳，遂于中医门诊治疗。症见：月经量多，色暗红，有血块，经期正常，腰酸痛，久坐久站后明显，小腹拘急疼痛，喜温喜按，乏力气短，烦躁易急，偶有头晕，口干口渴，面部有热感，汗出量多，大便略不成形，每日 1 次，小便量可，食欲正常。舌红，苔薄白，脉细。既往史：高血压、高脂血症。末次月经为 2015 年 6 月 3—6 日。

诊断：痛经 – 肝肾亏虚，肝郁化火，灼伤气阴，冲任不固证。

方药：

柴胡 10g	茯苓 12g	炒白术 10g	陈皮 10g

太子参 15g	酒白芍 12g	黄芩 10g	女贞子 12g
墨旱莲 12g	麦冬 15g	石斛 15g	地骨皮 12g
桑寄生 30g	炙甘草 6g	紫苏梗 10g	

7剂，水煎服，日2次。

2015年6月22日二诊：患者诉服药后口干口渴症状减轻，余症状无明显变化。舌红，苔薄白，脉细略数。上方去太子参，加北沙参30g、牡丹皮10g、竹茹10g、续断15g、乌药10g、小茴香5g、醋延胡索10g、川楝子10g、当归12g。7剂，水煎服，日2次。

2015年6月29日三诊：患者诉服药后口干口渴症状消失，面部有热感、腰部酸痛、腹部疼痛、心烦急躁减轻。舌淡红，苔薄白，脉细略数。上方去地骨皮、牡丹皮、麦冬、石斛、醋延胡索、川楝子。7剂，水煎服，日2次。

2015年7月6日四诊：患者诉此次月经于7月1日来潮，今日月经将结束，量较前减少，恢复大致正常，色略暗，腰部无明显酸痛，口干口渴不明显，仍有心烦急躁，偶有头晕，面部有热感，汗多，大便成形，每日1次。舌红，苔薄白，脉细。调整方药如下：

天麻 10g	钩藤 10g	石决明 30g	陈皮 10g
菊花 10g	酒白芍 15g	黄芩 10g	女贞子 15g
墨旱莲 15g	麦冬 15g	石斛 15g	地骨皮 12g
桑寄生 30g	北沙参 30g	紫苏梗 10g	牡丹皮 10g
生地黄 15g	香附 10g	郁金 10g	续断 15g

7剂，水煎服，日2次。

2015年7月13日五诊：患者诉服药后腰部酸痛、腹痛、乏力、头晕、口干口渴、烦躁易急症状明显减轻，面部烘热感减轻，大便每日1次。舌脉同前。继用上方7剂，水煎服，日2次。

2015年7月20日六诊：患者诉服药后腰酸痛、腹痛、乏力、头晕、口干口渴症状消失，心态平稳，面部偶有热感，大便每日1次。舌脉同前。上方去天麻、钩藤、石决明、菊花、北沙参、麦冬、石斛，加用柴胡10g、当归10g、茯苓10g、白术10g。7剂，水煎服，日2次。

按：患者为中老年女性，肝肾阴精渐不足，精血不足，冲任不固，故见月经量多；经期或经后，精血更虚，胞宫、胞脉失于濡养，故小腹拘急疼痛、喜温喜按；肝郁气滞，瘀滞冲任，气血运行不畅，经前经时，气血下注冲任，胞脉气血更加壅滞，故经色暗红、有血块；气郁日久化热，则见烦躁易急、面部热感；肝木克土，脾胃运化失常，故大便不成形。结合舌脉，辨证为肝肾亏虚、肝郁化火、灼伤气阴、冲任不固，治疗以滋补肝肾、清热益气固冲为法。方用逍遥散疏肝健脾；黄芩清热；太子参、茯苓、白术健脾益气；女贞子、墨旱莲、麦冬、石斛、地骨皮补肝肾、益精血、清热；紫苏梗、陈皮宽中行气。随诊中，加强理气化瘀之品以止痛。四诊后，阴虚肝旺之证明显，治疗以滋肾平肝、理气通络为法。经过治疗后症状完全消失。

⚊ 医案三

基本信息：李某，女，24 岁，学生，2015 年 3 月 9 日就诊。

主诉：痛经 10 年。

现病史：患者 10 年前月经初潮时，小腹疼痛，坠痛明显，月经过后如常人，近年疼痛逐渐加重，月经来潮时需要服用止痛药物，经色紫暗，有血块，量尚可，周期准确，遂于中医门诊治疗。症见：月经来潮时腹痛明显，呈坠痛针刺样疼痛，牵涉腰部疼痛，月经血块较多，量可，周期准确，饮红糖水后可缓解，月经来潮时大便每日 3 次，不成形，偶有恶心欲吐，食欲不振，畏寒肢冷。舌淡，苔薄白，脉沉弦细。既往体健。末次月经为 2015 年 3 月 1—5 日。

诊断：痛经－冲任虚寒，气血凝滞证。

方药：

当归 10g	白芍 10g	川芎 5g	香附 10g
乌药 10g	橘核 10g	紫苏梗 10g	法半夏 9g
陈皮 10g	砂仁 10g	醋延胡索 10g	太子参 10g
炙甘草 10g	郁金 10g	炮姜 10g	炒白术 15g
生蒲黄 10g	五灵脂 10g	大枣 10g	

7 剂，水煎服，日 2 次。

2015 年 3 月 16 日二诊：患者诉服药后大便略成形，每日 2 次，恶心呕吐症状减轻，仍有畏寒肢冷。舌脉同前。前方加吴茱萸 6g、生姜 6g。14 剂，颗粒，水冲服，日 2 次。

2015 年 3 月 30 日三诊：患者诉服药后诸症好转。舌脉同前。前方去川芎、香附、醋延胡索、炮姜、五灵脂，加益母草 10g。7 剂，颗粒，水冲服，日 2 次。

2015 年 4 月 6 日四诊：患者诉服药后第 3 天月经至，腹痛、腰背部牵涉痛大为减轻，月经第 1 天时血块较前明显减少，大便不成形，每日 2 次，食欲不振，偶有恶心。舌脉同前。继用 3 月 16 日处方，14 剂，颗粒，水冲服，日 2 次。

2015 年 4 月 20 日五诊：患者月经期间无明显腹痛、腰部牵涉痛，大便略干燥，每日 1 次。舌脉同前。调整方药如下：

当归 20g	酒白芍 10g	香附 10g	乌药 10g
橘核 10g	紫苏梗 10g	法半夏 9g	陈皮 10g
砂仁 10g	醋延胡索 10g	太子参 20g	炙甘草 10g
郁金 10g	干姜 10g	炒白术 20g	山药 15g
大枣 10g	桂枝 5g	茯苓 15g	

7 剂，颗粒，水冲服，日 2 次。

继用本法调理 2 个月，痛经完全消失。

按：患者为年轻女性，体虚有寒，寒客冲任，血为寒凝，瘀滞冲任，气血运行不畅，月经之时，气血下注冲任，胞脉气血壅滞，不通则痛，故痛经发作；寒客冲任，血为寒凝，故经血量少、色暗有块；得红糖水则寒凝暂通，故腹痛减轻；寒伤阳气，阳气不能敷布，故见畏寒肢冷；气虚中阳不振，故大便每日 3 次、食欲不振。本证为冲任虚寒、气血凝滞，治疗以温经散寒、益气养血为法，选用温经汤加减治疗，随诊中酌加温经益气活血药物。

痛经的治疗应首先辨别虚实寒热，以及在气在血的不同病机。一般而言，痛经发生在经前或经期，多属实证；发生在经后或经期，多属虚证。痛胀俱甚、拒按，多属实证；隐隐作痛、喜揉喜按，多属虚证。根据辨证，相应采用行气活血、温经散寒、清热利湿、益气养血、补肾填精等方法治疗。

第四节　闭经

医案一

基本信息：孙某，女，47 岁，2011 年 4 月 11 日就诊。

主诉：月经闭止 6 个月。

现病史：患者 6 个月前因生气后出现月经闭止，无腹痛、恶心、呕吐等不适，间断就诊于北京某医院，考虑绝经可能，使用中成药治疗，效果不佳，遂于中医门诊治疗。症见：闭经 6 个月，头晕，面容苦楚，惊恐不安，焦虑，悲伤欲哭，胸闷不舒，口干口苦，疲乏，乳房胀痛，忽冷忽热，纳谷不香，大便调，夜眠差。舌紫暗，苔白，脉弦细沉。

诊断：闭经 – 气机郁滞，心肝血虚证。

方药：

珍珠母 30g	生龙齿 20g	茯苓 12g	远志 10g
柏子仁 15g	炒酸枣仁 20g	菊花 12g	陈皮 10g
紫苏梗 10g	麦冬 15g	石斛 15g	合欢皮 12g
竹茹 12g	焦神曲 15g	焦麦芽 15g	首乌藤 30g

7 剂，水煎服，日 2 次。

2011 年 4 月 18 日二诊：患者诉服药后下腹坠胀、乳房胀痛、头晕、焦虑症状好转，食欲尚可，大便每日 1 次，夜眠差。舌紫暗，苔白腻，脉弦细。上方加石菖蒲 12g、郁金 12g、当归 15g、益母草 10g。7 剂，水煎服，日 2 次。

2011 年 4 月 25 日三诊：患者服药后第 5 天月经复来，量多，血块较多，月经来时腹痛明显，就诊时腹痛较前减轻，乳房胀痛消失，精神较前好转，大便调，每日 1 次，夜眠佳。舌淡暗，苔薄白，脉沉弦细。上方去石菖蒲、郁金、当归、益母草、麦冬、石斛、菊花、竹茹，加醋柴胡 10g、炒白芍 10g、白术 10g、生地黄 10g、熟地黄 10g、砂仁 5g。14 剂，水煎服，日 2 次。

2011 年 5 月 9 日四诊：患者服药后情绪较前明显好转，头晕、口干口苦、忽冷忽热症状好转，食欲可，大便正常，本次月经为 4 月 23—28 日。舌淡暗，苔薄白，脉弦细略数。调整方药如下：

醋柴胡 10g	当归 10g	茯苓 12g	白芍 10g
柏子仁 15g	炒酸枣仁 20g	陈皮 10g	合欢皮 12g
石菖蒲 10g	郁金 10g	焦神曲 15g	焦麦芽 15g
首乌藤 30g	远志 10g	生地黄 15g	熟地黄 15g
白术 10g	续断 15g	石斛 15g	山药 15g

14 剂，水煎服，日 2 次。

2011 年 5 月 23 日五诊：患者诉月经第 1 天无明显腹痛，月经量正常，无明显血块，无乳房胀痛。舌淡，苔薄白，脉弦细。继用前方治疗，采用此方思路加减治疗 2 个月，患者月经恢复正常。

按：患者为中年女性，年近天癸衰竭之年，心肝两脏阴血亏虚。因愤怒过度，导致气滞血瘀，瘀阻冲任，气血运行受阻，血海不能满溢，遂致月经停闭。气机郁滞，故见头晕、胸闷不舒、乳房胀痛；气郁化火伤阴，则见口干口苦；心肝阴血不足，则见妇人脏躁、惊恐不安、悲伤欲哭。结合患者舌脉，辨证为气机郁滞、心肝血虚，治以滋养心肝、养血调经为法。方中珍珠母、龙齿平肝镇静安神；远志安神开窍；柏子仁、酸枣仁、首乌藤养心安神；菊花清热；麦冬、石斛、竹茹滋阴清热除烦；焦神曲、焦麦芽和胃；陈皮理气燥湿；茯苓渗湿健脾。全方合用，共奏清热平肝滋阴、养血调经之效。随诊中加用石菖蒲、郁金、当归、益母草以活血行气、开窍调经；在后续治疗中，以疏肝解郁、滋肾活血为主，患者症状逐步改善，最终获效。

❾ 医案二

基本信息：张某，女，29 岁，2015 年 8 月 17 日就诊。

主诉：闭经 7 个月。

现病史：患者 7 个月前无明显诱因出现月经未至，伴腰痛，无恶心呕吐、小腹下坠等不适，于某医院行妇科彩超检查，结果提示子宫内膜略厚，血 HCG 正常，间断服用血府逐瘀口服液治疗，效果不佳，遂于中医门诊治疗。症见：经血 7 个月未至，末次月经为 1 月 12—15 日，平素月经量少，色黑，无痛经，面红，烦躁易急，胃胀，食欲不振，腰痛，口干口苦，颜面及下肢略浮肿，食欲可，大便不成形，每日 1 次，小便尚可。舌红，苔薄白，脉沉细略数。既往史：高尿酸血症、糖尿病。

诊断：闭经 – 肝郁脾虚，气滞湿阻证。

方药：

钩藤 12g	天麻 10g	紫苏梗 10g	菊花 10g
白扁豆 10g	陈皮 10g	冬瓜皮 12g	茯苓 15g
山药 10g	白术 10g	白芍 10g	黄芪 12g
续断 10g	桑寄生 30g	黄芩 6g	麦冬 15g

石斛 15g　　　　　盐杜仲 10g

7 剂，水煎服，日 2 次。

2015 年 8 月 24 日二诊：患者诉服药后月经未至，面红、烦躁略减，颜面及下肢肿减轻，食欲不振，腰痛，口干口苦，大便不成形，每日 1 次。舌红，苔薄白，脉沉细略数。上方调整冬瓜皮为 30g、黄芪 15g、黄芩 10g，加焦神曲、焦麦芽各 15g，丹参 15g、郁金 10g。7 剂，水煎服，日 2 次。

2015 年 8 月 31 日三诊：患者诉服药后月经未至，面红、烦躁明显减轻，颜面及下肢肿消失，腰痛消失，口干口苦减轻，食欲略好转，大便成形，每日 1 次。舌红，苔薄白，脉沉略数。调整方药如下：

醋柴胡 10g	当归 10g	赤芍 10g	紫苏梗 10g
陈皮 10g	茯苓 15g	白术 12g	郁金 10g
太子参 12g	麦冬 15g	石斛 15g	合欢皮 10g
焦神曲 15g	焦麦芽 15g	鸡内金 15g	丹参 15g
香附 10g			

7 剂，水煎服，日 2 次。

2015 年 9 月 7 日四诊：患者诉服药后第 3 天月经至，月经初期量多、色黑、有较大血块，伴有腹痛，目前腹痛消失，血块仍较多，食欲略好转，大便成形，每日 1 次。舌红，苔薄白，脉沉略数。前方去郁金、丹参、赤芍、香附，加生蒲黄 10g、蒲黄炭 10g、白芍 10g，调整茯苓为 10g。7 剂，水煎服，日 2 次。

2015 年 9 月 14 日五诊：患者诉服药后月经来潮，经期为 9 月 3—9 日，月经后期血块较少，偶有烦躁，夜眠略差，腰酸痛，食欲略好转，大便成形，每日 1 次。舌红，苔薄白，脉沉略数。上方去生蒲黄、蒲黄炭，加熟地黄 12g、桑寄生 30g、续断 15g、钩藤 10g、菊花 10g、生地黄 15g、枸杞子 15g。14 剂，水煎服，日 2 次。

2015 年 9 月 28 日六诊：患者诉服药后诸症好转，大便成形，每日 1 次。舌红，苔薄白，脉弦。调整方药如下：

醋柴胡 10g	当归 10g	白芍 10g	紫苏梗 10g
陈皮 10g	茯苓 10g	白术 12g	砂仁 6g
太子参 12g	麦冬 15g	石斛 15g	合欢皮 10g
焦神曲 15g	焦麦芽 15g	鸡内金 15g	益母草 10g

14 剂，水煎服，日 2 次。

2015 年 10 月 12 日七诊：本次月经为 10 月 6—11 日，月经正常，无明显血块及腰痛，大便成形，每日 1 次。舌红，苔薄白，脉弦。上方去益母草，调整太子参为 15g。7 剂，水煎服，日 2 次。

继用本法治疗 1 个月后，患者月经恢复正常。

按：患者为中年女性，女子以肝为先天，情绪不畅，气滞血瘀，瘀阻冲任，气血运行受阻，血海不能满溢，遂致月经停闭 7 个月；情绪不畅，肝气郁而化热，则见头面红、烦躁易急、口干口苦；肝气横逆犯脾，脾胃升降失司，运化水谷失常，则见食欲不振、胃胀、大便不成形；湿邪阻滞或瘀血内停，"血不利则为水"，故见颜面及下肢略浮肿。结合患者舌脉，辨证属气郁湿阻。治疗以平肝疏络、健脾化湿为法。方中天麻、钩藤、菊花、黄芩清热平肝息风；黄芪、白扁豆、山药、白术健脾和胃化湿；冬瓜皮、茯苓、黄芪利水消肿；桑寄生、杜仲、续断滋补肝肾；麦冬、石斛、白芍滋阴柔肝降火。二诊时，加强益气活血利水之功。三诊时，患者气郁化火征象不显著，遂以疏肝解郁、益气活血为法，方选逍遥散加味。四诊时，患者月经已至，瘀血证仍存在，为避免月经量过多，遂减少活血药物，改为化瘀止血之品。五诊时，患者月经后肝肾不足症状明显，在疏肝解郁基础上，酌加滋肾填精之品。后续采用疏肝解郁益气之法治疗，以巩固疗效。

儿 科

基本信息：王某，女，6 岁，2016 年 4 月 8 日就诊。

主诉：间断性咳嗽、咳痰 1 周。

现病史：患者 1 周前受凉后出现咳嗽、咳痰、鼻塞、流涕，无发热恶寒等不适，间断服用小儿感冒颗粒后症状缓解不明显，遂于中医门诊治疗。症见：咳嗽，咳痰，鼻塞，易感冒，身热汗多，纳差，大便干，偶呈球状，每日 1 次。舌红，苔白，脉滑。既往体健。

诊断：咳嗽 – 风寒化热证。

方药：

金银花 10g	连翘 6g	桑叶 6g	菊花 6g
前胡 6g	炒苦杏仁 6g	浙贝母 6g	陈皮 6g
炒紫苏子 3g	炒莱菔子 6g	焦神曲 10g	焦麦芽 10g
地骨皮 6g	桑白皮 6g	芦根 10g	醋鸡内金 6g

5 剂，水煎服，日 3 次，每次 50 毫升。

患者家属诉患者服药后 3 日，咳嗽、咳痰消失，大便干好转。

按：患者 6 岁，小儿生理特点为"脾常不足，胃常有余，肺常不足，阳常有余，阴常不足"，肺脾不足导致营卫不固，易受外邪侵袭；风寒袭肺，肺气郁闭不利，肺失宣降，发为咳嗽、鼻塞；随患者体质变化，风寒邪气入里化热，里热炽盛，迫津外泄，故见身热、汗多；火热灼伤津液，故大便干结。治以清热肃肺为法，方药以桑菊饮加减。方中金银花、连翘、桑叶、菊花疏风解表、清肺泄热；前胡、苦杏仁、紫苏子、莱菔子、陈皮止咳平喘、降气化痰；地骨皮敛汗除蒸、清肺泻火；桑白皮泻肺平喘；芦根泻火生津；焦神曲、焦麦芽、鸡内金消食健胃。全方合用，共奏清热宣肺、降气除痰之效。

🔅 医案二

基本信息：李某，女，3 岁，2015 年 9 月 14 日就诊。

主诉：间断性咳嗽 1 周。

现病史：患者 1 周前着凉后发热，体温最高 39.4℃，咳嗽，不会咳痰，无恶寒，于某医院就诊，考虑病毒性感冒，给予对症处理后，发热症状好转，目前咳嗽较多，遂于中医门诊治疗。症见：咳嗽，咳痰量不多，纳食欠佳，大便如常。舌红，苔白，脉滑。查体：指纹紫。

诊断：咳嗽 – 风热闭肺证。

方药：

金银花 10g	连翘 5g	桑白皮 6g	地骨皮 6g
薄荷 2g	前胡 6g	杏仁 6g	浙贝母 6g
陈皮 6g	炒莱菔子 6g	焦神曲 10g	焦麦芽 10g
鸡内金 6g	黄芩 6g	芦根 10g	

7 剂，水煎服，日 3 次，每次 30 毫升。

患者家属代诉，服药后症状明显好转。

按：患者 3 岁，本为稚阴稚阳之体，阳常有余。风寒袭肺，入里化热，肺气失于宣降，故见咳嗽、咳痰；里热炽盛，故见指纹色紫。治以清热疏风、宣肺化痰为法。方中金银花、连翘、薄荷疏风清热；桑白皮、地骨皮、芦根清肺泻火；黄芩、前胡、浙贝母、陈皮清热化痰；杏仁止咳平喘；炒莱菔子、焦神曲、焦麦芽、鸡内金降气消食和胃。

🔅 医案三

基本信息：季某，男，2 岁，2016 年 5 月 9 日就诊。

主诉：食欲不振 1 个月。

现病史：患者 1 个月前因进食难消化食物后出现呕吐胃内容物 1 次，大便不成形 2 次，无发热恶寒等不适，未予特殊处理，症状自行好转，目前仅有食欲不振，遂于中医门诊治疗。症见：食欲不振，夜间汗出较多，夜间爱醒，睡眠不实，大便略软，每日 1 次。舌淡，苔薄白，脉沉。查体：指纹略红。

诊断：消化不良 – 脾胃虚弱证。

方药：

太子参 5g	茯苓 5g	白术 5g	白芍 5g
生姜 2g	陈皮 5g	乌药 5g	焦神曲 10g
焦麦芽 10g	鸡内金 6g	炙甘草 2g	

7 剂，水煎服，日 3 次，每次 20 毫升。

患者家属代诉，服药后食欲恢复，夜间睡眠好转。

按：患者生理特点本为脾常不足，胃常有余，因饮食不节后导致脾胃之气受伤，故见食欲不振、大便偏软；土虚木乘，导致肝气偏旺，故见夜间汗出多、夜眠不实。辨证属脾虚肝旺，治疗以健脾柔肝行气为法。

☯ 医案四

基本信息：于某，男，6 岁，2016 年 7 月 4 日就诊。

主诉：大便不成形半年。

现病史：患者半年前受凉发热后出现呕吐、腹泻等不适，于北京某医院就诊，考虑胃肠炎，给予消炎补液支持治疗，呕吐、腹泻症状缓解，大便不成形，平均每日 3 次，间断服用药物治疗，效果不佳，遂于中医门诊治疗。症见：大便不成形，平均每日 3 次，食欲尚可，脾气急躁。舌淡，苔薄白，脉沉。既往史：体弱容易感冒，胃肠炎。查体：身高偏矮，体重偏瘦。

诊断：泄泻 – 脾胃虚弱证。

方药：

太子参 10g	茯苓 10g	白术 10g	炒白芍 10g
白扁豆 15g	陈皮 5g	砂仁 5g	莲子肉 10g
山药 10g	益智仁 10g	焦神曲 10g	焦麦芽 10g

鸡内金 6g

7 剂，水煎服，日 2 次，每次 100 毫升。

2016 年 7 月 11 日二诊：患者服药后大便略软，每日 1 次，脾气急躁。舌脉同前。前方加钩藤 10g。7 剂，水煎服，日 2 次，每次 100 毫升。

患者经中药治疗 2 周后，诸症痊愈。

按：患者平素脾胃偏弱，气血不能充养，肺气亦不足，故见容易感冒及肠胃炎。本次发病因着凉后导致脾气清阳不升，故见腹泻；脾胃气虚，故见大便不成形；土虚木乘，则见脾气急躁。治疗以健脾益气为法，方选参苓白术散加味，酌加钩藤以平肝。

五官科

鼻炎

基本信息：邓某，男，34 岁，2014 年 9 月 29 日就诊。

主诉：间断性鼻塞、流涕 10 余年。

现病史：患者 10 余年前无明显诱因出现鼻塞、流涕，遇到冷热空气后明显加重，余无明显不适，于同仁医院耳鼻喉科就诊，考虑过敏性鼻炎，间断使用西替利嗪、鼻渊舒胶囊治疗，效果不佳。近日，患者鼻塞明显影响呼吸，遂于中医门诊治疗。症见：鼻塞、流涕，呼吸不畅影响睡眠，遇冷热空气后症状加重，偶有咳嗽，纳食不香，面部可见痤疮，大便成形，每日 2 次，小便正常。舌红，苔薄白，脉细滑。既往史：湿疹。

诊断：鼻渊 – 肺经伏热，湿邪阻滞证。

方药：

桑叶 12g	菊花 12g	金银花 15g	连翘 12g
黄芩 10g	辛夷 10g	苦杏仁 10g	川贝母 8g
前胡 10g	陈皮 10g	茯苓 12g	紫苏叶 6g
白扁豆 30g	麸炒白术 10g	竹茹 12g	芦根 20g
薄荷 6g			

14 剂，水煎服，日 2 次。

2014 年 10 月 13 日二诊：患者诉鼻塞较前略缓解，夜间可入睡，余症状同前。舌脉同前。前方加藿香 10g、佩兰 10g、荷叶 10g。14 剂，水煎服，日

2 次。

2014 年 10 月 27 日三诊：患者诉鼻塞症状明显好转，面部痤疮减轻。舌脉同前。前方去佩兰、荷叶。7 剂，水煎服，日 2 次。

2014 年 11 月 17 日四诊：患者诉鼻塞症状明显好转，遇冷热空气后无明显变化，大便成形，每日 1 次。舌脉同前。前方加炒薏苡仁 15g、冬瓜子 15g。7 剂，水煎服，日 2 次。

2014 年 11 月 24 日五诊：患者诉鼻塞症状明显好转，遇冷热空气后无明显变化，大便成形，每日 1 次。舌脉同前。调整方药如下：

陈皮 10g	茯苓 12g	白扁豆 30g	炒白术 10g
炒冬瓜子 15g	太子参 15g	山药 15g	莲子肉 15g
建神曲 15g	炒麦芽 15g	鸡内金 12g	炙黄芪 15g
砂仁 6g	紫苏梗 10g	炙甘草 3g	

7 剂，水煎服，日 2 次。

以此方调整治疗 1 个月，随访患者 1 年，过敏性鼻炎未发作。

按：患者为青年男性，素体湿热内盛，肺经伏热，邪热循经上凌鼻窍，可引发鼻炎。肺经伏热，肃降失职，不能通调水道，水液泛滥，则致鼻流清涕不止；热邪伏肺，皮肤肌表不和，故见面部痤疮；湿热阻滞脾胃，故见食欲不振、纳食不香；辨证为风热犯肺、湿邪阻滞，治疗以疏风宣肺、健脾化湿，方选桑菊饮加味。方中桑叶、菊花、薄荷、金银花、连翘疏风清热；辛夷、紫苏叶、苦杏仁宣肺通窍；川贝母、前胡、竹茹清热化痰；陈皮、白术、白扁豆、砂仁、茯苓清热健脾利湿；芦根宣肺清热生津。二诊时，加入芳香化浊药物以利湿通窍。三诊时，加入生薏苡仁、冬瓜子以加强清热利湿通窍之功。五诊时，患者肺经伏热已清，但湿邪重浊黏腻，不易祛除，遂以健脾化湿之品巩固疗效。

参考文献

［1］清·戴天章著.刘祖贻，唐承安点校.广瘟疫论［M］.北京：人民卫生出版社，1992.

［2］方和谦.方和谦（中国百年百名中医临床家丛书·国医大师卷）［M］.北京：中国中医药出版社，2011.

［3］赵诗哲.论"少阳枢、少阴枢"的理论及临床运用［J］.浙江中医杂志，2006，41（3）：125.

［4］张志军."少阳枢机"的原理及其临床意义初探［J］.光明中医，2009，24（6）：998-1000.

［5］聂惠民.经方防治疑难病临床经验——从柴胡剂与和法论治阐述［J］.中医药通报，2005，4（1）：21-25.

［6］黄煌.中医十大类方［M］.南京：江苏科学技术出版社，1995.

［7］马明越，申晓伟，梁峰.当代名老中医应用小柴胡方经验述评［C］//中华中医药学会仲景学说分会.全国第二十二次仲景学说学术年会论文集.［出版地不详］、［出版者不详］，2014：4.

［8］陈金亮，黄涛.五泻心汤方证探析［C］//中华中医药学会脾胃病分会.中华中医药学会第二十二届全国脾胃病学术交流会暨2010年脾胃病诊疗新进展学习班论文汇编.石家庄：河北医科大学附属以岭医院，2010：842-845.

［9］聂惠民.泻心辈方证演化与疑难杂病论治［C］//中华中医药学会仲景学说分会.仲景医学求真（续三）.北京：北京中医药大学基础医学院，2009：38-44.

［10］赵松森.半夏泻心汤方义新解［J］.新疆中医药，2009，27（4）：63-64.

［11］刘景源."分消走泄"法在湿热病治疗中的应用（一）［J］.中国中医药现代远程教育，2006，4（8）：32-35.

［12］刘景源."分消走泄"法在湿热病治疗中的应用（二）［J］.中国中医药现代远程教育，2006，4（9）：2-3.